출간을 하면서...

　사람들은 모두 제각기 이루고자하는 목표가 있습니다. 그 목표를 이루기 위해서는 좌절도하고, 힘이 들어도 열정적인 도전정신을 가지고 끝까지 그 목표를 이뤄내야 합니다.

　전국에 있는 물리치료학과 학생들은 물리치료사의 꿈을 갖고 각 대학에서 목표를 이루기 위해 그 향기를 주변에 풍기고자 합니다. 그러나 그 결실을 맺기 위해서는 넘어야 할 벽이 있습니다. 바로 국가고시입니다. 이 벽을 넘으면 각자 가는 길목에서 그윽한 서로의 향기를 뿜을 수 있을 것입니다. 따라서 물리치료학과 교수로서 해마다 이 벽을 넘고자 하는 학생들에게 무엇을 해야 할 것인가? 심도 있는 고민 끝에 벽을 넘기 위해 막연해하는 국시수험생들에게 도움이 될 수 있도록 교과서 중심의 물리치료사 국가고시 전 과목 요약집을 준비하고자 결심을 하게 되었는데, 마침 평소 지인이신 예당북스 최경락사장님께서 뜻을 같이하자는 제의가 와서 협의 후 전국의 국가고시 출제 및 특강 경험이 있는 물리치료학과 교수님들을 모시고 의견을 규합하여 여러 번 편집회의를 갖고 2년여의 오랜 준비기간을 걸쳐 교열과 교정을 통하여 자습서를 일구어 내게 되었습니다.

　해마다 국시과목 중 문제유형이 구용어에서 신용어로, 문제문답 제시가 부정형에서 긍정형으로, 난이도의 깊이, 암기형보다는 해석형위주, 임상사례형과 문제해결형, 실제위주형으로 비중이 높아져 가는 추세로 변해가고 있습니다. 이에 맞춰 단순하면서도 깊이 있는 요약과 경험이 많은 교수님들의 지도와 교정으로 명확하고 간결하게 정리를 하여 어려움과 압박감 속에서 방황하는 수험생들에게 방향을 잡아주는 동반자의 역할을 하게 된 것입니다. 그러나 여러 교수님들이 함께 지적하고 지도했지만 자습서가 처녀작이라 앞으로도 계속적인 수정·보완이 필요하다고 생각됩니다.

　본 자습서는 국가고시 기출 및 예상문제 등을 분석하여 구성하였고, 각 문제들의 해설을 제시하여 빠른 이해력을 높이도록 하였으며, 실기위주의 문제중심 해결형에 초점을 맞추고자 하였습니다.

　학생들과 물리치료의 이론과 실제를 논하고 틈틈이 준비한 자습서가 출간을 앞두고 모아졌을 때 신기하리만큼 감동에 젖었고, 이 자습서들을 여러 교수님들과 교정을 보면서 언제나 끝날지 속박감에 젖어 안타까웠지만 국가고시를 준비하는 물리치료학과 학생들에게 조금이라도 도움이 된다면 그 동안의 고생은 보람으로 돌리고 싶습니다.

　끝으로 이 자습서가 나올 수 있도록 지도·교정을 돌봐주신 **광양보건대 최은영, 광주보건대 한상완, 광주여대 윤세원, 경북전문대 조용호, 구미대 배주한, 남부대 김용남·김용성, 남서울대 이상빈, 대구가톨릭대 김중휘, 대구과학대 최석주·최유림, 대구보건대 김병곤·김상수·송준찬, 동신대 남기원, 목포과학대 윤희종, 서남대 박장성, 서영대 심재환, 세한대 강정일·이준희, 순천청암대 유영대, 영남이공대 권용현, 원광보건대 송명수, 전남과학대 황태연, 포항대 임상완, 한려대 조남정, 호남대 이현민 교수님** (대학교 생략, 가, 나, 다순)들과 뒤에서 묵묵히 작업한 대학원생과 전국물리치료학과 학생학술연구회 여러분께 고개숙여 감사드리며, 이 자습서가 출판될 수 있도록 끝까지 도움을 주신 예당북스 최경락사장님 그리고 편집부 직원여러분께 감사를 드립니다.

2013년 2월
김 용 남 교수

물리치료사 국가시험 대비 Power Manual 물리치료학을 내면서...

　물리치료사로서 그리고 물리치료학과를 다니는 학생을 대표하는 모임으로서 저희가 이 책을 만들게 된 계기는 후배들이 보다 멋진 물리치료사로 성장하기를 바라는 마음에서 출발하였습니다. 지금까지 물리치료사 국가시험을 대비하기 위해 기존의 몇몇 문제집을 보거나 선배들이 보던 책을 물려받던 것이 대부분 이었습니다. 하지만 이는 시험을 위한 준비 일뿐 실제로 임상에 나가서는 새롭게 다른 지식을 배워야 하고 습득해야 했습니다. 현재 보건분야는 빠르게 변화하고 있으며, 무한경쟁 시대로 돌입하고 있습니다. 우리 물리치료사도 그 시대의 변화에 따라 기존의 물리치료 지식을 바탕으로 더 많은 것을 배우고 실력을 갖추어야 경쟁력이 생기는 시대가 되었습니다. 이 책이 조금이나마 후배들에게 지식을 넓히는데 도움이 되고 임상에 후배들이 진출하였을 때 소통의 연결고리가 될 수 있는 책이 되었으면 하는 바람입니다.

　이 책에서는 기존의 국가고시 유형을 반영하여 편집을 하였고, 국가고시시험에 필요한 이론 뿐만 아니라 기본적으로 임상에서 필요한 이론들을 추가적으로 포함하고 있습니다. 또한 이 책에서는 다른 문제집과 비교하여 많은 수의 문제를 포함하고 있으므로 학습한 이론을 문제 풀기를 통하여 이론확립과 문제 유형 대비를 한 번에 할 수 있는 장점이 있습니다. 그리고 각 문제에는 문제해설을 통해 보다 편하고 쉽게 개념을 한 번 더 확인할 수 있도록 하였고, 어떠한 문제가 중요하게 여겨지는 지 스스로 판단할 수 있도록 하였습니다. 오답을 줄이고 올바른 개념정리를 위하여 계속되는 검토작업을 진행하였습니다. 비록 방대한 양이지만 시간을 두고 차근차근 준비를 한다면 국가고시 합격은 물론 자신의 실력을 한층 올릴 수 있는 계기가 될 것입니다.

　후배들을 위하는 마음으로 전국물리치료학과 학생학술연구회에서 이 책을 2년 동안 성심성의껏 만들었고, 전국에 계신 **광양보건대 최은영, 광주보건대 한상완, 광주여대 윤세원, 경북전문대 조용호, 구미대 배주한, 남부대 김용남 · 김용성, 남서울대 이상빈, 대구가톨릭대 김중휘, 대구과학대 최석주 · 최유림, 대구보건대 김병곤 · 김상수 · 송준찬, 동신대 남기원, 목포과학대 윤희종, 서남대 박장성, 서영대 심재환, 세한대 강정일 · 이준희, 순천청암대 유영대, 영남이공대 권용현, 원광보건대 송명수, 전남과학대 황태연, 포항대 임상완, 한려대 조남정, 호남대 이현민** 교수님들께서 직접 지도 · 교정을 해주셨습니다.

　이 책이 나오기까지 고생하신 전국물리치료학과 학생학술연구회 21대 위원진과 교수님들께 감사의 말씀을 전하며, 물리치료의 발전적인 방향으로의 성장을 위해 다 함께 노력했으면 하는 마음으로 이 책을 바칩니다.

2013년 2월
전국물리치료학과 학생학술연구회

| CONTENTS |

출간을 하면서
Power Manual 물리치료학을 내면서

01 보장구의 개론 13

  1. 보조기의 목적 및 원리 *14*
  ■ 단원정리문제 *17*

02 팔보조기(Upper Limb Orthosis) 19

  1. 팔보조기의 개요 *20*
  2. 어깨대 및 어깨관절에 대한 보조기 *21*
  3. 팔꿉관절에 대한 보조기 *27*
  4. 손목관절과 손에 대한 보조기 *30*
  ■ 단원정리문제 *38*

03 구두 및 다리보조기(Lower Limb Orthosis) 49

  1. 구두 *50*
  2. 다리보조기 *61*
  3. 단하지 보조기 *62*
  4. 장하지 보조기 *69*
  5. 무릎관절보조기 *77*
  6. 소아의 특수한 질병에 사용되는 다리보조기 *81*
  ■ 단원정리문제 *86*

04 척추보조기(Spinal Orthosis) 101

  1. 척추보조기의 개요 *102*
  2. 유연성 척추보조기 *103*
  3. 경직성 척추보조기 *105*
  4. 목보조기 *112*
  5. 척추옆굽음증을 위한 보조기 *114*
  ■ 단원정리문제 *117*

| CONTENTS |

05 팔의지   127

1. 팔의지 *128*
- 단원정리문제 *140*

06 다리의지   145

1. 다리보조기 *146*
- 단원정리문제 *167*

07 보조장구   177

1. 기립, 보행, 이동을 위한 보조장비 *178*
- 단원정리문제 *187*

08 절단   195

1. 절단 *196*
- 단원정리문제 *205*

참고문헌 *209*

| CONTENTS |

01 수치료의 정의 및 역사 — 13
    1. 수치료의 정의 및 역사 *14*
    ■ 단원정리문제 *15*

02 온열 및 수치료를 위한 열역학 — 17
    1. 온열 및 수치료를 위한 열역학 *18*
    ■ 단원정리문제 *21*

03 수치료를 위한 물의 물리·화학적 성질 — 23
    1. 수치료를 위한 물의 물리·화학적 성질 *24*
    ■ 단원정리문제 *28*

04 열에 대한 인체의 반응과 조절 — 31
    1. 열에 대한 인체의 반응과 조절 *32*
    ■ 단원정리문제 *43*

05 치료적 열의 효과 — 49
    1. 치료적 열의 효과 *50*
    ■ 단원정리문제 *53*

06 수치료의 기초 — 57
    1. 수치료의 기초 *58*
    ■ 단원정리문제 *63*

07 침수욕 — 67
    1. 침수욕 *68*
    ■ 단원정리문제 *76*

| CONTENTS |

08 기계적 자극을 동반한 물의 적용　　　　　　　　　　　　　　81

1. 기계적 자극을 동반한 물의 적용 *82*
- 단원정리문제 *94*

09 간단한 온열 적용 기구　　　　　　　　　　　　　　　　　　101

1. 간단한 온열 적용 기구 *102*
- 단원정리문제 *112*

10 수화학적 이용　　　　　　　　　　　　　　　　　　　　　　119

1. 가스욕 (gas bath) *120*
2. 약욕 (Medicated baths) *123*
- 단원정리문제 *126*

11 특수한 수치료법의 실시 및 검사법　　　　　　　　　　　　129

1. 특수한 수치료법의 실시 및 검사법 *130*
- 단원정리문제 *136*

12 수중치료　　　　　　　　　　　　　　　　　　　　　　　　139

1. 수중치료 *140*
- 단원정리문제 *150*

참고문헌 *151*
인덱스 *152*

Chapter 1
보장구의 개론

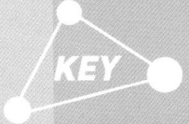

- 보조기학과 의지학에 대한 설명에 앞서 전반적인 내용을 가볍게 알아보는 단원입니다.
- 보조기와 의지의 개념과 차이점에 대해 다룰 것이며, 보조기의 목적, 치료목적에 따른 분류, 위험요소에 대해 알아 볼 것입니다.
- 좋은보조기 선택방법과 신체 부위에 따른 보조기·의지의 명칭에 대해서도 알아 볼 것입니다.

꼭! 알 아 두 기

1. 보조기와 의지개념
2. 보조기의 목적
3. 치료목적에 따른 분류
4. 위험요소
5. 좋은보조기 선택

CHAPTER 01 보조기의 목적 및 원리

1 보조기와 의지개념

(1) 보조기 (Orthosis)
- 골절, 말초신경마비, 중추신경마비, 선천적 기형 등으로 인한 신체기능의 불능이나 장애가 있을 때 사용됨.

(2) 의지 (Prosthesis)
- 신체의 일부가 절단되었을 때 그 기능을 대치하기 위하여 사용됨.

(3) 기본목적
- 장애 요인을 최소화하여 정상에 가깝게 또는 정상적으로 불구의 기능이나 잔여기능을 극대화하여 사용할 수 있도록 하는 데 있음.

2 보조기의 목적

(1) 체중지지 및 부하경감
(2) 관절을 바르게 유지
(3) 불수의적 움직임 조절
(4) 손상된 관절을 보호, 고정
(5) 근력 약증 지지
(6) 변형 예방 및 교정

3 치료 목적에 따른 4가지 분류

(1) 보호
(2) 안정 및 지지
(3) 교정
(4) 운동 및 기능

4 위험요소

(1) 염증 (inflammation)
(2) 순환장애 (circulation decrease)
(3) 일반적 약증 (general weakness)
(4) 부종 (swelling)

5 보조기 선택

(1) 환자의 직업, 성별, 체중, 기능 손상 정도에 따라
(2) 무게가 가벼워야 함.
(3) 강하고 내구성이 있어야 함.
(4) 크기가 맞아야 함.
(5) 편안하고 신고 벗기가 편리해야 함.
(6) 외관 상 보기 좋아야 함.

6 삼점압의 원리 (Three-point pressure)

(1) 인체의 기형이 된 부분을 똑바로 펴게 하기 위해서는 두 점의 압력과 그와 반대되는 방향에서 한 점의 압력이 필요함.
(2) 한 점 : 교정시키고자 하는 방향
(3) 두 점 : 교정 방향을 받아 효율적으로 될 수 있도록 고정 역할

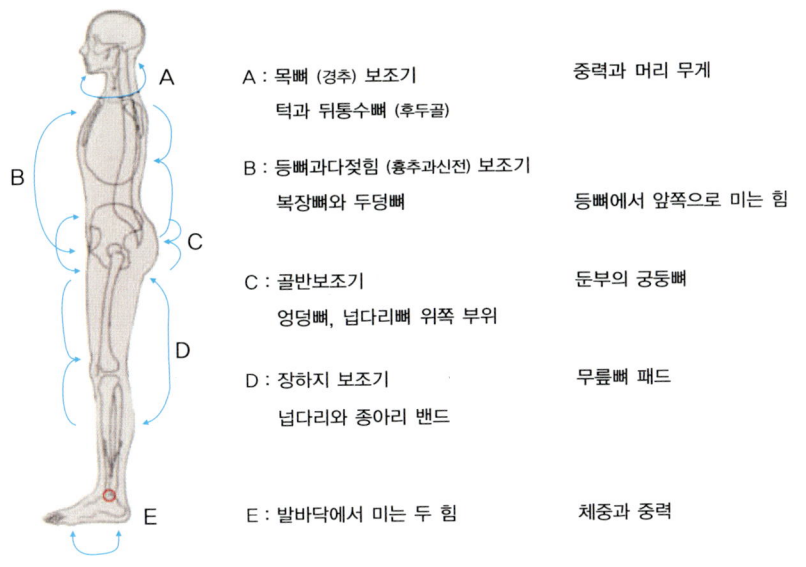

A : 목뼈 (경추) 보조기 — 턱과 뒤통수뼈 (후두골) — 중력과 머리 무게
B : 등뼈과다젖힘 (흉추과신전) 보조기 — 복장뼈와 두덩뼈 — 등뼈에서 앞쪽으로 미는 힘
C : 골반보조기 — 엉덩뼈, 넙다리뼈 위쪽 부위 — 둔부의 궁둥뼈
D : 장하지 보조기 — 넙다리와 종아리 밴드 — 무릎뼈 패드
E : 발바닥에서 미는 두 힘 — 체중과 중력

【 Jordan에 의한 3점압 원리 】

7 보조기의 종류

(1) 다리
  ① AFO (ankle foot orthosis) : short leg brace
  ② KAFO (knee ankle foot orthosis) : long leg brace
  ③ HKAFO (hip knee ankle foot orthosis) : long leg brace with pelvic band
  ④ KO (knee orthosis)

(2) 척추
  ① LSO (lumbosacral orthosis)

② TLSO(thoracolumbosacral orthosis)
③ CO(cervical orthosis)
④ CTLSO(cervicothoracolumbosacral orthosis)

3) 상지
① SEO(shoulder elbow orthosis)
② EO(elbow orthosis)
③ WHO(wrist hand orthosis)
④ HO(hand orthosis)

8 의지의 종류

(1) 팔
① BE(below elbow prostheses)
② AE(above elbow prostheses)

(2) 다리
① BE(below knee prostheses)
② AE(above knee prostheses)

CHAPTER 01 단원정리문제

01 보조기의 목적으로 맞는 것은?

> 가. 체중지지 및 부하경감
> 나. 관절을 바르게 유지
> 다. 손상된 관절을 보호, 고정
> 라. 변형 예방 및 교정

① 가, 나, 다　　② 가, 다　　③ 나, 라
④ 라　　　　　⑤ 가, 나, 다, 라

02 보조기의 선택에 대한 설명으로 맞지 않는 것은?

① 환자의 직업, 성별, 체중, 기능손상 정도에 따라 결정한다.
② 무게는 가벼워야 한다.
③ 강하고 내구성이 있어야 한다.
④ 편안하고 신고 벗기가 편리해야 한다.
⑤ 외관 상 고려하지 않아도 된다.

03 보조기의 목적으로 맞지 않는 것은?

① 불수의적 움직임 조절　　② 근력 강화
③ 근육 약증 지지　　　　　④ 잔여기능의 극대화
⑤ 손상된 관절 고정

단원정리문제 해설

▶ 보조기의 목적
　- 체중지지 및 부하경감
　- 관절을 바르게 유지
　- 불수의적 움직임 조절
　- 손상된 관절을 보호, 고정
　- 근육 약증 지지
　- 변형 예방 및 교정

▶ 보조기 선택
　- 환자의 직업, 성별, 체중, 기능손상 정도에 따라
　- 무게가 가벼워야 함.
　- 강하고 내구성이 있어야 함.
　- 크기가 맞아야 함.
　- 편안하고 신고 벗기가 편리해야 함.
　- 외관 상 보기 좋아야 함.

▶ 보조기의 기본 목적
　- 장애 요인을 최소화하여 정상에 가깝게 또는 정상적으로 불구의 기능이나 잔여기능을 극대화하여 사용할 수 있도록 하는데 있음.

정답 : 1_⑤　2_⑤　3_②

04 보조기의 3점압 원리에 대해 맞는 것은?

> 가. 목뼈보조기 : 턱, 뒤통수뼈 / 중력과 머리무게
> 나. 등뼈과다젖힘 보조기 : 복장뼈, 두덩뼈 / 등뼈에서 앞쪽으로 미는 힘
> 다. 골반보조기 : 엉덩뼈, 넙다리뼈 위쪽 부위 / 볼기의 궁둥뼈
> 라. 장하지보조기 : 넙다리와 종아리 밴드 / 무릎뼈 패드

① 가, 나, 다 ② 가, 다 ③ 나, 라
④ 라 ⑤ 가, 나, 다, 라

▶ 삼점압의 원리
- 인체의 기형이 된 부분을 똑바로 펴기 위해서는 두 점의 압력과 그와 반대되는 방향에서 한 점의 압력이 필요하다.

05 보조기의 사용에 따른 위험요소로 맞는 것은?

> 가. Inflammation
> 나. Circulation decrease
> 다. General weakness
> 라. Swelling

① 가, 나, 다 ② 가, 다 ③ 나, 라
④ 라 ⑤ 가, 나, 다, 라

▶ 염증, 순환장애, 일반적 약증, 부종 모두 위험요소에 해당된다.

06 보조기와 의지에 대한 설명으로 맞지 않는 것은?

① 보조기는 신체기능의 불능이나 장애가 있을 때 사용된다.
② 의지는 신체의 일부가 절단되었을 때 그 기능을 대치하기 위해 사용된다.
③ 장애 요인을 최소화하여 정상에 가깝게 사용할 수 있도록 해야 한다.
④ 골절, 말초신경마비, 선천적 기형은 의지를 사용한다.
⑤ 불구의 기능이나 잔여기능을 극대화하여 사용할 수 있도록 해야 한다.

▶ 골절, 말초·중추신경마비, 선천적 기형 같은 신체기능의 불능이나 장애는 보조기를 사용한다.

정답 : 4_⑤ 5_⑤ 6_④

Chapter 2
팔보조기

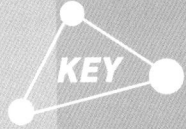

- 팔은 어깨, 팔꿈치, 손과 손가락으로 구성되며, 어깨는 팔이 공간에서 안정적으로 유지되거나 사용될 수 있도록 도와줍니다.
- 이 단원에서는 팔보조기를 착용하는 목적과 어깨와 팔꿈관절, 손목관절, 손에 사용되는 보조기의 기능에 대해 알아 볼 것입니다.
- 전반적으로 각 신체 부위에 사용되어지는 보조기를 적절하게 분류할 수 있어야 하며, 각 보조기의 명칭과 기능을 올바르게 연결할 수 있어야 합니다.
- 팔보조기에서 가장 많이 알아 둬야 될 부분은 어깨대 및 어깨관절이며, 보조기의 종류는 airplane splint, dynamic shoulder abduction splint, scapular fixation orthosis, figure of eight clavicular strap, sling 등이 있습니다.
- 팔보조기에서 핵심이 되는 부분이기 때문에 공부를 할 때에도 이 보조기의 적용대상은 누구이며, 목적과 기능, 역할에 대해서 분류하여 공부하는 것이 필요합니다.

꼭! 알아두기

1. 팔보조기를 착용하는 목적
2. 어깨대 및 어깨관절에 대한 보조기의 각 명칭과 역할 및 기능
3. 팔꿈관절(주관절)에 대한 보조기의 각 명칭과 역할 및 기능
4. 손목관절과 손 (수근관절-수부)에 대한 보조기의 각 명칭과 역할 및 기능

CHAPTER 02 팔보조기(Upper Limb Orthosis)

1 팔보조기의 개요

1 팔보조기를 착용하는 목적
(1) 상실된 근력 대상
(2) 약한 근력 보조
(3) 조직의 길이 유지와 관절 가동범위 유지 또는 고정
(4) 관절 견인
(5) 통증 부위 보호
(6) 기형 예방, 교정
(7) 조직의 재흡수 증진

2 팔보조기의 역학적인 원리
(1) 정적보조기 (Static splint, Static Orthosis)
   - 관절운동 허용하지 않음. 관절을 받쳐주는 역할을 함.
(2) 동적보조기 (Dynamic splint, Dynamic Orthosis)
   - 고무줄이나 스프링을 사용하여 관절 조절

3 팔보조기의 종류
(1) 어깨팔꿈관절(견주관절) 보조기 : SEO (Shoulder Elbow orthosis)
(2) 팔꿈관절(주관절) 보조기 : EO (Elbow orthosis)
(3) 손목과 손(수근관절-수부) 보조기 : WHO (Wrist Hand orthosis)
(4) 손(수부) 보조기 : HO (Hand orthosis)

2 어깨대 및 어깨관절에 대한 보조기

1 어깨관절 벌림안정보조기(shoulder abduction stabilizer orthosis, airplane splint, static abduction splint)

(1) 팔을 약 90° 벌리고 팔꿉관절도 약 90°에서 고정
(2) 어깨관절의 abductor contracture 방지
(3) 어깨관절과 위팔을 받쳐줌.
(4) 어깨 위에 있는 근육의 긴장을 풀어줌.
(5) 수술 후 일정기간 고정 상태 유지시키기 위해 사용
(6) 위팔온신경얼기 (상완신경총 ; brachial plexus) 손상 후 치료 목적으로 사용
(7) 겨드랑(액와) 화상환자 사용

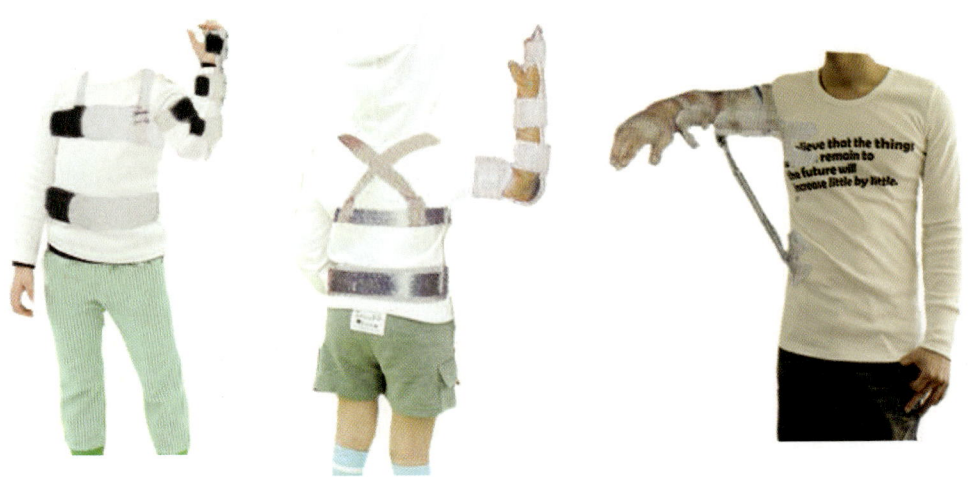

【 어깨관절 벌림 안정보조기 】

2 동적 어깨관절 벌림보조기(dynamic shoulder abduction splint)

(1) 어깨관절의 안쪽돌림, 가쪽돌림, 수평벌림, 수평모음 허용
(2) 손상 부위 이외의 움직임을 허용하여 이차적으로 발생될 수 있는 근력 약화나 관절 구축을 방지

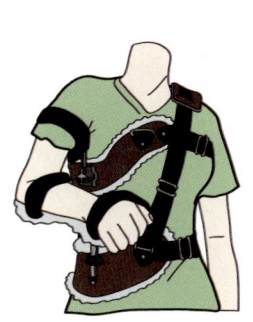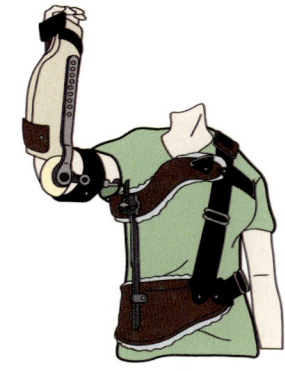

【 동적 어깨관절(벌림보조기) 】

3 어깨뼈 고정보조기 (scapular fixation orthosis, scapular support orthosis)

- 긴가슴신경 (장흉신경 ; long thoracic nerve)의 마비
  → 앞톱니근 (전거근 ; serratus anterior)의 약화 또는 마비 시 사용
  * serratus anterior 기능 소실 시 winging scapula가 됨.

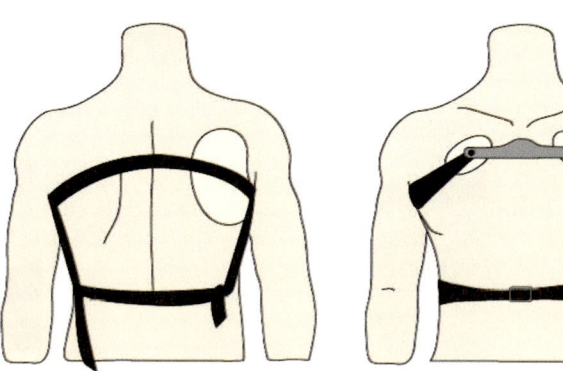

【 단일 어깨뼈 지지보조기 】

4 8자형 빗장뼈 스트랩 (figure of eight clavicular strap)

- 빗장뼈 (쇄골 ; clavicle) 골절 시, 수술하지 않고 골절을 치유

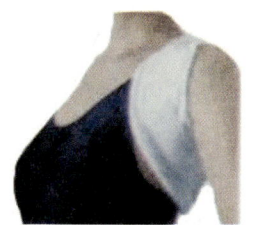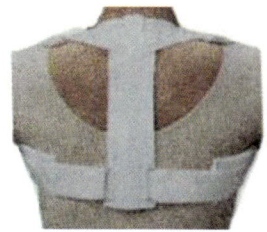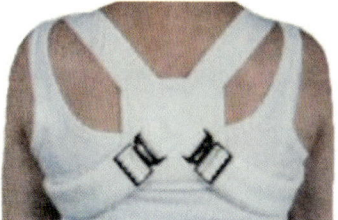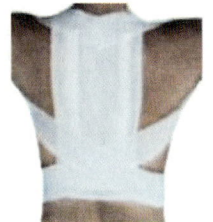

【 8자형 빗장뼈 스트랩 】

5 슬링 (sling)

- 팔걸이로 팔의 무게 받쳐 주기 위해
- 통증 경감, 손상 부위 보호
- 어깨관절 아탈구 예방, 아탈구 후의 복원
- 이완성 편마비 어깨(flaccid hemiplegia shoulder)에 사용
- 스트랩은 가능한 넓은 것을 사용
- Ulnar deviation 되지 않도록 함.

(1) 단일 스트랩 슬링 (single strap sling)
① 보편적으로 사용
② 간단하고 경제적이며, 착용이 쉬움.
③ 팔의 무게나 석고붕대의 무게를 받쳐 주기 위해
④ 부종 감소
⑤ 팔 보호
⑥ 어깨관절을 받쳐주기 위해
⑦ 착용자의 시야에 팔을 놓이게 하기 위해

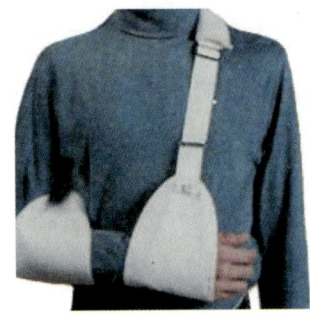 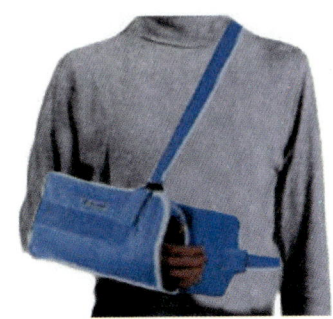 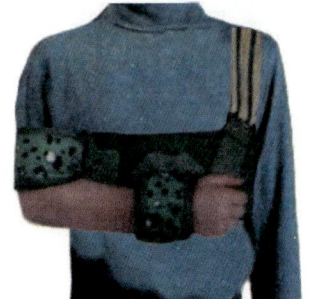

【 단일 스트랩 슬링 】

(2) 복합 스트랩 슬링 (multiple strap sling)
① 좀 더 견고하게 받쳐주기 위하여 스트랩을 하나 또는 그 이상 덧댐.
② 종류
  a. 편마비 위팔 슬링 커프와 스트랩(hemi arm sling cuffs and straps)
  b. 하리손 헤미 슬링 (harrison hemi sling)
  c. 어깨걸이 (shoulder wrap)

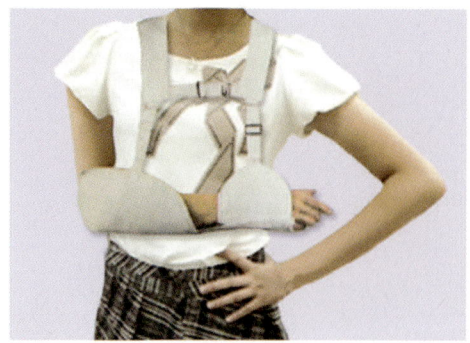

【 하리슨 헤미 슬링 】

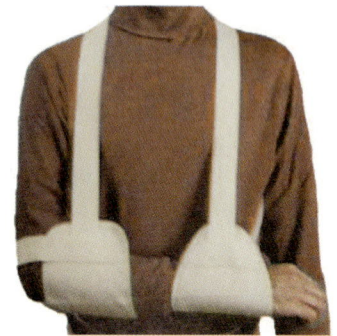
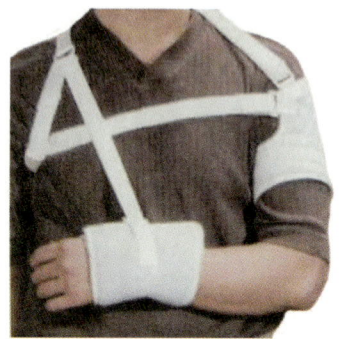
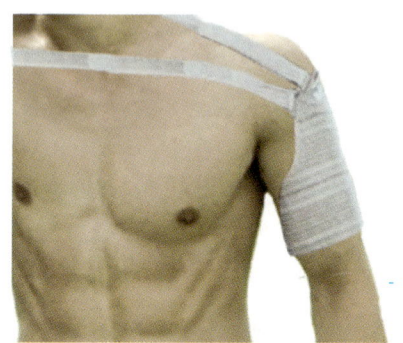

【 편마비 위팔 슬링 커프와 스트랩 】

(3) 수직형 슬링 (vertical sling)
　① 팔을 구부릴 수 없는 환자의 어깨를 고정시켜 받쳐주려고 할 때
　② 굽힘근 시너지 (flexor synergy)가 강하게 작용하는 편마비 환자에게 사용

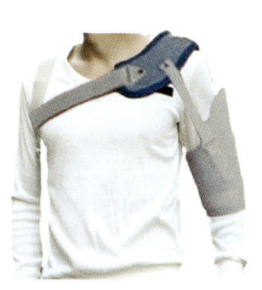
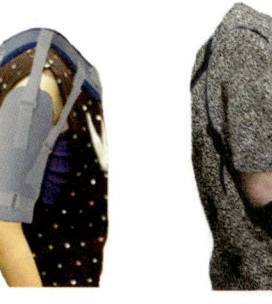
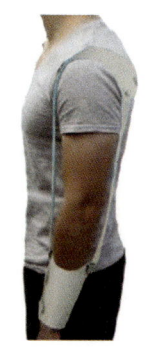

　【 편마비 어깨 슬링 】　　【 깁몰 슬링 】　　【 어깨 안장 슬링 】

(4) 벌림 슬링(abduction sling)
   - 모음근 구축을 방지

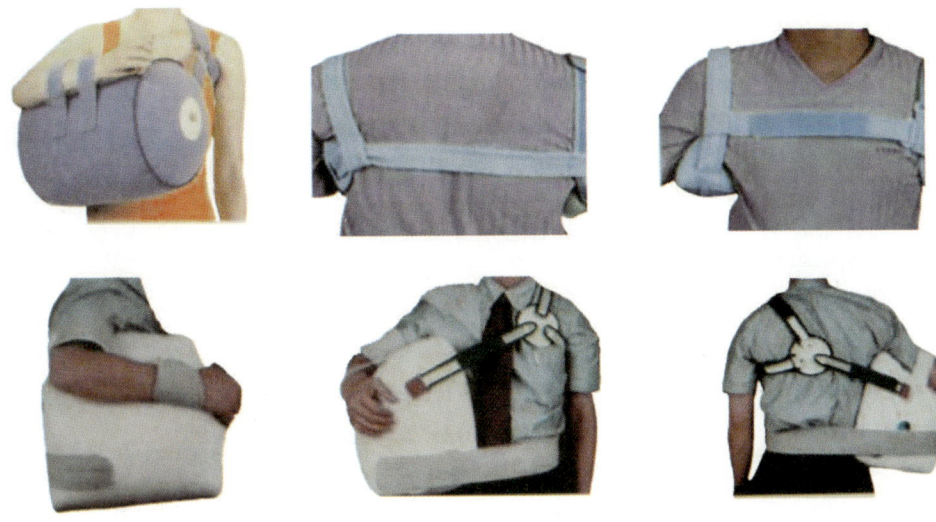

【 여러 가지 벌림 슬링 】

(5) 오버헤드 슬링(overhead sling) 또는 매달기 슬링(suspension sling)
   ① 앞팔 커프(forearm cuff)로 팔꿈치와 손목을 받쳐 팔을 받쳐 주기 위한 것
   ② 매달린 지점과 커프 사이의 거리는 길어야 함.
   ③ 어깨관절 수평벌림, 수평모음, 가쪽돌림, 안쪽돌림, 벌림, 팔꿉관절 굽힘과 폄 동작 조절
   ④ C_5 손상 환자에게 적용

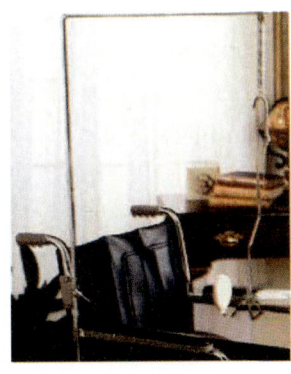

【 오버헤드 슬링 】

(6) Swathe arm sling
　① 고정화(immobilization) 효과
　② 어깨관절(견관절) 아탈구, 좌상(contusion), 염좌(sprain)
　③ Rotator cuff 병변
　④ Subcapital fracture
　⑤ 어깨뼈 골절

(7) 기능적 팔보조기(functional arm orthosis)
　- 마비된 팔을 받쳐주며, 보행이 가능한 환자에 대한 독자적인 팔의 기능을 되찾기 위해

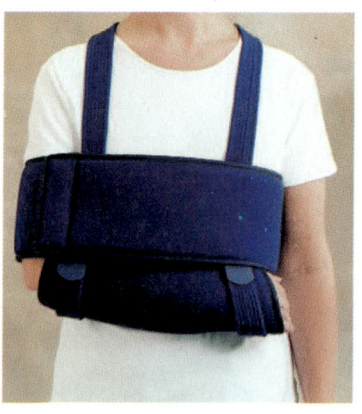

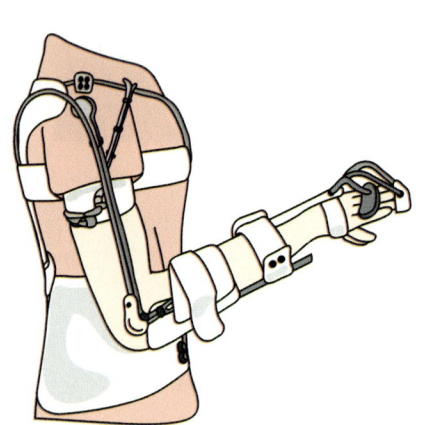
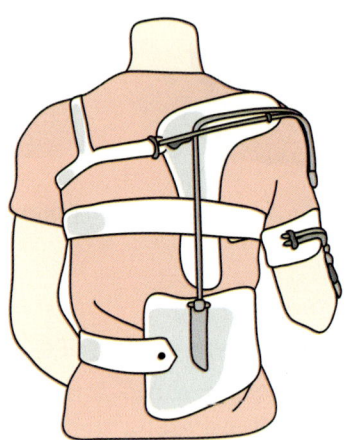

【 기능적 팔보조기 】

(8) 모바일 암 써포트(mobile arm support)
　= feeder
　　• Ball bearing forearm orthosis (BFO)
　　• Balanced forearm orthosis (BFO)
　① 휠체어, 골반 밸트에 고정(어깨관절 45°, 팔꿉관절 90°)
　② 손을 필요한 공간에 놓을 수 있도록 도와주어 팔을 기능적으로 사용하도록 도움.
　③ 적어도 1시간 이상 휠체어에 앉아 있어야 함.
　④ 몸통의 균형감이 안정되어야 함(잘 되지 않을 시 코르셋이나 좌석 벨트 착용).
　⑤ 조작할 수 있는 최소한의 힘 요구

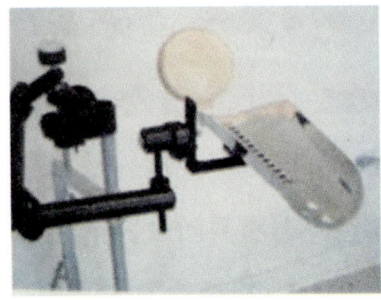 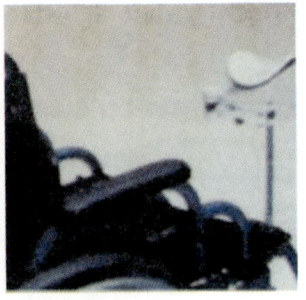 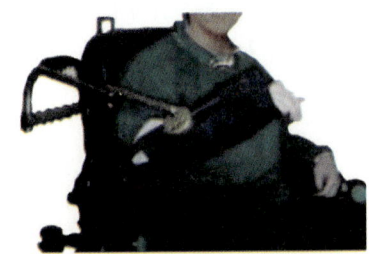

【 란초 모바일 암 써포트 】　　　　【 미시간 피더 】

(9) 전동식 팔보조기(electric arm orthosis)
　　- 팔의 장애가 아주 심하여 전혀 움직이지 못하는 환자에게 전기를 이용

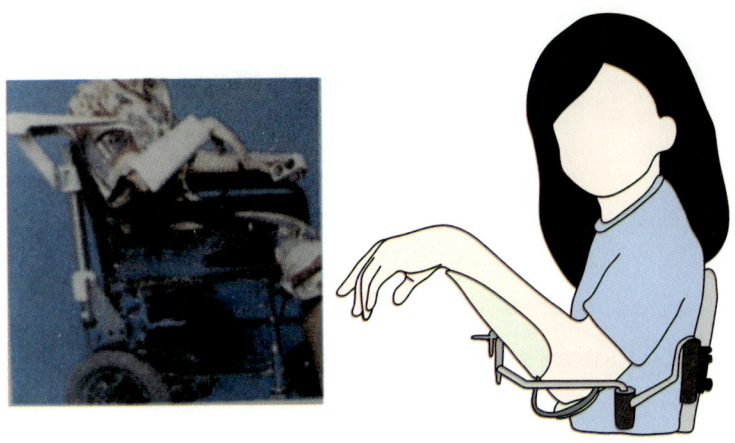

【 전동식 팔보조기 】

3 팔꿉관절(주관절)에 대한 보조기

1 팔꿉관절 제어보조기 (elbow control orthosis)

(1) 팔꿉관절의 안쪽과 가쪽 안정성 유지
(2) 앞팔의 돌림에 대한 안정성 유지
(3) 팔꿉관절의 굽힘 또는 폄각도 제한
(4) 스톱 장치를 하여 굽힘과 폄운동 제어

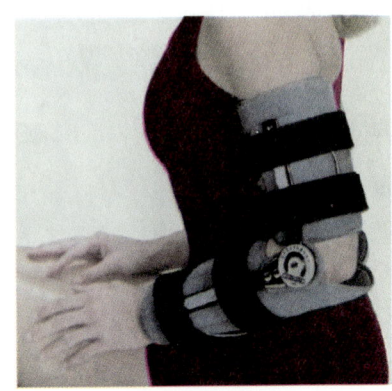

【 팔꿉관절 제어보조기 】

2 고정형 팔꿉관절보조기(rigid elbow orthosis)

(1) 팔꿉관절을 움직이지 못 하도록 고정
(2) 골절이나 인대 손상 시 깁스 대신으로 사용

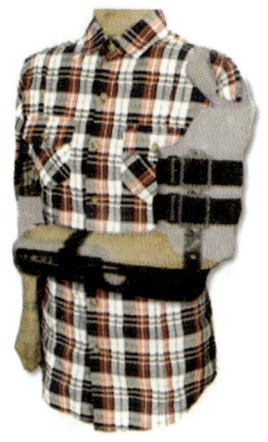
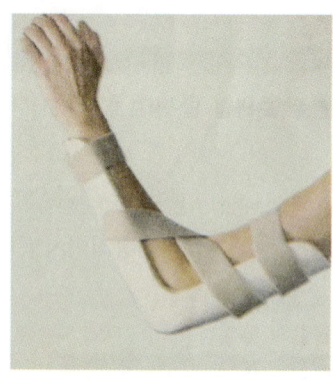

【 고정형 팔꿉관절보조기 】

3 팔꿉관절 폄보조기(elbow extensor orthosis)

(1) 팔꿉관절 등쪽 폄보조기(dorsal elbow extensor orthosis)
  ① 팔꿉관절 폄각도 조절
  ② 3점압의 힘으로 팔꿉관절을 펴지게 함.
    (위팔과 앞팔을 밖으로, olecranon pad 안으로 밈)
  ③ 팔꿉관절의 안쪽, 가쪽 안전성과 앞팔의 pronation, supination 운동에 대한 안정성 대비

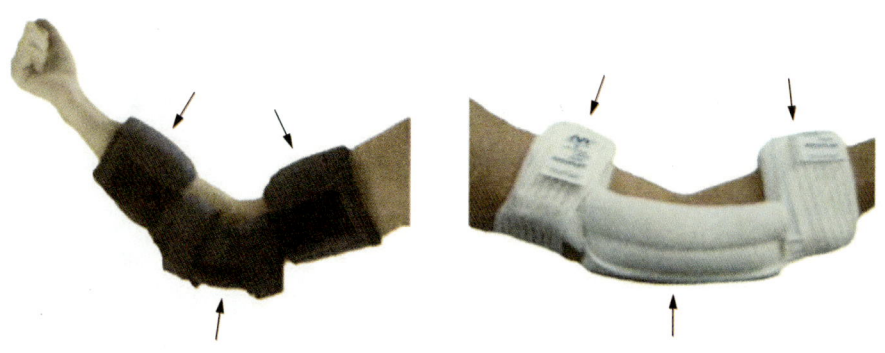

【 고무밴드를 이용한 팔꿉관절 등쪽 폄보조기 】

(2) 팔꿉관절 굽힘보조기(elbow flexor orthosis)
- 팔꿉관절 굽힘 각도 조절
- 팔꿉관절의 안쪽, 가쪽 안전성과 앞팔의 pronation, supination 운동에 대한 안정성 대비

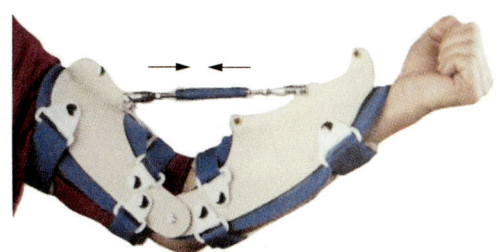

【 팔꿉관절 굽힘보조기 】

4 여러 가지 팔꿉관절보조기

(1) Posterior static elbow orthosis
① Posterior static elbow flexion blocking orthosis
② 일반적으로 posterior eblow splint
③ 팔꿉관절의 안정과 지지로 통증 경감
④ 폄 제한
⑤ 팔꿉관절 고정으로 치유 촉진

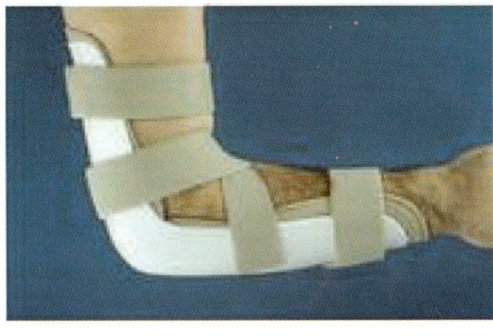
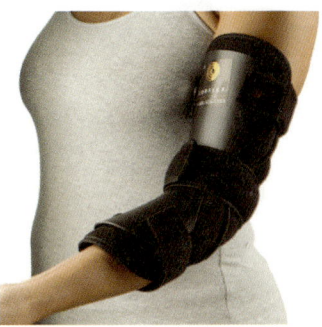

(2) Anterior static elbow flexion blocking orthosis
① Anterior elbow splint
② 팔꿉관절의 굽힘 구축 예방 및 수정
③ 굽힘의 제한

5 테니스 엘보 스트랩 (tennis elbow strap)

= forearm cuff
(1) 굽힘근이나 폄근의 긴장을 감소시켜 염증과 통증을 완화함.
(2) 가쪽관절융기위돌기염 (외상과염, lateral epicondlylitis)
(3) 힘줄염 상태 보호
(4) Tennis elbow, Golfer's elbow

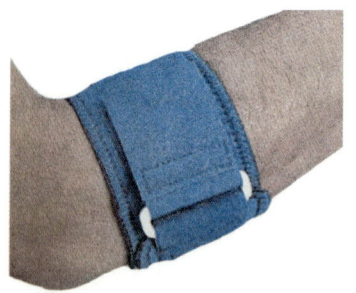

【테니스 엘보 스트랩】

4 손목관절과 손 (수근관절-수부)에 대한 보조기

1 손의 기본보조기

(1) 기본 손보조기(basic hand component)
  ① 손에 대한 가장 기본이 되는 보조기
  ② 손바닥 아치(palmar arch)를 받침.
  ③ 엄지손가락이나 손가락 또는 손목 자세 유지
  ④ 정중신경마비(ape hand)

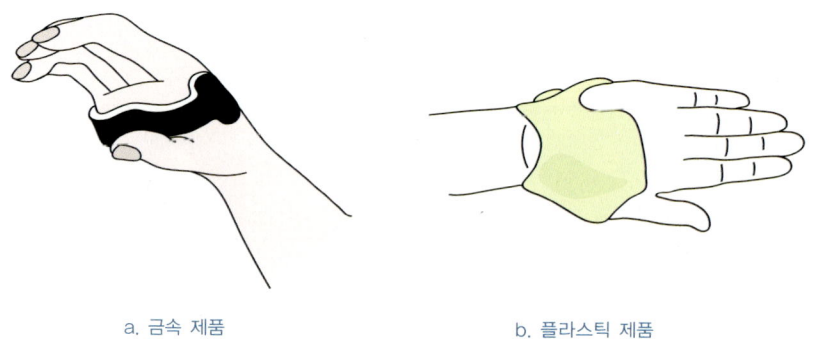

a. 금속 제품   b. 플라스틱 제품

【Basic hand component】

(2) 맞섬 (대립)보조기(opponens orthosis)
  = Short opponens hand splint, basic hand splint
    - 손을 기능적 자세인 맞섬 자세로 유지시키기 위한 것

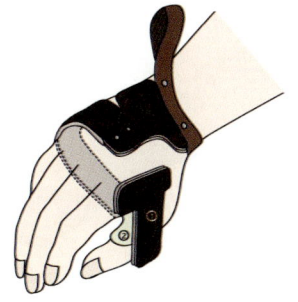 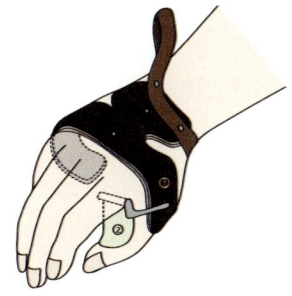

① 긴맞섬(장대립) 보조기(long opponens hand splint)
   = basic dorsal wrist splint
   a. forearm bar로 손목관절 굽힘, 폄운동 방지
   b. cross bar로 손목관절의 좌우 굽힘운동 방지
   c. 손목관절운동 조절, 손목관절 약 20° 폄
   d. C_5-C_6 손상환자, Hemiplegia, median/ulnar nerve 손상에게 사용됨.

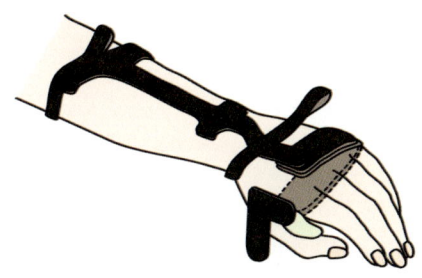 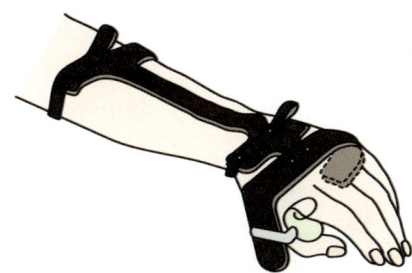

② 손목손바닥 (긴쪽) 안정보조기 (volar wrist hand stabilizer)
   = resting pan splint
   a. 손목관절과 손의 기능적 자세 유지
   b. 손목관절과 손의 편안함.
   c. 손목관절, 손가락관절 (IP joint) 구축 방지
   d. 손허리손가락관절 (MP)의 폄 구축 방지
   e. 손목관절 자뼈쪽 (척골측 ; ulnar)/노뼈쪽 (요골측 ; radial) ulnar or radial deviation을 방지

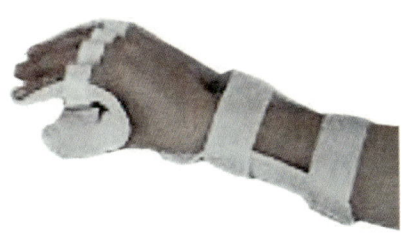

【 손목긴쪽 안정보조기 】

(3) 손목 등쪽 안정보조기(dorsal wrist hand stabilizer)
① 돌출부가 과도하게 압박되지 않도록 주의 (손허리뼈 ; 중수골), 자뼈(척골), 노뼈(요골), 붓돌기(경상돌기))
② 땀이 많이 나는 환자 또는 손바닥에 피부 염증이 있는 경우 사용

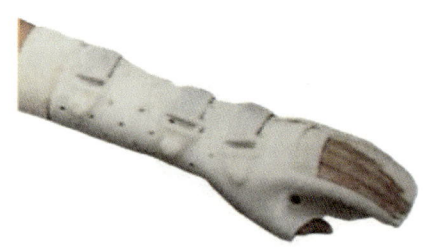

【 손목 등쪽 안정보조기 】

(4) 손목 굽힘 제어보조기(wrist flexion control orthosis)
　　= Cook up splint
　　= carpal tunnel splint
　　= drop wrist splint
① 약한 손목관절 폄근이 지나치게 늘어나는 것 방지
② C_7 손상
③ 손목관절 약 20° 손등 굽힘(배굴, dorsiflexion)
④ Tenodesis 효과로 손목관절을 펴면 손목굽힘근은 자연히 굽혀짐.
⑤ 손목관절 굽힘 구축 방지
⑥ Radial nerve palsy로 손이 쳐졌을 때, wrist drop 때 사용

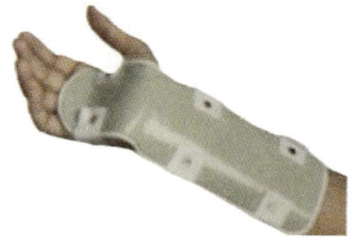 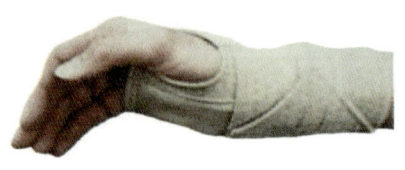

a. 손바닥면　　　　b. 손의 가쪽면

【 손바닥 굽힘 제어보조기 】

(5) 손목 폄보조보조기(wrist extension assist orthosis)
　- 손목관절 폄근이 마비/약화 시

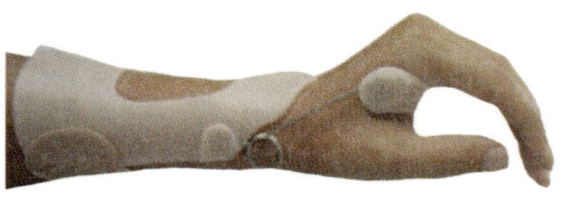

【 손목 폄보조보조기 】

① 강선손목 폄보조보조기 (wire wrist extension assist orthosis)
 - 강철선의 탄력성에 의해 손목관절 폄을 도와주며, tenodesis 작용으로 손가락의 굽힘을 도와줌.
② 포우프 손목관절 (pope wrist joint)
 - 손목관절을 klenzac joint로 만들어 손목을 구부렸다 놓으면 손목이 다시 위로 올라감.
③ 손목탄성 폄보조 (wrist elastic extension assist)
 - 고무밴드를 달아 손목관절의 펴는 동작을 도와줌.

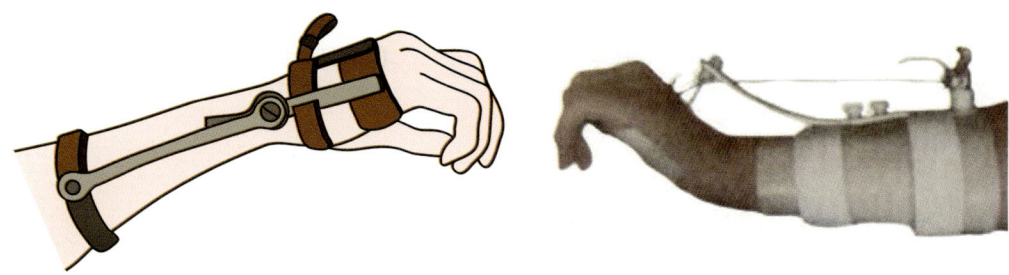

【 포우프 손목관절보조기 】　　　　　【 손목탄성 폄보조기 】

(6) 손목 벌림 · 모음 스플린트 (wrist abduction adduction splint)
 - ulnar/radial deviation에 대한 기형 교정

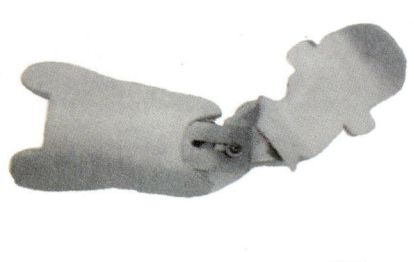

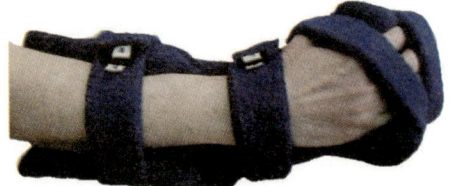

(7) 번넬 손목 등쪽보조기(Bunnell dorsal wrist splint)
- 손목관절 굽힘근의 단열(tearing)로 수술 시 단열된 힘줄이 늘어나는 것을 보호

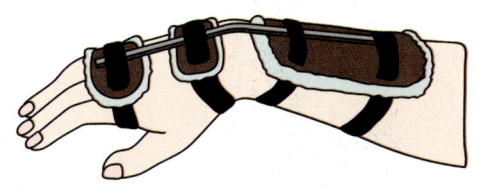
【 벤넬 손목 등쪽 스플린트 】

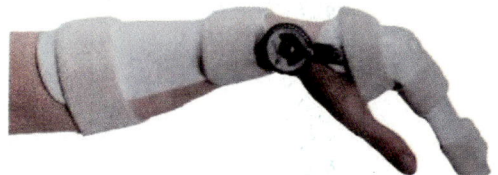
【 점진적 손목 경첩 스플린트 】

2 손허리손가락관절(metacarpophalangeal joint ; MP)에 대한 보조기

(1) 손허리손가락관절 굽힘보조기(MP flexion orthosis)
= knuckle bender
① Ulnar/Median nerve 손상 시, claw hand
② MP joint felxion, PIP/DIP joint extension

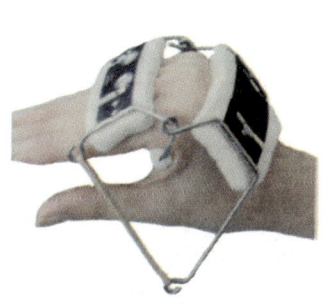
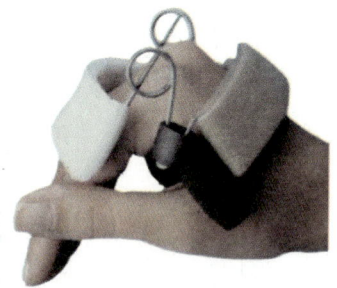
【 손허리손가락관절 굽힘보조기 또는 넉클벤더 】

(2) 손허리손가락관절 폄보조기(MP extension orthosis)
= reverse knuckle bender
① MP joint extension 작용
② MP joint flexion contracture 방지

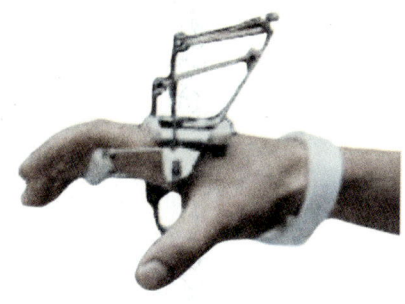

(3) 손허리손가락관절 폄보조(MP extension assist)
   ① Thomas suspension splint
   ② Radial nerve 손상

(4) 손허리손가락관절 폄정지(MP extension stop assembly)
   = dorsal lumbrical bar
   - MP joint flexion, PIP/DIP joint extension

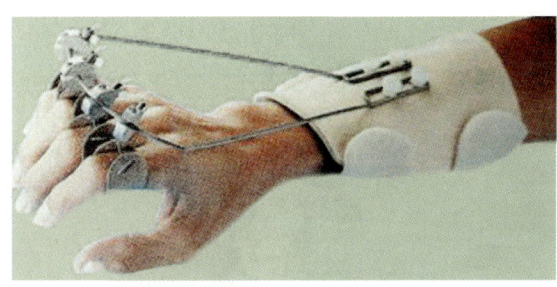 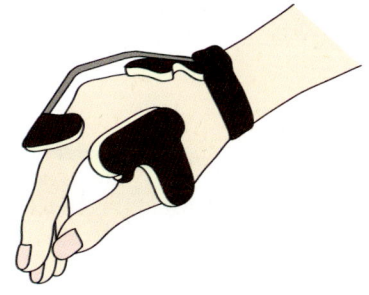

【 손허리손가락관절 폄보조 】　　　　【 손허리손가락관절 폄정지 】

(5) 손가락 빗김 스플린트(finger deviation splint)
   - 류마티스 관절염 환자의 ulnar deviation 방지

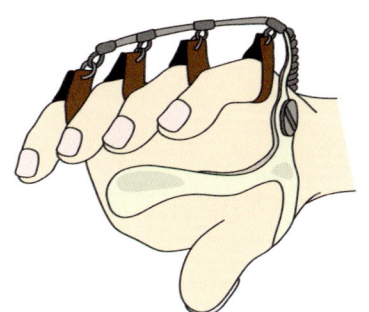 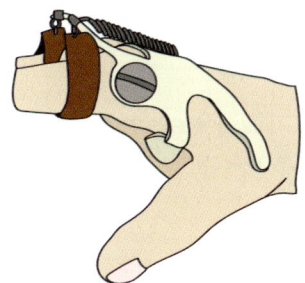

【 손가락 빗김 스플린트 】

3 손가락관절보조기

(1) 핑거 플랫폼 보조기(finger platform orthosis)
   ① 굽어진 손가락을 폄 상태로 유지하기 위한 것
   ② Hand sandwich, Pancake splint 동일 효과

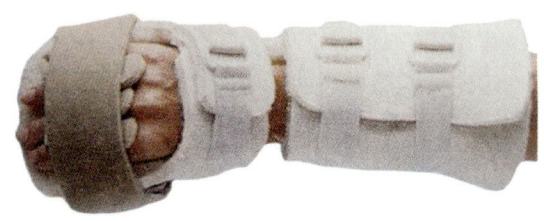

【 손가락관절보조기 】

(2) 손가락 IP 보조기(IP orthosis)
　　= finger splint
　　- 굽혀진 손가락관절을 폄 상태로 유지시키기 위한 것

(3) 손가락 IP 굽힘보조기(IP flexor orthosis)
　　= finger bender splint
　　= finger knuckle bender
　　① DIP extension, PIP flexion
　　② 모음근 구축, RA(swan-neck deformity)

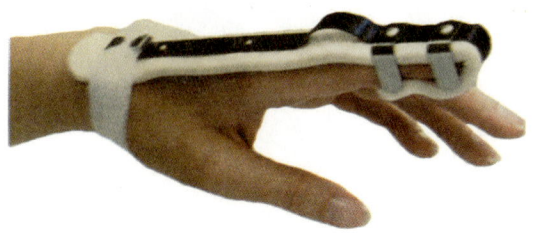

【 손가락 IP 보조기 】　　　　　　　　【 손가락 IP 굽힘보조기 】

(4) 손가락 IP 폄보조기(IP extensor orthosis)
　　= reverse finger knuckle bender
　　- Boutonniere deformity

(5) 손가락 폄보조보조기(finger extension assist assembly)
　　- 손가락 펴는 동작을 도와줌.

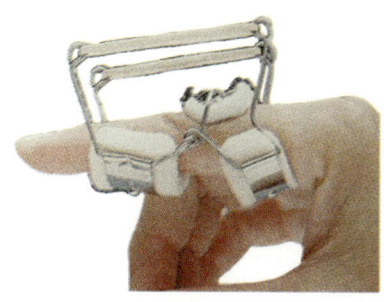 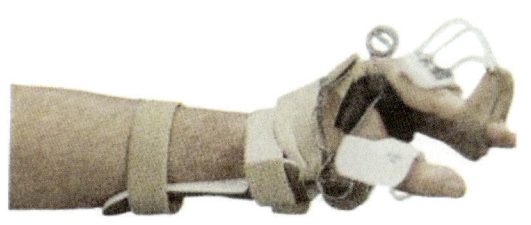

【 손가락 IP 폄보조기 】　　　　　　　　【 손가락 폄보조보조기 】

(6) 제1 등쪽 뼈사이근(골간근)보조 (1st dorsal interosseous assist)
- Radial deviation 조절

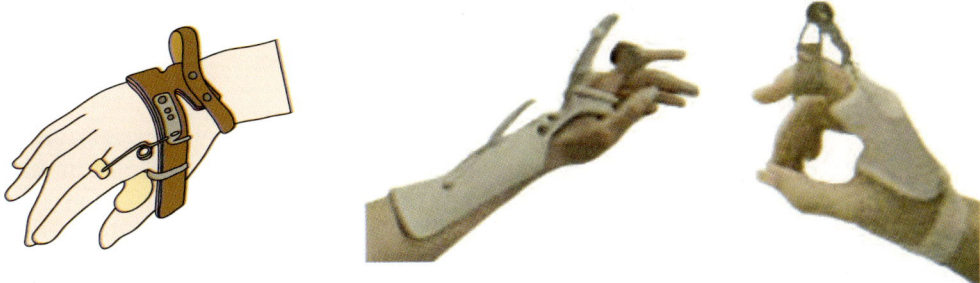

(7) 제 5지 벌림 스플린트 (5th finger abduction splint)
- Unlar deviation 조절

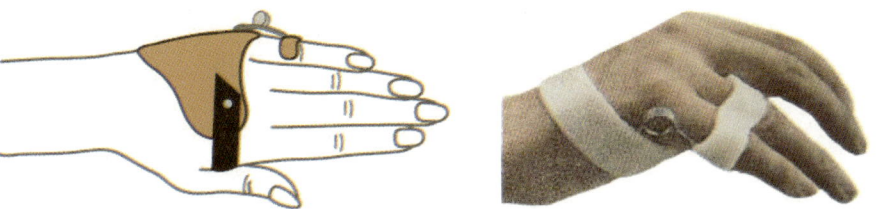

4 엄지손가락보조기

(1) 엄지 CMC 안정보조기 (thumb carpometacarpal stabilizer)

= thumb post
① 쥐는 동작을 돕기 위하여 엄지 손가락을 고정시키기 위한 것
② 통증이 있는 엄지손가락을 보존 하기 위해

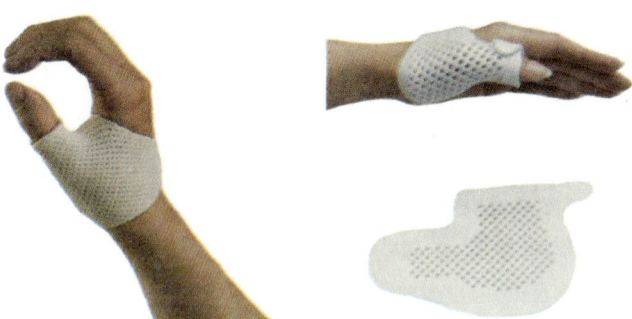

(2) 엄지 벌림 폄보조보조기 (thumb abduction extension assist assembly)

= thumb DIP extension outrigger
= thumb IP extension assist
- 엄지손가락 벌림과 펴기를 보조해 줌.

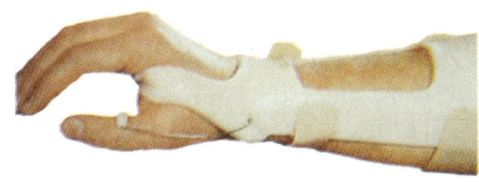

CHAPTER 02 단원정리문제

01 팔의 Dynamic orthosis에 대한 설명으로 맞는 것은?

① 관절의 운동을 어느 정도 허용한다.
② 고무줄이나 노끈을 사용한다.
③ 소실된 근력을 도와주거나 대신해 줄 때 사용된다.
④ 손목을 일정한 각도로 유지시켜 손목을 받쳐 준다.
⑤ 외적인 힘만을 이용하여 관절을 움직이게 한다.

02 팔보조기를 착용하는 목적으로 틀린 것은?

① 관절 당김
② 기형 예방, 교정
③ 약한 근력보조
④ 조직의 길이 신장과 관절 가동범위 증가
⑤ 조직의 재흡수 증진

03 Long thoracic nerve의 마비로 인해 약해지거나 마비가 되는 근육으로 맞는 것은?

① Gluteus maximus ② Abdominal
③ Rectus femoris   ④ Serratus anterior
⑤ Intercostal

단원정리문제 해설

▶ 동적보조기
 - 고무줄이나 스프링을 사용하여 관절 조절
▶ 정적보조기
 - 관절운동 허용하지 않음. 관절을 받쳐 주는 역할을 함.
 ex) - 손목관절 폄근의 힘줄염증을 치유할 목적으로
  - 손목을 일정한 각도로 유지시켜 손목을 받쳐 주는 경우
  - 내적인 힘과 외적인 힘을 이용하여 관절을 움직이게 함.

▶ 팔보조기를 착용하는 목적
 - 상실된 근력 대상
 - 약한 근력보조
 - 조직의 길이 유지와 관절 가동범위 유지 또는 고정
 - 관절 당김
 - 통증 부위 보호
 - 기형 예방, 교정
 - 조직의 재흡수 증진

▶ Scapular fixation orthosis
 - 긴가슴신경(장흉신경, long thoracic nerve)의 마비 → serratus anterior 약화 또는 마비 시 사용
 * serratus anterior 기능소실 시 winging scaupla가 됨.

정답 : 1_③ 2_④ 3_④

04 Airplane splint에 대한 설명으로 맞는 것은?

① 어깨관절의 abductor contracture을 방지한다.
② 어깨관절과 아래팔을 받쳐준다.
③ 어깨관절 수술 후 일정기간 자유로운 상태를 유지시키기 위하여 사용한다.
④ Shoulder abduction stabilizer orthosis, dynamic shoulder abduction splint이라고도 한다.
⑤ C_5 손상환자에게 적용한다.

05 어깨관절의 움직임을 허용하여 이차적으로 발생될 수 있는 근력 약화나 관절 구축을 방지하는 보조기는?

① Static abduction splint
② Multiple strap sling
③ Figure of eight clavicular strap
④ Scapular fixation orthosis
⑤ Dynamic shoulder abduction splint

06 겨드랑 화상환자에게 사용되는 보조기로 맞는 것은?

① Airplane splint
② Scapular support orthosis
③ Overhead sling
④ Dynamic shoulder abduction splint
⑤ Dorsal lumbrical bar

▶ Airplane splint
= shoulder abduction stabilizer orthosis
= airplane splint, static abduction splint
- 팔을 약 90°벌리고 팔꿉관절도 약 90°에서 고정
- 어깨관절의 abductor contracture 방지
- 어깨관절과 위팔을 받쳐줌.
- 어깨 위에 있는 근육의 긴장을 풀어줌.
- 수술 후 일정기간 동안 고정 상태 유지시키기 위해 사용
- 위팔온신경얼기(상완신경총 ; brachial plexus) 손상 후 치료 목적으로 사용
- 겨드랑 화상환자 사용

▶ Dynamic shoulder abduction splint
- 어깨관절의 안쪽돌림, 가쪽돌림, 수평벌림, 수평모음 허용
- 손상 부위 이외의 움직임을 허용하여 이차적으로 발생될 수 있는 근력 약화나 관절 구축을 방지

▶ 어깨관절 벌림 안정보조기

정답 : 4_① 5_⑤ 6_①

07 Winging scapula 환자에게 적용하는 보조기로 맞는 것은?

① Scapular fixation orthosis
② Dynamic shoulder abduction splint
③ Airplane splint
④ Tennis elbow strap
⑤ Shoulder abduction stabilizer orthosis

▶ 어깨뼈 고정보조기

08 Airplane splint에 대한 설명으로 맞는 것은?

> 가. 팔을 옆으로 벌린 상태에서 팔을 받쳐 준다.
> 나. Brachial plexus 손상 후 치료목적으로 사용한다.
> 다. Winging scapula 환자에게 적용한다.
> 라. 팔을 약 90° 벌림, 팔꿈관절 약 90° 고정한다.

① 가, 나, 다   ② 가, 다   ③ 나, 라
④ 라   ⑤ 가, 나, 다, 라

▶ Winging scapula 환자에게는 어깨뼈 고정보조기(scapular fixation orthosis)를 적용한다.

09 빗장뼈 골절 시 수술하지 않고 골절을 치유하기 위한 보조기로 맞는 것은?

① Scapular fixation orthosis
② Figure of eight clavicular strap
③ Dynamic shoulder abduction splint
④ Shoulder abduction stabilizer orthosis
⑤ Sling

▶ 8자형 빗장뼈 스트랩 (figure of eight clavicular strap)
 - 빗장뼈(쇄골) 골절 시, 수술하지 않고 골절을 치유

정답 : 7_① 8_③ 9_②

10 슬링에 대한 설명으로 맞지 않는 것은?

① 팔걸이로 팔의 무게를 받쳐 준다.
② 이완성 편마비 어깨에 사용한다.
③ 스트랩은 가능한 넓은 것을 사용한다.
④ Ulnar deviation 되도록 한다.
⑤ 통증 경감, 손상 부위를 보호하고자 할 때 사용한다.

11 Flexor synergy가 강하게 작용하는 편마비 환자에게 사용하는 보조기는?

① Abduction sling
② Swathe arm sling
③ Functional arm orthosis
④ Vertical sling
⑤ Mobile arm support

12 Single strap sling에 대한 설명으로 맞는 것은?

> 가. 가장 보편적으로 사용되는 슬링이다.
> 나. 간단하고 경제적이며, 착용하기 쉽다.
> 다. 팔의 무게나 석고붕대의 무게를 받쳐주기 위해서다.
> 라. 부종을 감소시키기 위해서다.

① 가, 나, 다   ② 가, 다   ③ 나, 라
④ 라   ⑤ 가, 나, 다, 라

▶ 슬링(sling)
- 팔걸이로 팔의 무게 받쳐주기 위해
- 통증 경감, 손상 부위 보호
- 어깨관절 아탈구 예방, 아탈구 후의 복원
- 이완성 편마비 어깨(flaccid hemiplegia shoulder)에 사용
- 스트랩은 가능한 넓은 것을 사용
- Ulnar deviation 되지 않도록 함.

▶ 수직형 슬링(vertical sling)
- 팔을 구부릴 수 없는 환자의 어깨를 고정시켜 받쳐주려고 할 때
- 굽힘근 시너지(flexor synergy)가 강하게 작용하는 편마비 환자에게 사용

▶ 단일 스트랩 슬링(single strap sling)
- 보편적으로 사용
- 간단하고 경제적이며, 착용이 쉬움.
- 팔의 무게나 석고붕대의 무게를 받쳐주기 위해
- 부종 감소
- 팔 보호
- 어깨관절을 받쳐주기 위해
- 착용자의 시야에 팔을 놓이게 하기 위해

정답 : 10_④ 11_④ 12_⑤

13 다음 설명하는 보조기로 맞는 것은?

> • Forearm cuff로 팔꿈치와 손목을 받쳐 팔을 받쳐 주기 위한 것이다.
> • 매달린 지점과 커프 사이의 거리는 길어야 한다.
> • 어깨관절에서 대부분의 움직임이 가능하다.

① Vertical sling
② Overhead sling
③ Swathe arm sling
④ Multiple strap sling
⑤ Abduction sling

14 Mobile arm support에 대한 설명으로 맞는 것은?

① Forearm cuff라고도 한다.
② 적어도 2시간 이상 휠체어에 앉아 있어야 한다.
③ 몸통의 균형감이 안정되어야 한다.
④ Rotator cuff 병변에 사용한다.
⑤ 조작할 수 있는 최대한의 힘이 요구된다.

15 팔보조기에 대한 설명으로 맞지 않는 것은?

① Airplane splint – 위팔온신경얼기 손상 후 치료 목적으로 사용
② Dynamic shoulder abduction splint – 근육의 움직임을 허용하지 않을 때 사용
③ Scapular fixation orthosis – serratus anterior 약화 또는 마비 시 사용
④ Figure of eight clavicular strap – 빗장뼈 골절 시 사용
⑤ Overhead sling – C_5 손상환자에게 사용

▶ overhead sling 또는 suspension sling
- 앞팔 커프(forearm cuff)로 팔꿈치와 손목을 받쳐 팔을 받쳐 주기 위한 것
- 매달린 지점과 커프 사이의 거리는 길어야 함.
- 어깨관절 수평벌림, 수평모음, 가쪽돌림, 안쪽돌림, 벌림, 팔꿉관절 굽힘과 폄 동작 조절
- C_5 손상환자에게 적용

▶ Mobile arm support = feeder
ball bearing forearm orthosis (BFO)
balanced forearm orthosis (BFO)
- 휠체어, 골반 벨트에 고정(어깨 관절 45°, 팔꿉관절 90°)
- 손을 필요한 공간에 놓을 수 있도록 도와주어 팔을 기능적으로 사용하도록 도움
- 적어도 1시간 이상 휠체어에 앉아 있어야 함.
- 몸통의 균형감이 안정되어야 함(잘 되지 않을 시 코르셋이나 좌석 벨트 착용).
- 조작할 수 있는 최소한의 힘 요구

▶ ②의 경우는 손상 부위 이외의 움직임을 허용하여 이차적으로 발생될 수 있는 근력 약화나 관절 구축을 방지

정답 : 13_② 14_③ 15_②

16 다음 중 맞는 것은?

> 가. Scapular fixation orthosis – winging scaupla 환자에게 적용한다.
> 나. Abduction sling – 모음근 구축방지이다.
> 다. Overhead sling – C₅ 손상환자에게 적용한다.
> 라. Vertical sling – 손상 부위 이외의 움직임을 허용한다.

① 가, 나, 다 ② 가, 다 ③ 나, 라
④ 라 ⑤ 가, 나, 다, 라

17 Tennis elbow 경우 적용하는 보조기로 맞는 것은?

① Forearm cuff
② Elbow flexor orthosis
③ Shoulder abduction stabilizer orthosis
④ Mobile arm support
⑤ Elbow control orthosis

18 Lateral epicondylitis 경우 착용하는 보조기로 맞는 것은?

① Posterior static elbow orthosis
② Anterior static elbow flexion blocking orthosis
③ Elbow control orthosis
④ Elbow flexor orthosis
⑤ Tennis elbow strap

▶ 수직형 슬링(Verical sling)
- 팔을 구부릴 수 없는 환자의 어깨를 고정시켜 받쳐주려고 할 때, 굽힘근 시너지가 강하게 작용하는 편마비 환자에게 사용

▶ Tennis elbow strap
= forearm cuff
- 굽힘근이나 폄근의 긴장을 감소시켜 염증과 통증을 완화함.
- 가쪽관절융기위돌기염(외상과염 ; lateral epicondylitis)
- 힘줄염 상태 보호
- Tennis elbow, Golfer's elbow

▶ 17번 해설 참조

정답 : 16_① 17_① 18_⑤

19 3점압의 힘으로 팔꿉관절 폄을 조절하는 팔꿉관절보조기는?

① Elbow control orthosis
② Rigid elbow orthosis
③ Tennis elbow strap
④ Posterior static elbow orthosis
⑤ Dorsal elbow extensor orthosis

20 정중신경 마비환자에게 사용하는 손보조기로 맞는 것은?

① Basic hand component
② Long opponens hand splint
③ Volar wrist hand stabilizer
④ Cook up splint
⑤ Wrist extension assist orthosis

21 Cook up splint에 대한 설명으로 맞는 것은?

> 가. 손목관절은 약 20° dorsiflexion
> 나. 손목관절 굽힘 구축 방지
> 다. Tenodesis 효과
> 라. 약한 손목관절 폄근이 지나치게 늘어나는 것 방지

① 가, 나, 다   ② 가, 다   ③ 나, 라
④ 라   ⑤ 가, 나, 다, 라

단원정리문제 해설

▶ 팔꿉관절 등쪽(배측) 폄보조기(dorsal elbow extensor orthosis)
- 팔꿉관절 폄각도 조절
- 3점압의 힘으로 팔꿉관절을 펴지게 함 (위팔과 앞팔을 밖으로, olecranon pad 안으로 밂).
- 팔꿉관절의 안쪽, 가쪽 안전성과 앞팔의 pronation, supination 운동에 대한 안정성 대비

▶ 기본 손보조기(basic hand component)
- 손에 대한 가장 기본이 되는 보조기
- 손바닥 아치(palmar arch)를 받침.
- 엄지손가락이나 손가락 또는 손목 자세 유지
- 정중신경마비(ape hand)

▶ Wrist flexion control orthosis
= Cook up splint, carpal tunnel splint, drop wrist splint
- 손목관절 약 20° 손등 굽힘(배굴, dorsiflexion)
- Tenodesis 효과로 손목관절을 펴면 손목 굽힘근은 자연히 굽혀짐.
- 손목관절 굽힘 구축 방지
- Radial nerve palsy로 손이 처졌을 때, wrist drop 때 사용
- 약한 손목관절 폄근이 지나치게 늘어나는 것 방지
- C_7 손상

정답 : 19. ⑤ 20. ① 21. ⑤

22 Ulnar/radial deviation에 대한 기형을 교정하는 보조기로 맞는 것은?

① Wrist extension assist orthosis
② Bunnell dorsal wrist splint
③ Reverse finger knuckle bender
④ Wrist abduction adduction splint
⑤ Dorsal lumbrical bar

▶ wrist abduction adduction splint
 - ulnar/radial deviation에 대한 기형 교정

23 Long opponens hand splint에 대한 설명으로 맞지 않는 것은?

① Forearm bar로 손목관절 굽힘/폄운동 방지
② Cross bar로 손목관절의 왼쪽·오른쪽 굽힘운동 방지
③ C_5-C_6 손상환자에 적용
④ Cenodesis 효과 있다.
⑤ 손목관절 약 20° 폄

▶ Long opponens hand splint
 = basic dorsal wrist splint
 - Forearm bar로 손목관절 굽힘, 폄운동 방지
 - Cross bar로 손목관절의 왼쪽·오른쪽 굽힘운동 방지
 - 손목관절 운동 조절, 손목관절 약 20° 폄
 - C_5-C_6 손상환자, Hemiplegia, median/ulnar nerve 손상에게 사용됨.

24 손목관절 굽힘근의 단열(tearing)로 수술 시 단열된 힘줄이 늘어나는 것을 보호하기 위해 사용되는 보조기로 맞는 것은?

① Wrist elastic extension assist
② Bunnell dorsal wrist splint
③ Knuckle bender
④ Volar wrist hand stabilizer
⑤ Basic hand component

▶ ① 고무밴드를 달아 손목관절의 펴는 동작을 도와줌.
③ Ulnar/Median nerve 손상 시, claw hand
④ 손목관절의 ulnar or radial deviation을 방지
⑤ 정중신경마비(ape hand)

정답 : 22_④ 23_④ 24_②

25. Radial nerve palsy로 wrist drop이 되었을 경우 사용하는 보조기로 맞는 것은?

① Dorsal wrist hand stabilizer
② Cook up splint
③ Wrist abduction adduction splint
④ Bunnell dorsal wrist splint
⑤ Long opponens hand splint

▶ 손목굽힘 제어보조기
 - carpal tunnel splint
 - drop wrist splint

26. Boutonniere deformity 시 적용되는 보조기로 맞는 것은?

① Reverse finger knuckle bender
② Wire wrist extension assist orthosis
③ Finger platform orthosis
④ Thumb abduction extension assist assembly
⑤ 1st dorsal interosseous assist

▶ 손가락 IP 폄보조기
 (IP extensor orthosis)
 = reverse finger knuckle bender
 - Boutonniere deformity

27. 류마티스 관절염 환자의 ulnar deviation 방지를 위해 사용되는 보조기는?

① Finger platform orthosis
② MP extension stop assembly
③ Finger extension assist assembly
④ Reverse knuckle bender
⑤ Finger deviation splint

▶ 손가락 빗김 스플린트(finger deviation splint)
 - 류마티스 관절염 환자의 ulnar deviation 방지

정답 : 25_② 26_① 27_⑤

28 다음 중 knuckle bender에 대한 설명으로 맞는 것은?

> 가. MP flexion orthosis
> 나. Claw hand가 나타남.
> 다. Ulnar/Median nerve가 손상됨.
> 라. Ulnar deviation 방지

① 가, 나, 다　　② 가, 다　　③ 나, 라
④ 라　　　　　 ⑤ 가, 나, 다, 라

29 Swan-neck deformity 시 적용되는 보조기로 맞는 것은?

① Finger knuckle bender
② Finger platform orthosis
③ MP extension stop assembly
④ Reverse finger knuckle bender
⑤ Thumb carpometacarpal stabilizer

▶ 손허리 손가락관절 굽힘보조기(MP flexion orthosis)
= knuckle bender
- Ulnar/Median nerve 손상 시, claw hand
- MP joint felxion, PIP/DIP extension

▶ 손가락 IP 굽힘보조기(IP flexor orthosis)
= finger bender splint
= finger knuckle bender
- DIP extension, PIP flexion
- 모음근 구축, RA(swan-neck deformity)

정답 : 28_①　29_①

MEMO

Chapter 3

구두 및 다리보조기

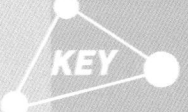

● 구두

- 다리보조기의 가장 기본이며, 발은 신체의 가장 기초가 되는 부분으로서 발을 잘 받쳐 주어야 신체의 정돈선도 바르게 이뤄집니다. 발에 맞는 구두는 발을 편안하게 하며, 신체의 기형을 교정하거나 예방하는 역할을 하기도 하지만, 반대로 맞지 않는 구두는 발을 불편하게 하여 걸음걸이의 변형을 일으켜 기형을 초래하기도 합니다.
- 제 3장에서는 구두의 구성, 구두의 수정, 발에 발생하는 병변과 구두의 수정 부분을 다룰 것입니다. 우선 구두의 구성 부분에서는 구두를 세분화로 나누어 각 부위에 맞는 명칭과 역할에 대하여 알아 볼 것이며, 구두의 수정 부분에서는 발의 질병이나 기형 상태에 따른 구두의 구조, 수정 방법에 대하여 알아 볼 것입니다. 마지막으로 발에 발생하는 병변과 구두의 수정 방법은 발에서 발생할 수 있는 병변의 종류와 각각의 병변에 맞는 구두의 수정 방법에 대해서도 알아 볼 것입니다.

● 다리

- 다리는 인간의 신체의 모든 체중을 유지하여 설 수 있으며, 몸을 이동하여 우리가 원하는 곳으로 움직일 수 있는 역할을 합니다. 그만큼 다리는 신체의 모든 몸무게를 지탱할 정도로 강력한 힘과 지지력을 가지고 있기 때문에 다리에서 발생되는 약증이나 변형은 신체 전체에 영향을 미치게 됩니다.
- 제 3장에서는 다리보조기의 착용목적, 다리보조기의 일반적인 구성, 다리보조기의 종류에 대하여 알아 볼 것입니다. 마지막으로 소아의 특수한 질병에 사용되는 다리보조기에 대해서도 알아보도록 합니다.

꼭! 알 아 두 기

1. 구두의 수정에서 발의 아치를 받쳐 체중을 이동하게 하는 방법
2. 구두의 안과 밖의 수정을 위해 사용되는 패드
3. 다리보조기를 AFO, KAFO, KO로 나누어 각각의 구성 요소
4. 각각의 구성 요소의 역할과 기능
5. 소아의 특수한 질병에 사용되는 보조기의 명칭과 특징
6. 선천성 엉덩관절 탈구 및 엉덩관절 형성장애에 사용되는 보조기와 넙다리 뼈끝의 뼈연골증에 사용되는 보조기 구분

CHAPTER 03 구두 및 다리보조기 (lower Limb Orthosis)

1 구두

1 구두와 발의 질병

(1) 구두의 구성
- 구두창 (sole), 구두굽 (heel), 엎퍼 (upper), 안감과 보강재 (lining and reinforcement)

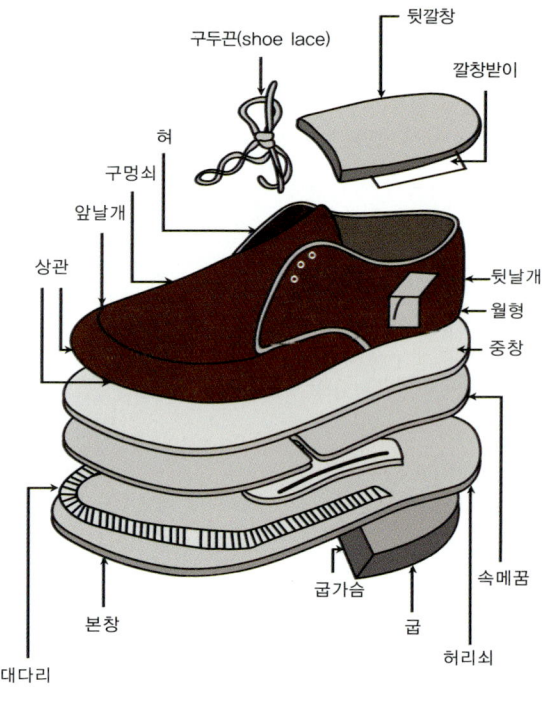

【 남자 구두 】

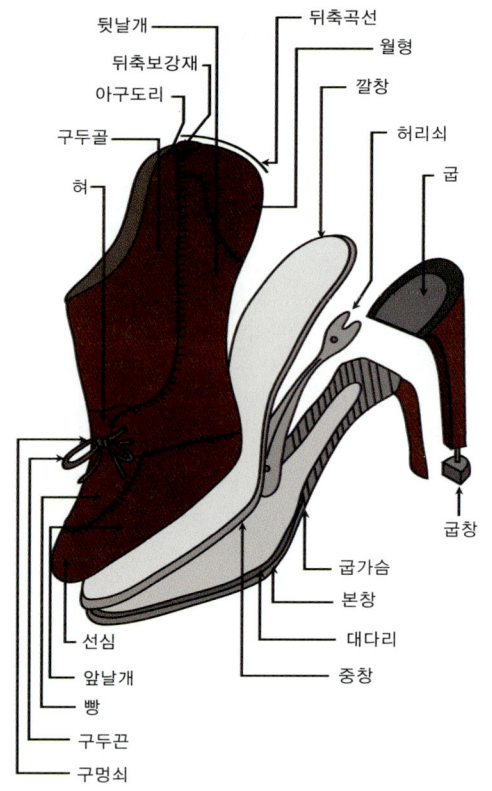

【 여자 구두 】

① 구두창
   a. 본창 (outer sole) : 지면과 닿는 부분
   b. 중창 (inner sole) : 발바닥과 닿는 부분
   c. 휠러 (filler) : 본창과 중창 사이를 메우는 부분
   d. 대다리 (welt) : 구두의 가장자리를 돌려가며 중창과 엎퍼를 꿰메어 함께 고정시키는 역할
   e. 볼 (ball) : 구두창의 가장 넓은 부분
   f. 구두허리 (shank) : 구두굽의 앞면과 볼(ball) 사이의 구두 밑부분
   g. 허리쇠 (shank piece) : 굽의 중앙~구두 뒤까지 구두 허리를 보강하는 6~9mm 두께의 금속판
   h. 슈브레이크 (break of shoe) : 발의 발허리발가락 관절의 관절선과 일치
   i. 토우스프링 (toe spring) : 구두 앞쪽의 본창이 지면에 들떠있는 부분, 보행 시 toe off를 도와줌.

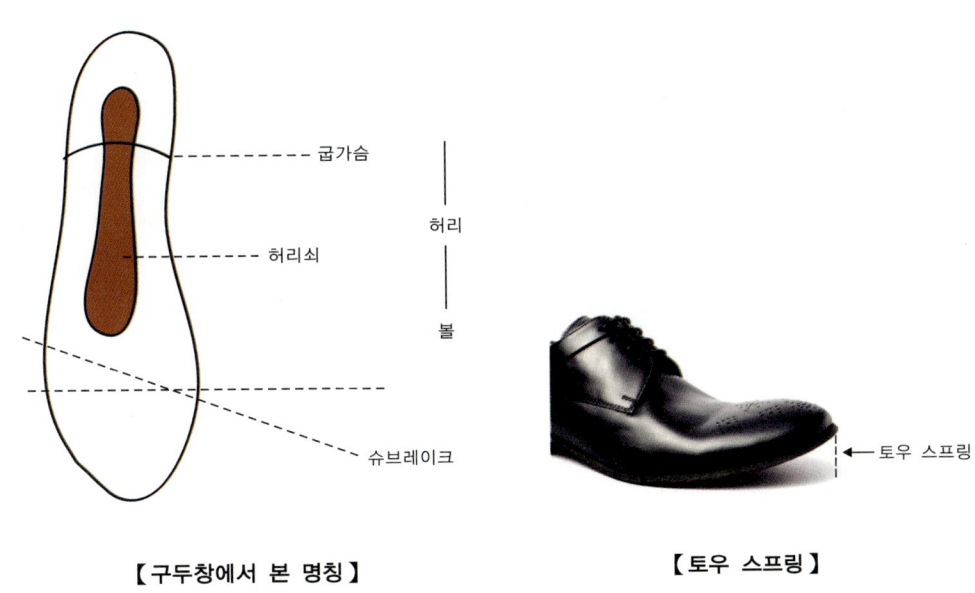

【 구두창에서 본 명칭 】   【 토우 스프링 】

② 굽 (heel)
   a. 구두굽이 높으면 피취 (pitch)가 커지고 지면에 내려 받는 체중부하의 면적은 좁아지게 됨.
   b. 맨발 상태에서 체중은 뒷축 부분에 집중됨. 굽을 높여 주면 체중은 발바닥 앞면에 분산이 됨.
   c. 굽높이가 3cm 앞뒤가 될 때 보행 기능 상 가장 이상적임.
      - 몸쪽 부분 : 굽의 윗부분으로 단단한 가죽으로 제작함.
      - 먼쪽 부분 : 지면과 접촉하는 부분
      - 업퍼 (upper) : 구두의 윗부분
      - 안감과 보강재 (lining and reinforcement) : 발에 밀착되는 모든 부분은 부드러운 천으로 만들어야 됨.

③ 구두의 모양
　　a. 뒷날개(quarter)의 높이에 따른 구두 스타일 : 낮은 구두, 높은 구두

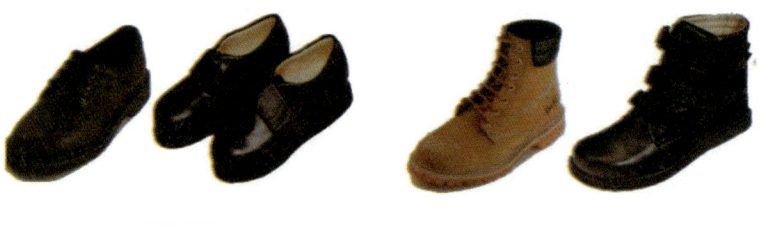

낮은 구두　　　　　　　　높은 구두

　　b. 목의 형태에 따른 구두 스타일 : 블러처 스타일, 발모랄 스타일, 레이스 투 토우

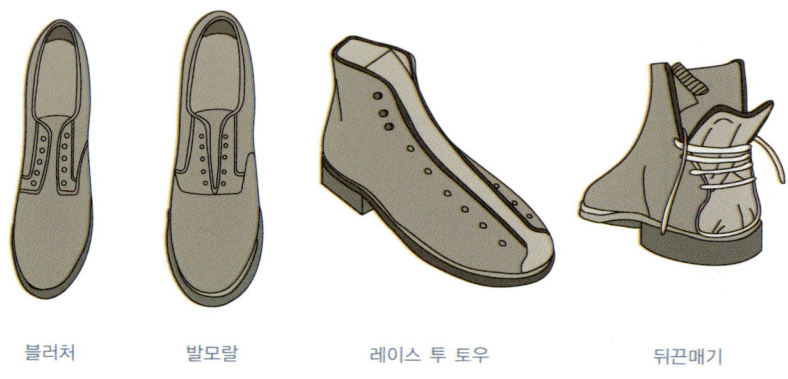

블러처　　　발모랄　　　레이스 투 토우　　　뒤끈매기

　　c. 토우(toe) 디자인에 따른 구두 스타일 : 플레인, 모카신, 스트레이트팁, 유팁, 윙팁

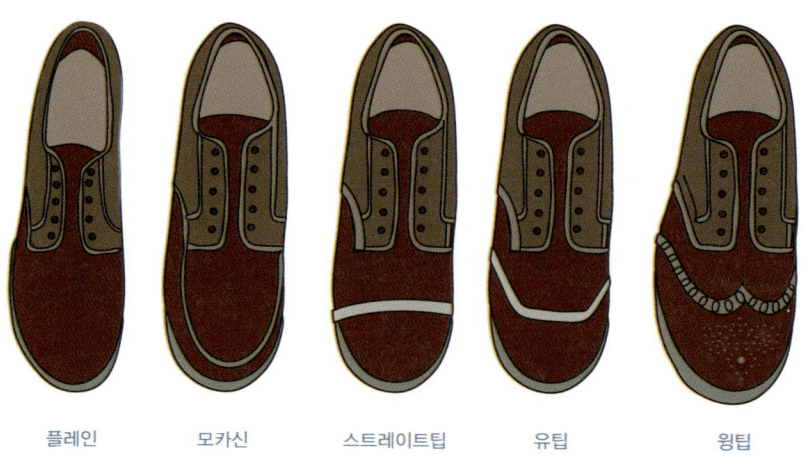

플레인　　모카신　　스트레이트팁　　유팁　　윙팁

　　d. 끈매기에 따른 스타일 : 구두끈, 지퍼, 밴드, 벨크로

2 구두의 수정(shoe modification)

- 인서트(insert) : 구두 안에 영구적으로 붙이거나 일시적으로 떼었다 붙였다 할 수 있음.
- 샌드위치(sandwich) : 본창과 중창 사이, 굽과 본창 사이에 삽입함.
- 오버레이(overlay) : 구두 본창에 덧댐.
  * 발의 안쪽 세로아치(medial longitudinal arch)를 받쳐서 체중을 가쪽에 받게 하는 구두의 수정 방법
  • 안쪽 편평발(medial pes planus), 가쪽들린휜발증(외반족 ; talipes)과 같은 발의 기형은 체중이 안쪽으로 쏠리기 때문에 안쪽 세로 아치를 받쳐주어 체중이 가쪽으로 쏠리도록 해야 함.

구두 안에서의 수정	구두 밖에서의 수정
구두 허리쇠(steel shank) 쿠키인서트(cookie insert) 발배뼈 패드(navicular pad) 안쪽 롱 카운터(medial long counter)	토마스힐(Thomas heel) 토마스힐 웨지(Thomas heel wedge) 안쪽 웨지(medial wedge) 안쪽 허리메꿈(medial shank filler) 바깥굽은 스트랩(valgus strap)

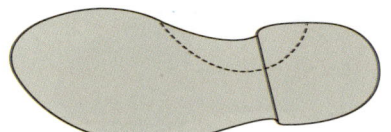

쿠키인서트가 놓이는 장소

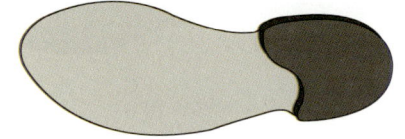

토마스힐

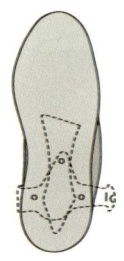

구두 본창에 부착
된 구두 허리쇠

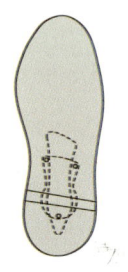

구두 본창에 부착
된 캘리퍼 박스

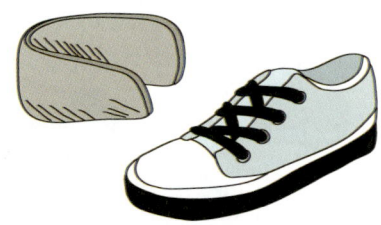

안쪽 롱 카운터

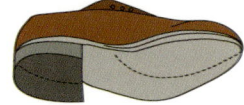

구두 본창과 굽, 안쪽 절반을
쐐기창을 댄 상태

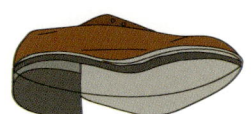

구두 본창과 구두굽의 안쪽에
각각 별도의 쐐기창을 댄 상태

【 안쪽쐐기 】

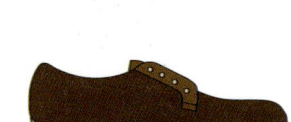

【 안쪽 허리메꿈 】

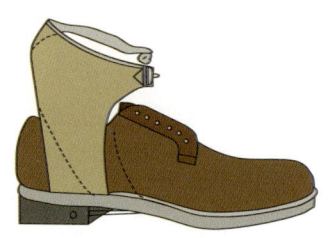

점선 부위에 달아야 더욱 효과적으로 가쪽
들린휜발증을 교정할 수 있다.

【 바깥굽은 스트랩 】

* 발의 가쪽 세로 아치(lateral longitudinal arch)를 받쳐서 체중을 안쪽에 받게 하는 구두의 수정 방법
  • 가쪽 편평발(lateral pes planus), 안쪽들린휜발증 (내반족 ; pes varus)과 같은 발의 기형은 체중이 가쪽으로 쏠리기 때문에 가쪽 세로 아치를 받쳐주어 체중이 안쪽으로 쏠리도록 함.

구두 안에서의 수정	구두 밖에서의 수정
가쪽 롱 카운터 (lateral long counter) 가쪽 쐐기 인서트 (lateral heel wedge insert)	가쪽 웨지 (lateral wedge) 역토마스힐 (reverse Thomas heel) 가쪽 허리메꿈 (laeral shank filer) 가쪽 훌레어 (lateral flaring) 안쪽굽은스트랩 (varus strap)

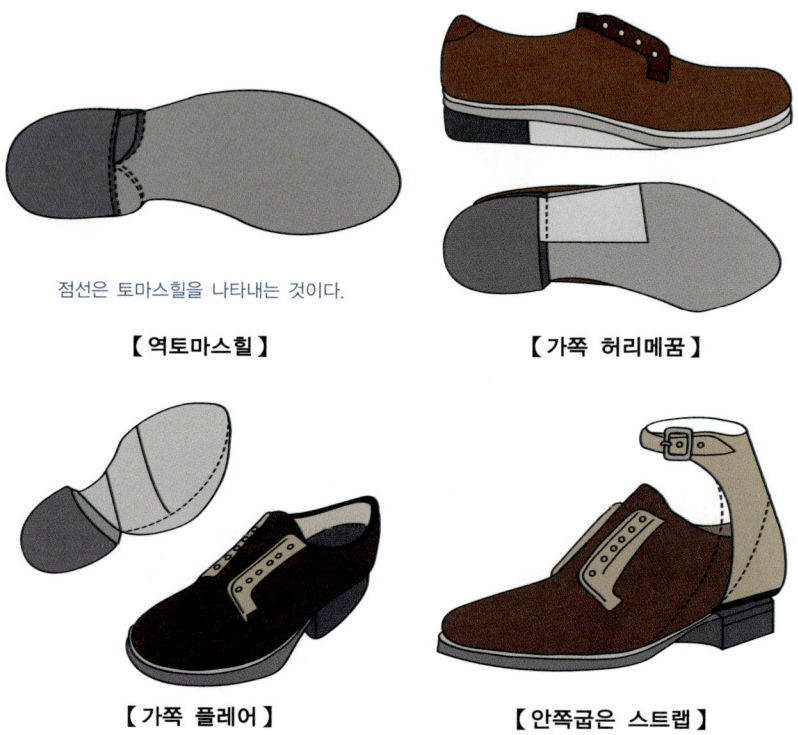

점선은 토마스힐을 나타내는 것이다.

【 역토마스힐 】   【 가쪽 허리메꿈 】

【 가쪽 플레어 】   【 안쪽굽은 스트랩 】

* 발허리뼈 아치 받침 (중족골 아치받침 ; metatarsal arch support)
  • 요족(pes cavus)
    - 골절(fracture)
    - 점액낭염(bursitis)
    - 엄지발가락 가쪽휨증(무지외반증 ; hallux valgus)
    - 엄지발가락 경직(hallux rigidus)
    - 몰톤의 발가락(Morton's toe)
    - 퍼진발(splay foot)
    - 발바닥 사마귀(plantar warts)

- 발허리 통증(중족 골통 ; metatarsalgia)
• 통증 경감을 위해 발허리뼈 아치를 받쳐 주어 정상적인 보행을 할 수 있도록 도와주어야 함.

(1) 구두 안에서의 수정

① 발허리 패드(metatarsal pad), 댄서 패드(dancer pad), 발허리 코르셋(metatarsal corset)
  a. 발허리 통증이 심할 때에는 좀 더 넓고 두꺼운 패드를 사용하는 것이 좋음.
  b. 퍼진발(splay foot)에 사용하면 좋음.
    - 벌어진 발허리뼈를 코르셋으로 묶음.
    - 발허리뼈가 벌어지고 아치가 내려앉는 것을 동시에 방지함.

② 레비타입 인레이(Levy-type inlay)
  - 엄지발가락 가쪽휨(무지외반증 ; hallux valgus)을 치료하기 위한 목적으로 사용

③ 몰톤의 발가락 폄(Morton's toe extension)
  - 제 1발허리뼈가 비정상적으로 짧아졌기 때문에 발생되는 통증을 경감시키기 위해 사용

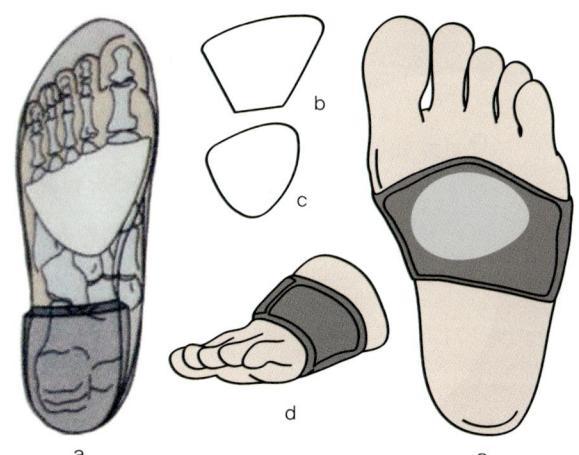

a. 발허리뼈머리 하나하나에 맞춘 댄서 패드
b. 발허리뼈머리에 전체에 맞춘 댄서 패드
c. 일반적인 발허리뼈 패드
d. 발허리뼈 코르셋(가쪽에서 본 그림)
e. 발허리뼈 코르셋(바닥에서 본 그림)

【 발허리뼈 패드 】

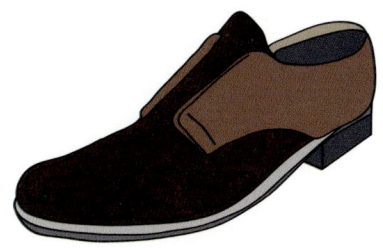

【 레비타입 인레이(levy-type inlay) 】

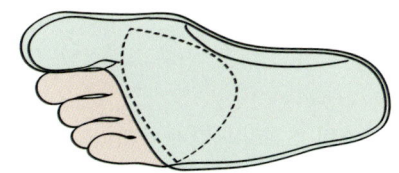

점선은 발허리뼈 패드를 대는 위치(압력 경감을 위하여)

【 몰톤의 발가락 폄 】

(2) 구두 밖에서의 수정
   ① 발허리뼈 바 (중족골 바 ; metatarsal bar), 락카 바(rocker bar), 덴버 바(denver bar))
      a. 발허리뼈에 내려받는 압력을 줄이기 위하여 사용
      b. 발의 감각이 과민하여 구두 안에 수정을 하거나 패드를 댈 수 없을 때 사용
      c. 1~5 발허리뼈머리 사이에 평행하게 가로질러 놓음.
      d. 보행 시 발바닥이 발허리뼈머리 바로 뒷부분에 체중이 걸리도록 해야 통증이 감소됨.

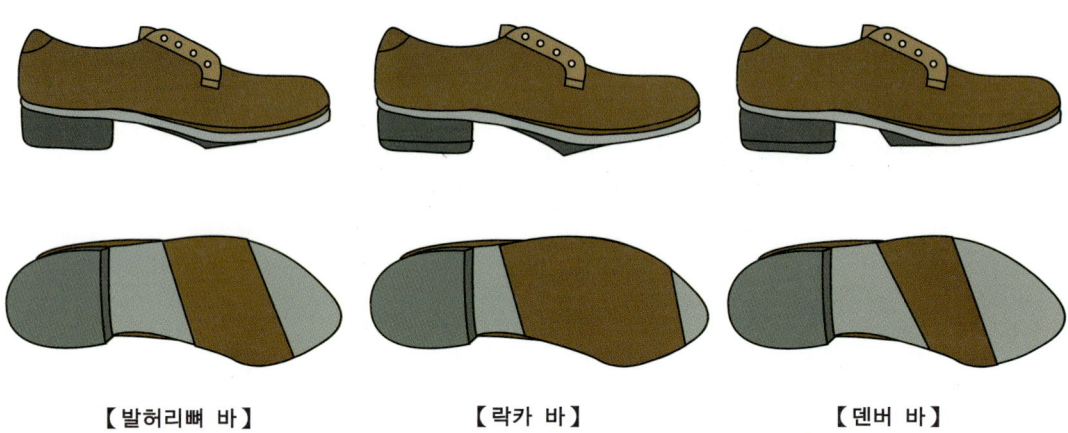

【발허리뼈 바】   【락카 바】   【덴버 바】

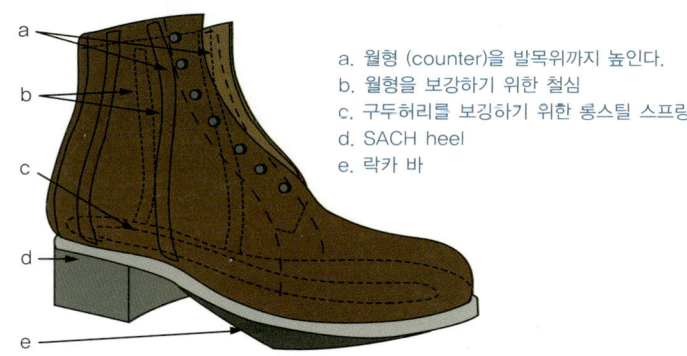

a. 월형(counter)을 발목위까지 높인다.
b. 월형을 보강하기 위한 철심
c. 구두허리를 보강하기 위한 롱스틸 스프링
d. SACH heel
e. 락카 바

【통증이 심한 강직성 발목관절(ankylosing ankle)을 위한 구두의 수정】

   ② 롱스틸 스프링과 락카 바(long steel spring and rocker bar)
      - 통증이 심한 강직성 발목관절에 사용
   ③ SACH heel
      - 락카 바와 더불어 heel strike에서부터 push off까지 자연스러운 보행을 하기 위하여 사용됨.

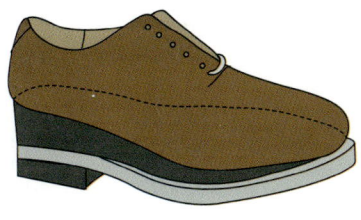
샌드위치

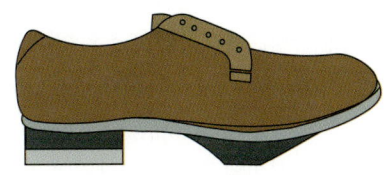
인서트와 샌드위치 병합

【굽높임(heel elevation)】

* **구두굽 높이기 (heel elevation)**
  - 다리 길이의 차이가 있는 환자는 짧은 다리의 구두창 밑에 짧은 길이 만큼의 콜크나 고무를 대어 주어 골반을 수평으로 유지하고, 다리 길이를 똑같이 만들어주어야 함.
  - 골반 측면 경사가 아주 고정되어 있을 때
  - 발이 말발 (첨족 ; equinus) 상태로 고정되어 있을 때

3 발에 발생하는 병변과 구두의 수정

(1) 발바닥과 발가락에 통증을 호소하는 질병

① 발허리뼈 통증 (중족골 통증 ; metatarsalgia)

  a. 가로 아치가 내려앉거나 가운데 발허리뼈머리에 체중을 많이 받게 되었을 때
  b. 발바닥 쪽의 발허리뼈머리에 통증이나 압통이 있을 때를 말함.
  c. Arch 중앙부 상승
  d. 발의 내재근 강화운동
  e. Thomas heel, inner heel wedge, metatarsal pad 사용

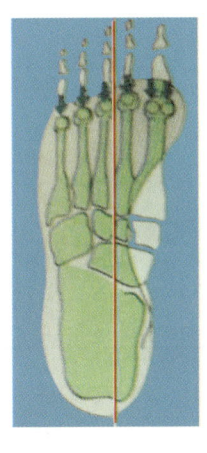

【발의 체중부하점】

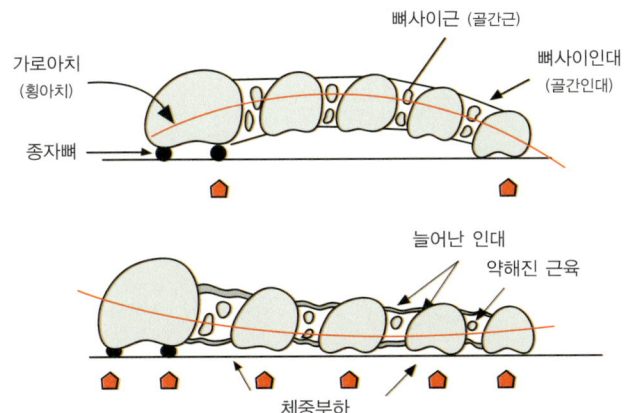

【퍼진발 (splay foot)】

② 몰톤의 증후 (Morton's syndrome ; Short first toe)
  a. 제 1 발허리뼈가 짧아져 있음.
  b. 제 2 발허리뼈머리에 체중을 많이 받게 됨.
  c. 1st metatarsal bone 아래에 platform을 적용
③ 몰톤의 신경종 (morton's neuroma)
  a. 발가락 사이의 작은 신경가지의 죄임신경병증
  b. 대개 셋째와 넷째 발가락 사이의 신경가지에서 발견됨.
  c. 가만히 있어도 통증이 일어남.
  d. 충분히 넓은 구두를 신고 가로아치를 받쳐줌.
  e. 국소에 스테로이드 주사를 놓음.
  f. 신경종의 절제술 실시
④ 행군골절 (March fracture)
  a. 발허리뼈의 스트레스 골절
  b. 자연 치유
  c. 심하면 4주 casting
⑤ 요족 (pes cavus)
  = 갈퀴족 (claw foot), 음푹 들어간 발 (hollow foot)
  a. 일반적으로 아치가 높은 발을 말함.
  b. 발허리뼈머리에 압력 증가
    → 통증을 피하기 위해 발을 오그리게 됨 → 세로 아치 올라감.
  c. IP joint flexor
  d. MP joint extensor stretching exercise

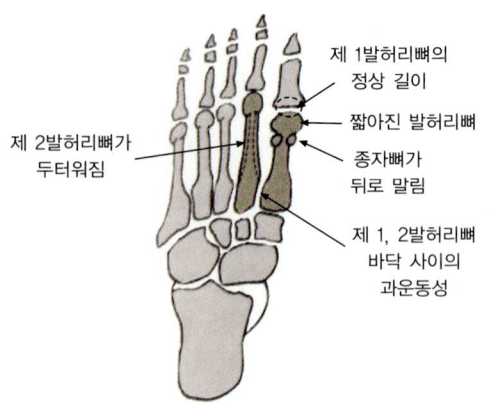

【 몰톤의 증후 】

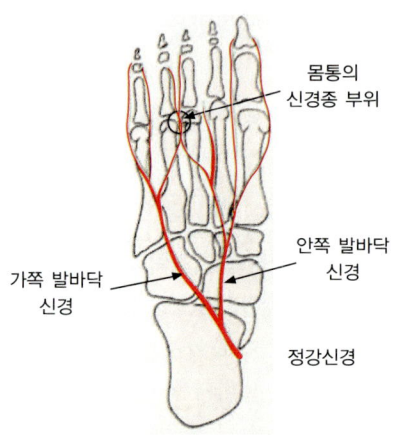

【 몰톤의 신경종 】

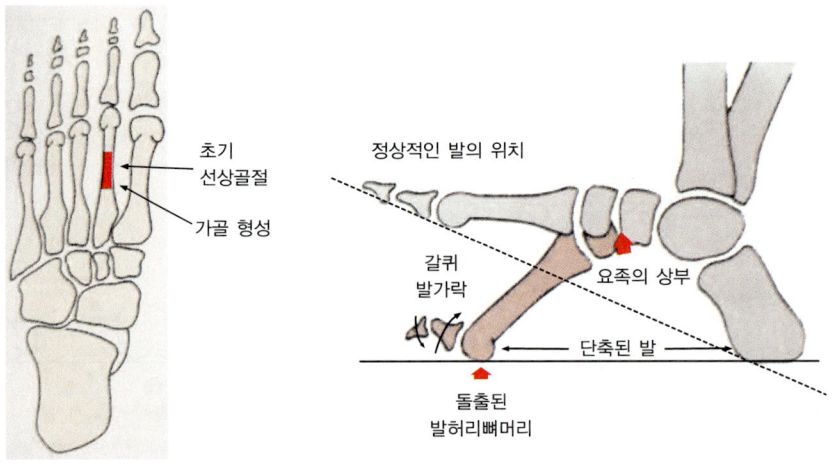

【 제 2발허리뼈의 행군골절 】   【 요족 】

⑥ 엄지발가락 가쪽휨증 (무지 외반증 ; Hallux valgus)
  a. 엄지발가락에 발생하는 가장 일반적인 통증이 심한 기형
  b. 낮은 구두, 넓은 구두 착용
  c. 수술
⑦ 엄지발가락 경직 (hallux rigidus)
  a. 발가락의 통증을 호소하는 가장 일반적인 문제 중 하나
  b. 높고 넓은 구두 착용
  c. 1st metatarsal head 밑에 metatarsal pad 부착
⑧ 망치발가락 (hammer toe)
  a. 발가락 사이 관절이 굽힘 상태로 고정된 발가락의 기형을 말함.
  b. 잘 맞는 구두 착용
  c. 힘줄이식술 (tendon trasplantation), 힘줄절제술 (tenotomy)

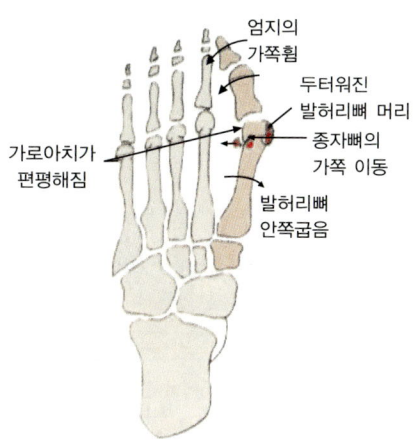

【 엄지발가락 가쪽휨증 】

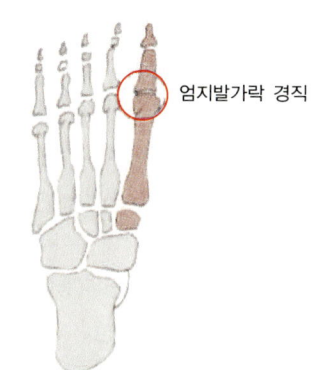

【 엄지발가락 경직 】

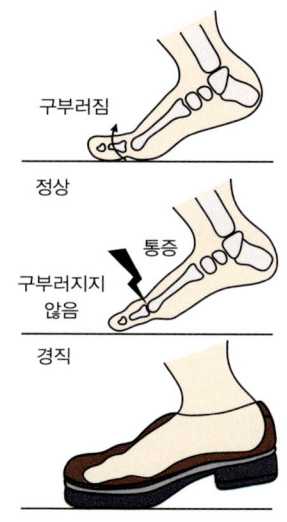

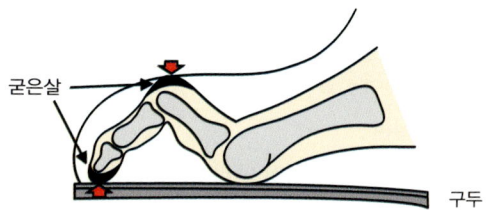

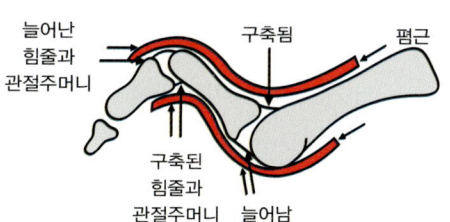

【 망치발가락 】

(2) 뒤꿈치에 통증을 호소하는 질환

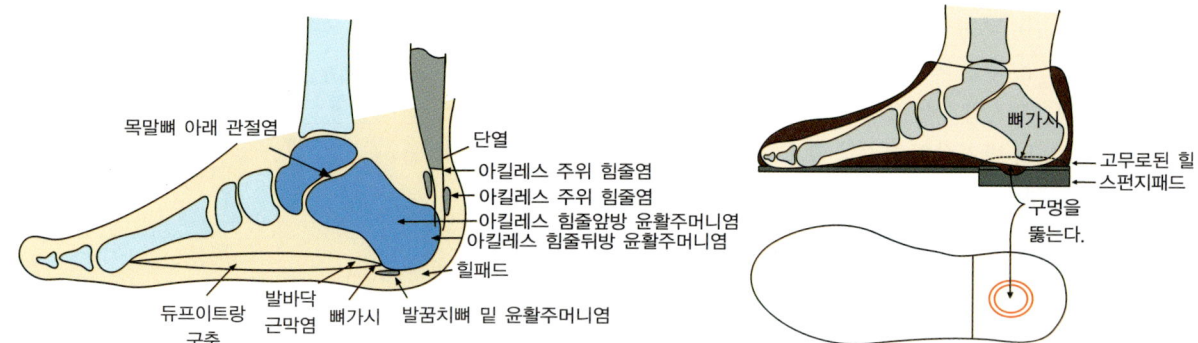

【 뒤꿈치의 통증 부위 】   【 발뒤꿈치뼈가시를 치료하기 위한 구두의 수정 】

① 발바닥 근막염 (plantar fasciitis)
  a. 흔히 발바닥근막염에 의해 대부분 생김.
  b. 발꿈치뼈가시 (종골극 ; calcaneal spur)가 있는 경우도 있고, 없는 경우도 있음.
  c. 평상 시 오래 서 있거나 많이 걷던 일이 없던 사람이 지나치게 오래 걷거나 서 있어야 하는 직업을 갖게 되었을 때 흔히 잘 발생됨.

② 뒤꿈치의 통증 (painful heel pad)
  - 체중을 지탱하는 역할을 충분히 해내지 못하기 때문에 뒤꿈치 전체가 아프게 됨.

③ 듀퓨이트랑 구축 (Dupuytren contracture)
  - 작고 단단한 결절이 발바닥근막 내에 유착되어 나타남.

④ 아킬레스 힘줄 주위염 (achilles paratendinitis)
  - 외상이나 스트레스가 일반적인 원인, 아킬레스 힘줄이 늘어나게 되면 통증을 호소함.

⑤ 발꿈치뼈 뒤쪽면 (종골 후면) 윤활주머니염 (posterior calcaneal bursitis)
  - 맞지 않는 구두를 신어 뒤꿈치가 마찰되거나 굽이 높은 구두를 신은 여성에게서 많이 볼 수 있음.

(3) 발의 피부 질환
① 못 (callus) : 비정상적인 압력이나 마찰을 받게 되어 피부가 두꺼워지는 것
② 신경혈관성 티눈 (neurovascular corn) : 뼈가 돌출된 부위에 주로 나타남. 매우 아프고 압통이 심함.
③ 연성 티눈 (soft corn) : 발가락 사이에 생기는 각화증
④ 발바닥의 사마귀 (plantar wart)
⑤ 다한증 (hyperhidrosis) : 지나치게 발에 땀이 나는 질병
⑥ 발바닥 각피증 (keratodermia plantaris) : 발뒤꿈치 바닥 전체가 아프고 피부가 갈라지고 두꺼워지는 경우
⑦ 무좀 (athlete's foot) : 가려움을 수반하는 진균 (fungus)의 감염으로 발생함.
⑧ 연부조직의 종양 (soft tissue tumor)

2 다리보조기

1 다리보조기의 착용 목적 및 적용 원칙

(1) 다리보조기의 착용 목적
  ① 체중부하 경감
  ② 올바른 관절 유지
  ③ 기형 예방 및 교정
  ④ 불수의적인 동작 조절
  ⑤ 질병, 상해를 받은 관절 보호 및 고정
  ⑥ 약해진 근육을 도와줌.
  ⑦ 통증 경감

(2) 적용 원칙
  ① 적응증에 합당한 처방, 필요한 기간에만 사용
  ② 관절운동은 가능한 한 허용
  ③ 보행과 일상 생활 동작에 기능적
  ④ 보조기의 관절 중심은 발목관절 → 정강뼈 안쪽 복사뼈, 무릎관절 → 넙다리뼈 안쪽 융기에 설정
  ⑤ 엉덩관절은 90° 굽힘 상태에서 편안하게 앉을 수 있는 위치에 정해야 함.
  ⑥ 미관상 좋으며, 착용감은 편안해야 함.

2 보조기의 3점압 원리
  - 인체의 기형이 된 부분을 똑바로 펴게 하기 위해서는 두 점의 압력과 그와 반대되는 방향에서 한 점의 압력이 필요

3 재료
(1) 금속, 플라스틱(열경화성/열가소성), 가죽, 벨크로
(2) 환자의 직업, 성별, 체중, 불구의 정도에 따라 선택
(3) 좋은 보조기란 : 가벼우면서도 강하고 내구성이 있어야 함. 정확히 잘 맞고, 편안하고, 단순하고, 효율적인 디자인으로 신고 벗기가 편한 것

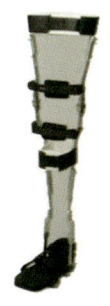 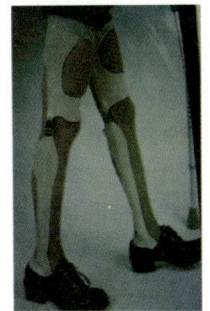 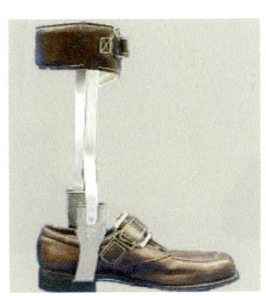 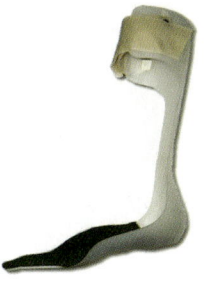

【AK orthosis】 　【착용한 플라스틱 KAFO】 　【금속재질로 된 AFO】 　【플라스틱으로 된 AFO】

4 다리보조기의 종류

(1) AFO(ankle foot orthosis) : short leg brace
(2) KAFO(knee ankle foot orthosis) : long leg brace
(3) HKAFO(hip knee ankle foot orthosis) : long leg brace with pelvic band
(4) KO(knee orthosis

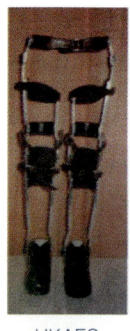

HKAFO   HKAFO 착용 모습

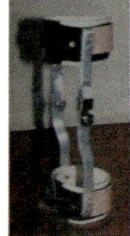 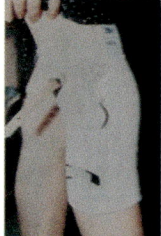 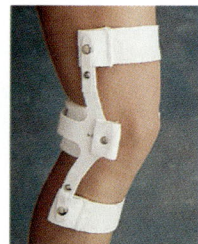 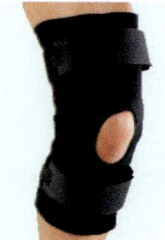

a. 금속과 가죽으로 된 무릎보조기 b. 캔바스로 제작된 코르셋형 무릎보조기 c. 스웨디쉬 니케이지 d. 무릎 스타빌라이져

【 여러 가지 종류의 무릎관절 보조기 】

3 단하지 보조기(ankle foot orthosis(AFO) or short leg brace)

1 구두

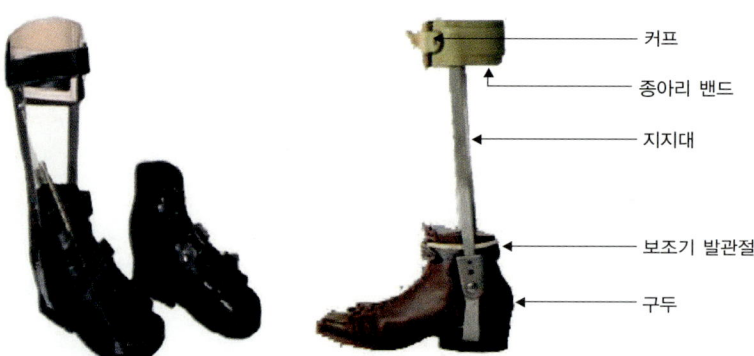

커프
종아리 밴드
지지대
보조기 발관절
구두

【 단하지 보조기의 부품 명칭 】

2 구두의 부착물

(1) 등자 (stirrup)

① 고정형 등자 (ficed stirrup or solid stirrup)
  a. U자형 강철판으로 구두의 본창 (sole)과 굽 (heel) 사이에 부착
  b. 단하지 보조기에서 가장 일반적으로 사용
  c. 장점 : 견고하고 내구성 있음. 가벼움, 해부학적 발목관절과 일치
  d. 단점 : 구두 교환 시 구두 바닥에 고정된 쇠못을 빼야 함.

② 분리형 등자 (split stirrup)
  a. 사각형의 납작한 통로가 뚫린 금속판을 구두에 고정시키고 그 통로 안으로 등자의 양쪽을 떼었다 붙였다 할 수 있음.
  b. 장점 : 신발 교환 용이, 해부학적 발목관절과 일치
  c. 단점 : 무거움, 내구성이 적음. 오래 사용 시 구두 양쪽의 지지대 사이가 벌어짐. 구두의 잡음소리

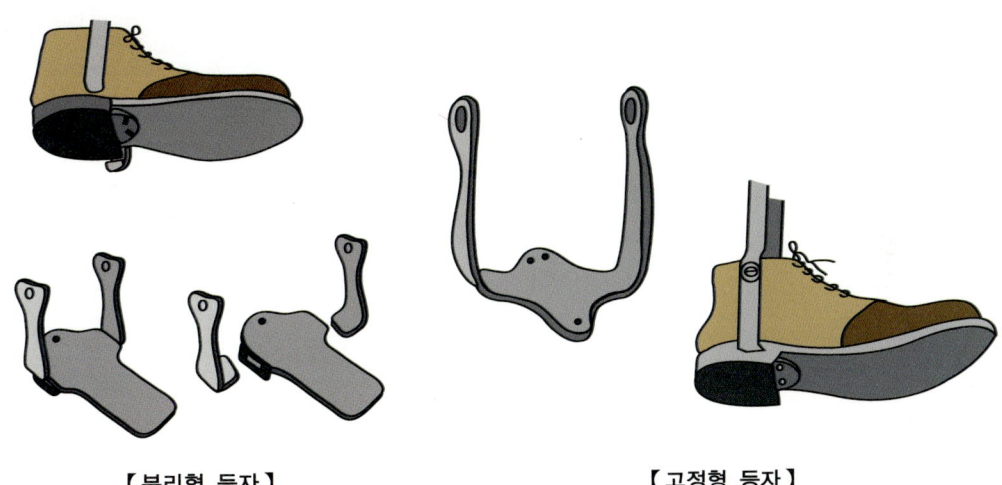

【 분리형 등자 】　　　【 고정형 등자 】

③ 캘리퍼 (caliper)
  a. 구두 앞쪽에 원통형 파이프를 부착한 뒤 파이프 안으로 upright를 탈착
  b. 장점 : 구두 교환이 쉬움.
  c. 단점 : 해부학적 발목관절과 전혀 일치하지 않음.
  d. 거의 사용 안 함.

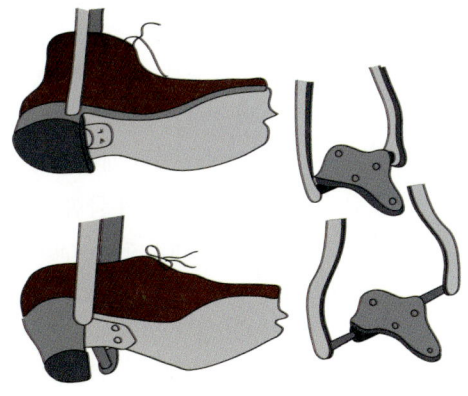

【 갤리퍼 】

④ 슈인서트 (shoe insert) : 발의 아치 받침
  a. 신발을 벗어야 하는 경우 (방안으로 들어갈 때)
  b. 발의 기형 조절 (양 발의 크기가 같은 환자는 한쪽 구두를 크게 맞추어야 하는 단점이 됨.)
  c. 피부감각에 이상이 있는 환자는 금함.
  d. 샌달 인서트 (sandal insert) : 뇌성마비처럼 장딴지근 (gastrocnemius)의 단축으로 뒤꿈치가 잘 닿지 않을 때 발뒤꿈치가 구두 안쪽의 바닥에 잘 닿게 하기 위하여 사용함.

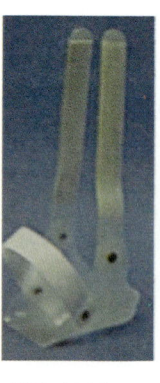
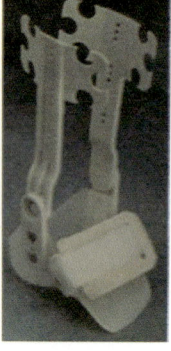
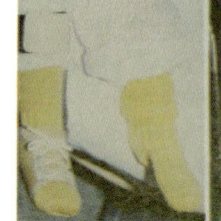
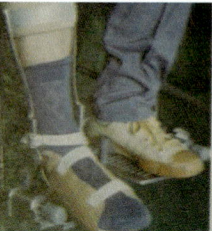
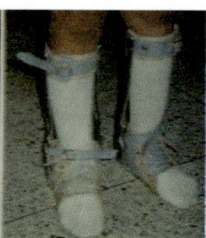

【 플라스틱으로 제작된 슈인서트 】 【 샌달 인서트 】

3 보조기의 발목관절(mechanial ankle joint)

- 보조기의 발목관절은 인체의 발목관절과 일치되어야 함.
- 피부에서 약 3~9mm 정도 떨어져 있어야 함.

(1) 자유 발목관절(free motion ankle joint)
  ① 발목관절의 안쪽과 가쪽 안정성이 필요힐 때
  ② dorsiflexion, plantar flexion만 허용
  ③ plantar flexor이 약할 때, 몸의 균형을 이루지 못할 때는 사용하지 않는 것이 좋음.

(2) 제한 발목관절(limited motion ankle joint)
  ① 앞 정지 발목관절, 발등굽힘 정지 발목관절(anterior stop, dorsiflexion stop)
    a. plantar flexion 허용, dorsiflexion 제한
    b. plantar felxor가 약할 때, 정강뼈 신경마비 (tibial nerve palsy)로 발뒤꿈치 보행 (calcaneus gait) 할 때 적용
    c. 낮은 의자에서 일어날 때나 앉을 때, 언덕길을 올라갈 때 불편함.
  ② 뒤 정지 발목관절, 발바닥 굽힘 정지 발목관절 (posterior stop, plantar flexion stop)
    a. ankle dorsiflexion 허용, plantar flexion 제한
    b. 종아리신경 (peroneal nerve)의 마비로 인한 발처짐 (하수족 ; foot drop)
    c. 말발 (첨족) 변형 (equinus deformity) 교정
    d. 발바닥 굽힘 구축을 서서히 신장할 때 사용됨.
    e. toe off, 언덕길을 내려갈 때 불편함.

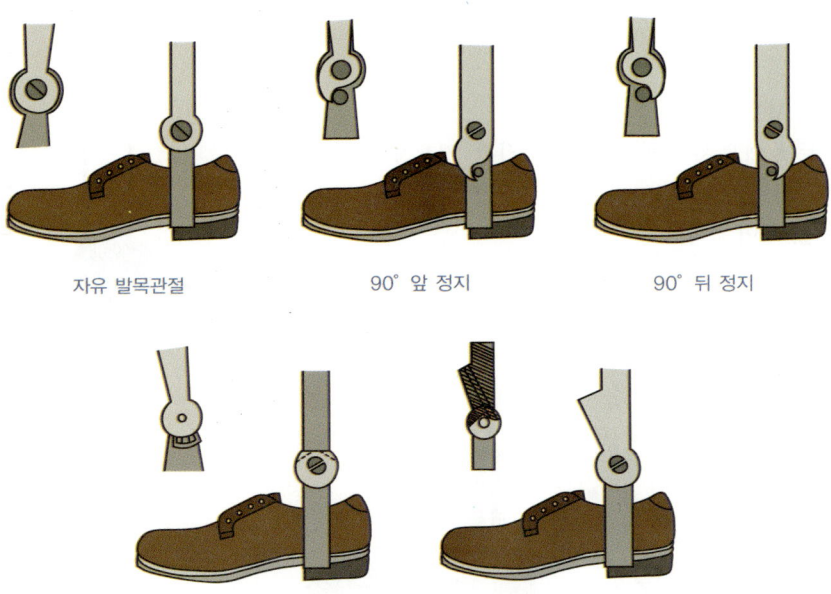

【 보조기 발목관절의 종류 】

③ 양방향 정지 발목관절(double stop, limited stop)
    a. plantar flexion과 dorsiflexion의 운동 범위 5°~10° 정도 허용
    b. dorsiflexor, plantar flexor가 약하거나 마비가 되었을 때 사용
    c. sciatic nerve 손상이 되어 dorsiflexion, plantar flexion 모두 약증 시 사용
    d. 비탈길이나 계단을 오르내릴 때 불편

(3) 발등 굽힘 운동보조 발목관절(dorsiflexion assist motion ankle joint)
  ① 클렌작 관절(Klenzak joint)
    a. 종아리신경 마비 시 발처짐이 되었을 때 클렌작을 사용하면 heel strike, toe off 바로 직후와 중간 입각기(mid stance)에서 정상에 가까운 보행 가능
    b. upper motor neuron에 장애가 있는 환자에게 사용하지 않음(spasticity, ankle clonus를 증가시킴.).

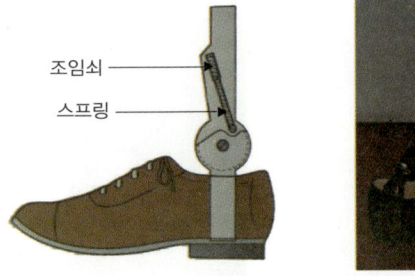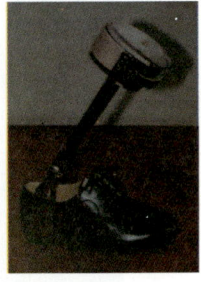

【 클렌작 관절 】

② 와이어 스프링 발등 굽힘보조(wire spring dorsiflexion assist)
   = wire AFO
   a. 구두에 쉽게 부착 및 고정, 조작 간편, 경제적
   b. 역학적으로 적합하지 못함 (발목관절 없이 스프링으로만 구성됨) 힘이 약함.
③ 이중조절 발목관절 (double action ankle assist)
   - dorsiflexion, plantar flexion 작용 보조

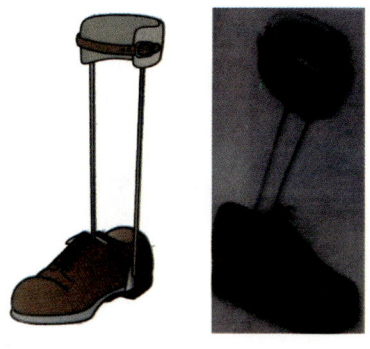
【 와이어 스프링 】

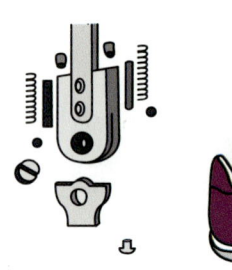
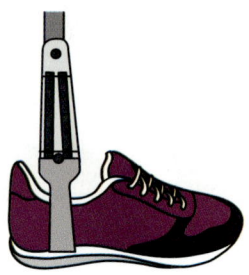

해체된 이중 발목관절   구두에 설치된 모양

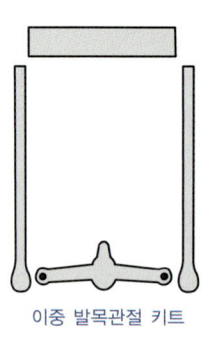
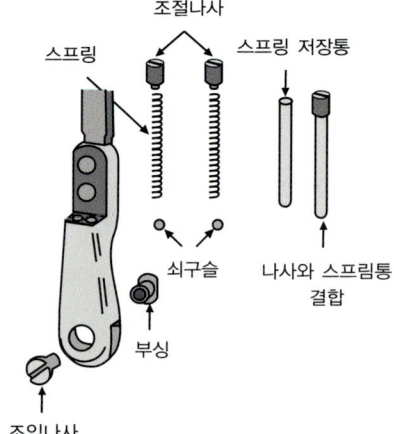

이중 발목관절 키트

【 이중조절 발목관절 】

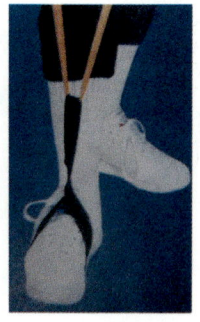
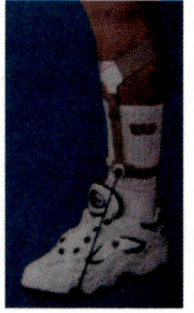

【 발등굽힘 발보조기 】

④ 발등 굽힘 발보조기(dorsiflexion foot brace)
   a. 탄력 밴드로 연결하여 발목관절의 dorsiflexion을 도와줌.
   b. 값이 싸고 편리
   c. 외형이 보기 좋지 않고 거추장스러움.
⑤ 플라스틱 무릎 아래보조기(plastic below knee orthosis)
   = 플라스틱 AFO
   - 플라스틱의 되튀기는 힘을 이용하여 dorsiflexion 작용을 도와줌.

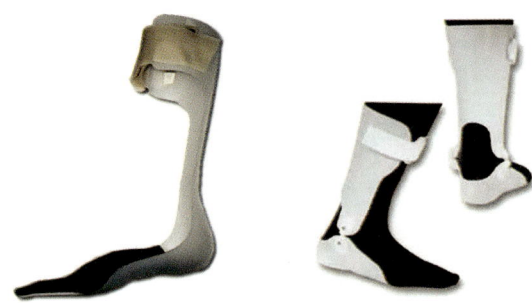

【 플라스틱 AFO 】

4 지지대(upright)

- 피부와 지지대 사이의 거리는 3~9mm 종아리뼈머리(비골 골두, fibular head)의 약 1.5~2.0cm 이하 (peroneal nerve 압박을 피하기 위해)

(1) 하나의 뒤지지대(one posterior upright)
   - 소아인 경우 지지대를 겹쳐서 사용하여 성장하는데 따라 늘려줌.

(2) 하나의 가쪽지지대(one lateral upright)
   - 바깥굽은 변형(valgus deformity) 교정, eversion 방지

(3) 하나의 안쪽지지대(one medial upright)
   - 안쪽굽은 변형(varus deformity) 교정, inversion 방지

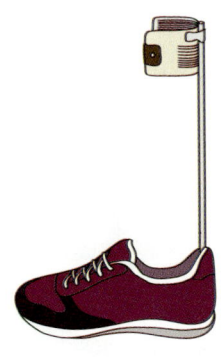 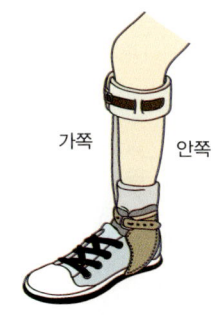 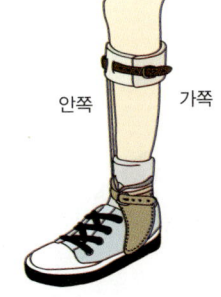

한 개의 가쪽지지대와 바깥굽은 변형 스트랩(val gus strap)   한 개의 안쪽지지대와 안쪽변형 스트랩(varus strap)

【 하나의 뒤지지대를 사용한 AFO 】

5 밴드와 커프 (band and cuff)
- 종아리뼈머리 (fibula head)의 1.5cm~2.0cm 이하 되도록 제작

6 스트랩 (strap)

(1) 바깥굽은 스트랩 (valgus strap)
- 구두 안쪽에 부착, 유연성 바깥굽은 변형 (flexible valus deformity) 교정, 체중부하 가쪽으로 이동

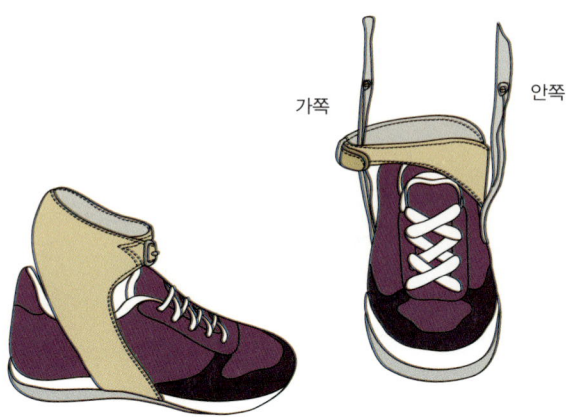

【 바깥굽은 스트랩 】

(2) 안쪽굽은 스트랩 (varus strap)
- 구두 가쪽에 부착, 유연성 안쪽굽은 변형 (flexible varus deformity) 교정, 체중부하 안쪽으로 이동
  * valgus pad : 안쪽 지지대에 댐 (체중이 가쪽으로 가도록)
  * varus pad : 가쪽 지지대에 댐 (체중이 안쪽으로 가도록)

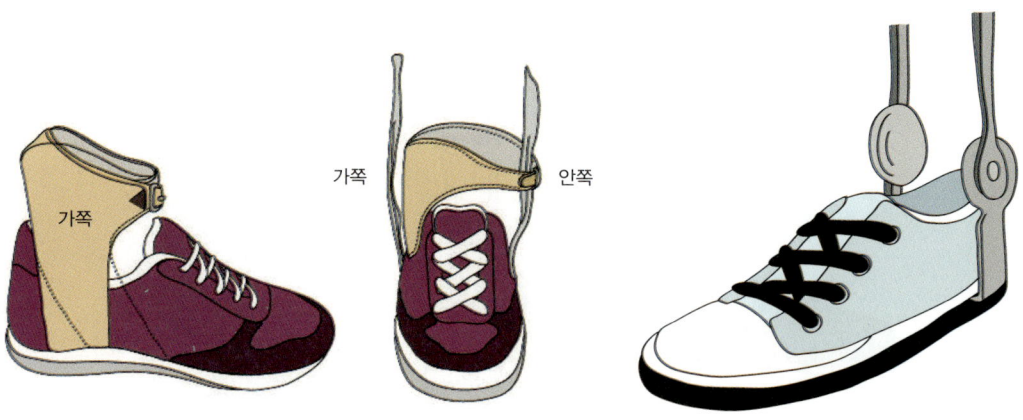

【 안쪽굽은 스트랩 】　　　　　【 안쪽굽은 패드 】

4. 장하지 보조기(knee-ankle-foot orthosis (KAFO), long leg brace)

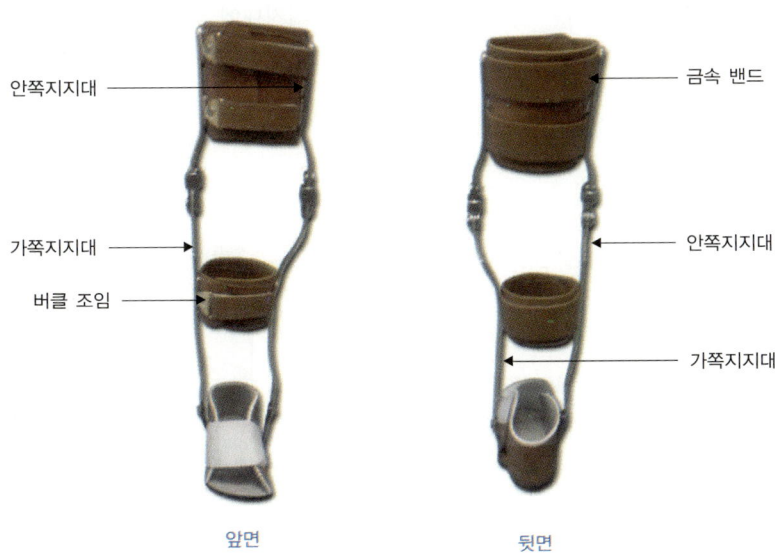

【 다리보조기 】

1 지지대 (upright)

  (1) 가쪽지지대 : greater trochanter의 바로 밑
  (2) 안쪽지지대 : perineum(샅, 회음부)에서 약 1.3cm 아래
  (3) 피부와 지지대 사이의 거리 3~9mm

2 밴드와 커프

  (1) 위 넙다리 밴드 (upper thigh band) : 뒷면 → ischial tuberosity에서 1~2cm 아래
                                              안쪽 → 서혜부 6.5cm 아래, 샅 4cm 아래
  (2) 아래 넙다리 밴드 (lower thigh band) : 무릎에서 10cm 이상 떨어져선 안 됨.
  (3) 종아리 밴드 (calf band) : fibular head에서 1~2cm 아래
  (4) 무릎을 120° 구부렸을 때 아래 넙다리 밴드나 종아리 밴드 사이에 피부가 찝혀선 안 됨.

3 보조기의 무릎관절

  (1) 자유 무릎관절 (free knee joint)
     ① flexion, extension 자유로움
     ② 무릎관절의 안/가쪽 불안정할 때 사용
     ③ 젖힌무릎 (전반슬 : back knee or genu recurvatum) 교정
     ④ 근육의 불균형으로 인한 비정상적인 동작을 조절할 때 사용

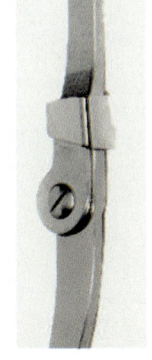

【 자유 무릎관절 】

(2) 무릎관절 자물쇠(lock knee joint)
   ① 링럭(ring lock)
      a. Retention button : 양손을 모두 사용하지 못하는 경우 유용
      b. 주로 가쪽 지지대에 부착 (편마비 환자는 손에 쉽게 닿도록 안쪽지지대에 부착)
      c. 링럭을 열고 닫을 때 옷이나 피부가 상하지 않도록 해야 함.

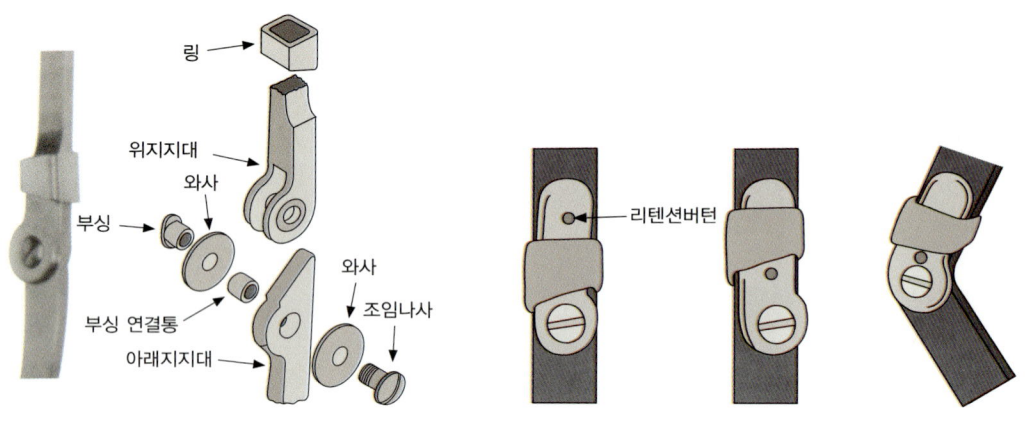

【 링럭과 부품 명칭 】   【 리텐전 버턴 】

   ② 스프링 고리가 달린 링럭(ring lock with spring loaded pull rod)
      a. 스프링 장치된 막대에 손잡이가 달려 있음.
      b. 링럭의 손잡이를 위로 당기면 보조기의 무릎관절이 열림. 스프링의 탄력으로 자동으로 잠김.
      c. 엉덩관절의 운동 범위 제한
      d. 링럭을 손으로 잡아 올리고 내리기 어려운 환자에게 사용
      e. 안쪽지지대에 링럭을 사용하는 환자(편마비 환자)
      f. 감각이 둔한 환자는 사용을 금함.
   ③ 플런 자럭(plunger lock or Klenzak spring knee lock)
      a. 핸들을 아래로 누르면 열림. 무릎을 완전히 펴게 되면 자동적으로 잠김.
      b. 손잡이에 옷이 걸려 찢어지기 쉽고 자물쇠가 열릴 가능성도 있기 때문에 주의

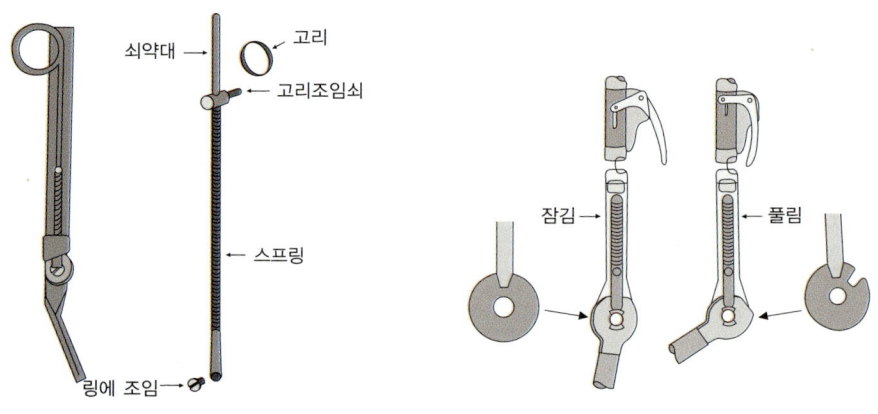

【 스프링 고리가 달린 링럭 】   【 플런 자럭 】

④ 캠럭 (cam lock)

= Bail caliper, French lock, swiss lock

a. 손으로 누르거나, 책상이나 걸상 모서리에 금속 밴드를 누르면 자동적으로 열림.

b. 다리의 감각은 정상이지만 몸통을 앞으로 굽힐 수 없는 환자에게 유용

c. 캠럭의 안/가쪽자물쇠 장치는 체중 지지 역할

d. 감각 소실환자는 적합하지 않음.

⑤ 휀럭 (fan lock)

- 부채 모양의 잠금 장치, 서 있을 때 무릎관절의 위치에 따라 각도 고정

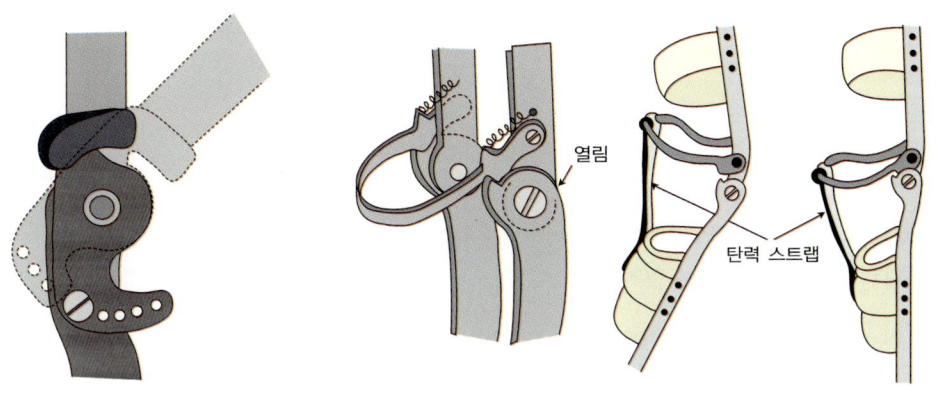

【 휀럭 】　　　　【 캠럭의 반원형 밴드에서 종아리 밴드까지 연결한 탄력 스트랩 】

⑥ 다이알럭 (dial lock)

- 한쪽 운동 제한시키며, 반대쪽은 자유롭게 움직일 수 있게 할 때 사용

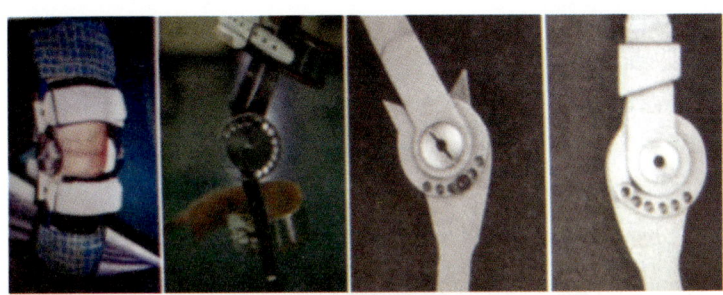

【 여러 가지 형태의 다이알럭 】

⑦ 다축관절 (polycentric knee joint)

- 역학적인 관점을 고려하여 두 개의 축으로 움직이게 된 관절
- 제작하기 어렵고 값이 비쌈.

⑧ 옵셋 무릎관절 (offset knee joint)

- 무릎관절 돌림축을 지지대의 수직선보다 뒤로 치우치게 하여 체중을 줄 때 무릎관절은 펴짐.
- 경련이 심한 환자는 금함.

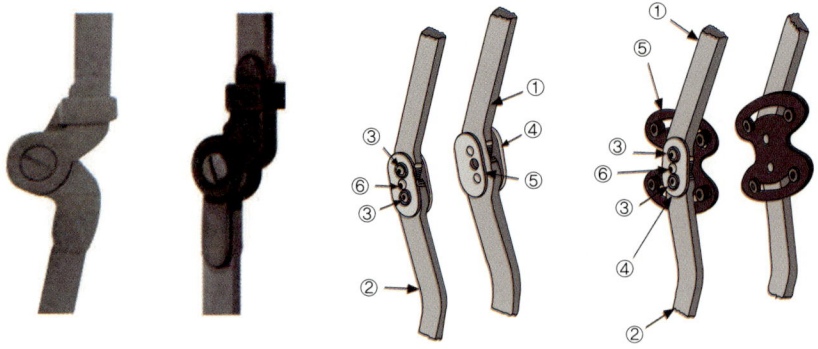

① 넙다리지지대
② 종아리지지대
③ 보조기 관절 조합나사
④ 가쪽 플레이트
⑤ 안쪽 플레이트
⑥ 센타 잠금나사

【 옵셋 무릎관절 】　　　【 다축관절 】

4 패드와 스트랩(pad and strap)

(1) 무릎 패드(patella pad)
　① knee extension 상태로 유지하는 것을 돕기 위해
　② 넙다리네갈래근의 근력이 없거나, knee flexor contracture가 심할 때 사용

(2) 밖굽이 무릎 패드(외반슬 패드 ; genu valgum pad)
　- 패드는 무릎관절 안쪽지지대에 부착

(3) 안굽이 무릎 패드(내반슬 ; genu varum pad)
　- 패드는 무릎관절 가쪽지지대에 부착

(4) 밖굽이 무릎 스트랩(genu valgum strap)
　- 가쪽 지지대에 벨크로나 바클로 고정

(5) 안굽이 무릎 스트랩(genu varum strap)
　- 안쪽지지대에 벨크로나 바클로 고정

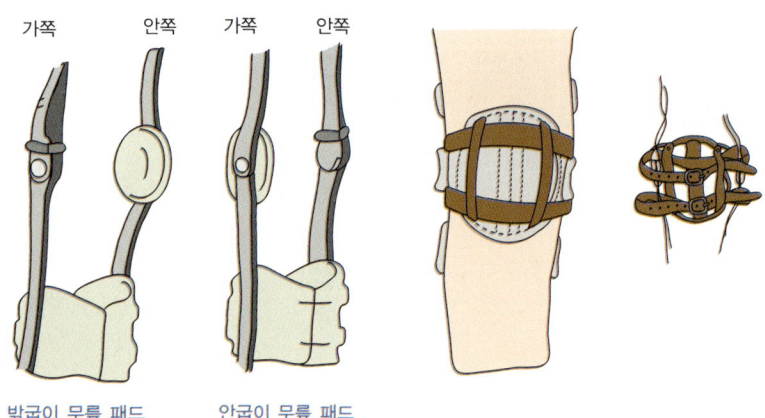

【 무릎 패드 】

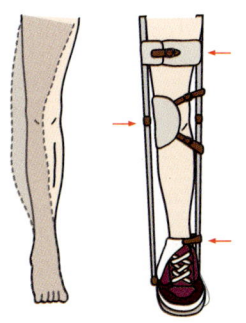
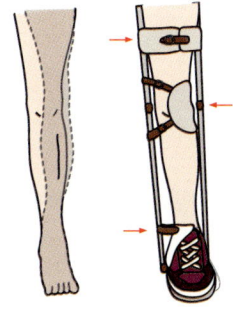
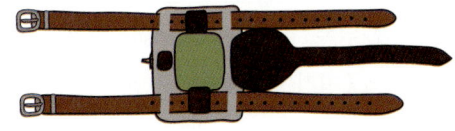

밖굽이 무릎 스트랩　　　안굽이 무릎 스트랩　　　무릎뼈 패드에 부착된 안굽이 무릎 또는 밖굽이 무릎을 고정하기 위한 스트랩

5 부속물

(1) 스프레더 바(spreader bar)

① hip adductor의 심한 spasticity로 hip adduction될 때 벌어지게 하기 위해 사용
② 보행 시 크러치 사용
③ tripod gait, swing to gait, swing through gait만 가능

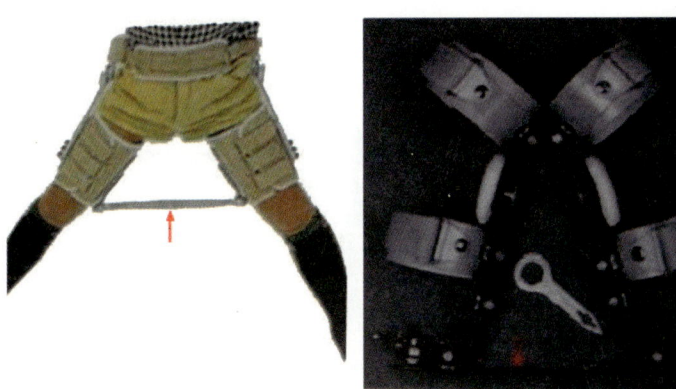

【 스프레더 바 】

(2) 트위스터(twister)

① 보통 2~3cm 넓이의 elastic strap으로 되어 있으며, 다리 전체를 휘감고 있음.
② 허리 벨트에서 구두 안쪽까지 밖으로 감으면
　→ hip internal rotation, inversion 반대작용
③ 구두 가쪽에서 허리 벨트까지 안으로 감으면
　→ hip external rotation, eversion 반대작용

(3) 케이블(cable) 또는 톨션샤프트(torsion shaft)
　- 엉덩관절의 안쪽돌림과 가쪽돌림 조절

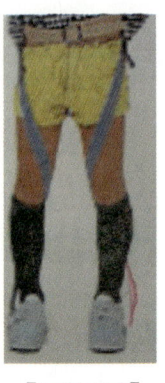
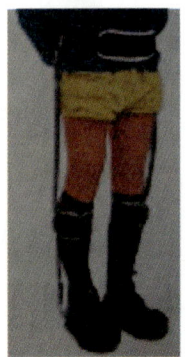

【 트위스터 】　　【 톨션샤프트 】

6 볼기 밴드 (gluteal band)

(1) 윗부분 넙다리 밴드를 연장하여
   ① 가쪽 : greater trochanter
   ② 뒤쪽 : ischial tuberosity 위치까지 넓힌 것
(2) 체중지지에 도움이 되지만 (체중지지 장치는 아님) 보행 시 불편함.

7 체중부하장치 (weight bearing device)

(1) 궁둥뼈 링 (ischial ring or Thomas ring)
   ① 발로만 체중부하를 할 수 없는 환자
      a. 넙다리의 가관절증 (pseudoarthrosis)
      b. 페르테스병 (Legg-Perthes disease)
      c. 중간볼기근 파행 (gluteus madius limping gait)이 심할 때
      d. 큰볼기근 파행 (gluteus maximus limping gait) 경우 사용
   ② ischial tuberosity 감각이 둔하거나 없을 시 사용하지 않음.

(2) 궁둥뼈 시트 (ischial seat)
   - ischial tuberosity를 향하여 23° 경사를 지게 만듦 (편안하게 받쳐주기 위해).

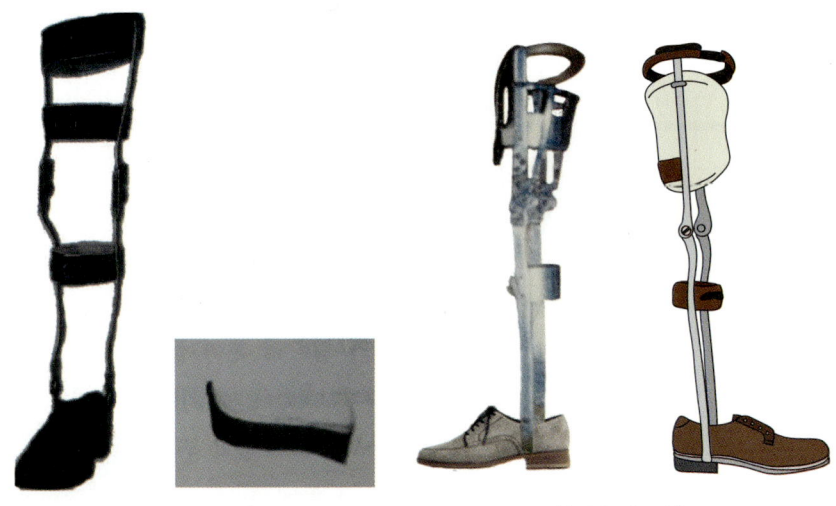

【 궁둥뼈 시트 】　　　　【 궁둥뼈 링 】

(3) 사변형 소켓 (Quadrilateral socket)
   - 오래 서 있거나 걸어야 되는 환자에게 사용

(4) 덧신 바닥보조기 (patten bottom orthosis)
   ① 다리에 절대로 체중부하를 주어서는 안 될 때 사용
   ② 양쪽 다리의 높이를 같게 해주어야 함.
   ③ Crutch를 사용해야만 함.

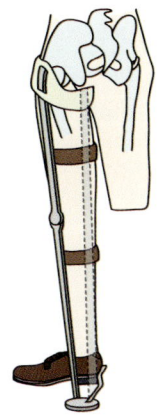
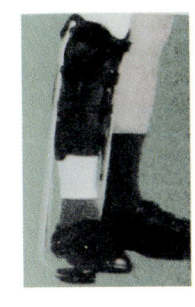

【 덧신 바닥보조기 】

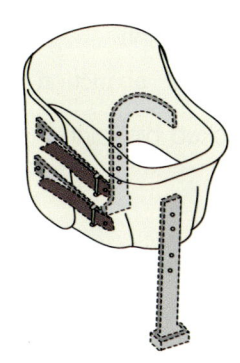
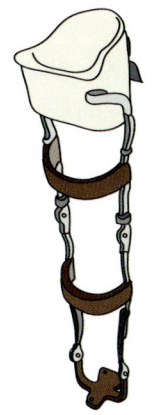

【 사변형 소켓 】

8 골반 밴드 (pelvic band)

(1) Greater trochanter와 iliac crest 사이에 위치
(2) 양쪽골반 밴드 (bilateral pelvic band) : 양쪽 장하지 보조기에 사용
(3) 단측골반 밴드 (unilateral pelvic band) : 한쪽 장하지 보조기에 사용
(4) 이중골반 밴드 (double pelvic band) : 좀 더 견고히 고정하기 위해 사용

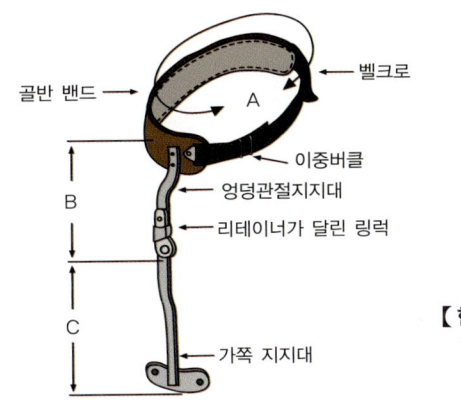

【 한쪽 골반 밴드와 구성 부품 】

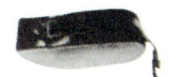

【 한쪽 장하지 보조기에 설치된 골반 밴드 】

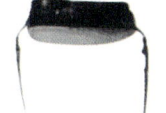

【 양쪽 장하지 보조기에 설치된 골반 밴드 】

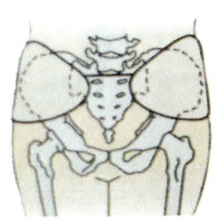

【 분리된 이중골반 밴드 】

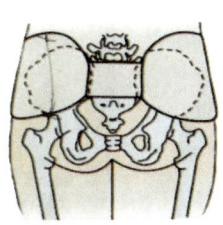

【 연결된 이중골반 밴드 】

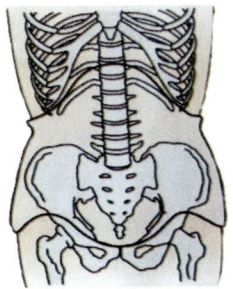

【 골반 거들 】

9 보조기의 엉덩관절(mechanical hip joint)

(1) 자유 엉덩관절(free hip joint)
  - felxion, extension 허용, abduction, adduction, external rotation, intenal rotation 제한

(2) 엉덩관절 자물쇠(locked hip joint)
  ① 링럭(ring lock)
    a. 가장 널리 사용
    b. 잠겨지면 엉덩관절의 모든 동작 제한함.
    c. Crutch를 사용하여 tripod gait, swing to gait, swing through gait 보행
    d. 앞으로 넘어질 때 엉덩관절이 굽혀지지 않아 골절이 발생할 수 있음.
  ② 이중축 엉덩관절(double axis hip joint)
    a. hip adduction, hip abduction 제한이 필요 없을 때 사용
    b. 엉덩관절 근육의 경직성으로 인하여 앉기가 어려운 환자에게 사용
  ③ 캠럭(cam lock)

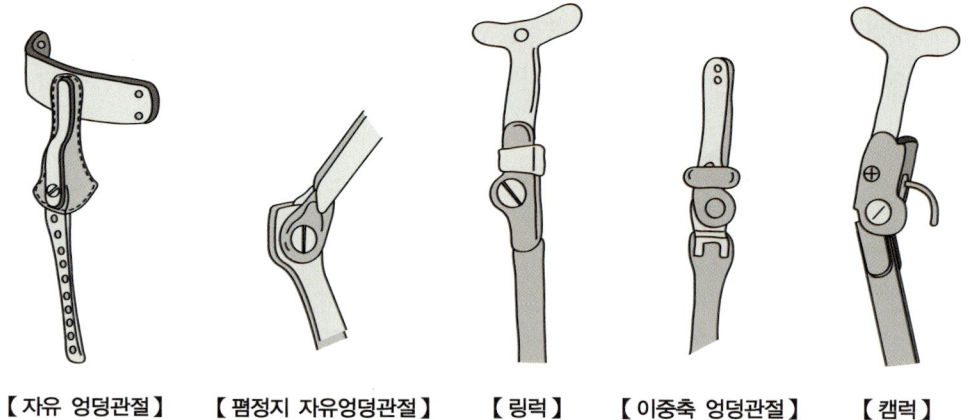

【 자유 엉덩관절 】　【 폄정지 자유엉덩관절 】　【 링럭 】　【 이중축 엉덩관절 】　【 캠럭 】

10 Gluteal extension(Butterflies)

(1) 척추보조기와 함께 연결하여 사용
(2) Lumbar lodosis를 막아 주고 보조기의 엉덩관절을 쉽게 잠글 수 있게 함.
(3) hip flexor spasticity, contracture 시 사용

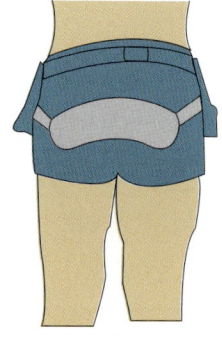

【 볼기 패드 】

5 무릎관절보조기 (KO ; Knee Orthosis)

1 나선형 무릎보조기 (spiral knee orthosis)
(1) 무릎 주위의 근육 또는 인대의 타박상(contusion), 염좌(sprain), 좌상(strain) 등으로 인한 동통, 종창(sweeling)을 경감시켜 주기 위해 사용
(2) 탄력성 섬유 재질
(3) 스포츠 손상의 예방 목적

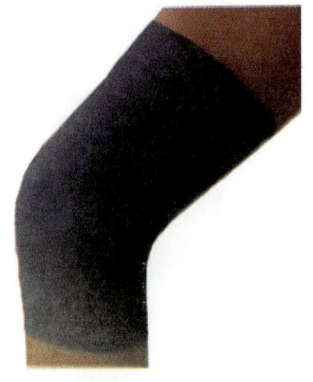
【 나선형 무릎보조기 】

2 전통식 무릎보조기 (conventional knee orthosis)
(1) 무릎 주위에 잘 밀착하도록 제작되어 있어 외관 상 보기 좋고 가벼움. 착용감 좋음.
(2) 중력에 의해 보조기가 미끄러져 내려가는 것이 문제

3 스포츠 무릎보조기 (sports knee orthosis)
(1) 인대가 손상되는 것을 방지(이미 손상된 경우 보호)
(2) 무릎뼈 바로 아래를 X자로 받쳐주어 종아리가 앞 방향으로 밀리는 것을 보호

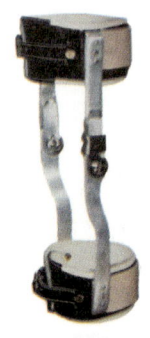
【 재래식 무릎보조기 】

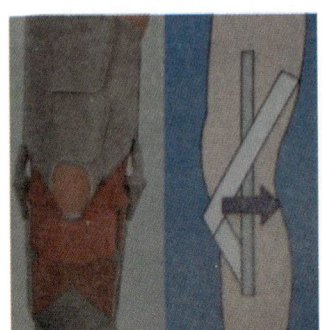
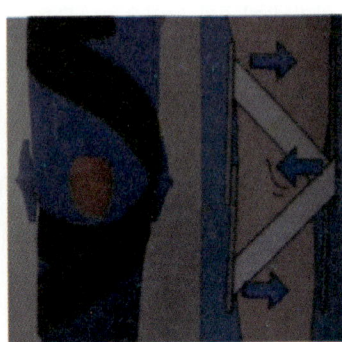
【 스포츠 무릎보조기 】

4 경첩관절 무릎보조기 (hinged knee orthosis)
(1) 무릎관절의 안/가쪽 안정성을 대비
 - 염좌나 염좌로 인한 통증이나 종창이 심한 환자에게 사용
(2) 안정성을 높여 무릎을 구부리고 펴기가 편하게 되어 있음.

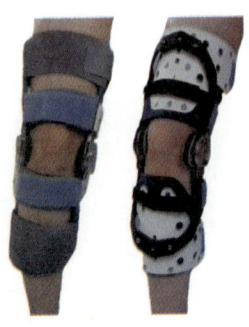
【 경첩관절 무릎보조기 】

5 무릎힘줄 (슬개건) 스트랩 (patellar tendon strap) (infrapatellar strap)
(1) 활동할 때만, 무릎뼈와 넙다리뼈 사이에 병변이 있을 때 사용하는 보조기
(2) 무릎뼈가 탈구되지 않도록 무릎뼈의 움직임에 대한 조절을 도와주고자 하는 목적

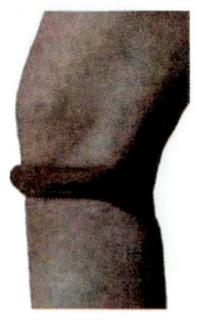
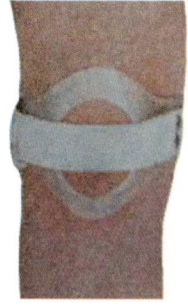
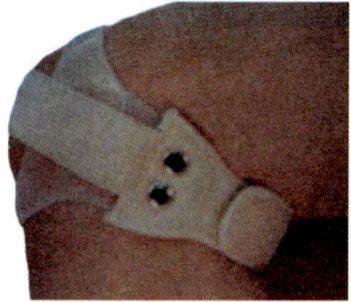

【무릎힘줄 스트랩】　【무릎뼈 받침 스트랩 (앞면)】　【무릎뼈 받침 스트랩 (옆면)】

6 무릎폄 케이지 (Knee extension cage)
(1) 굽힘 구축 (knee flexion contracture) 때 무릎을 펴기 위해 patella pad와 함께, 넙다리네갈래근이 약하거나 마비가 되었을 때, 무릎을 고정시켜 보행을 할 때 사용
(2) 위치에 따라 밖굽이무릎(외반슬 ; knock knee)이나 안굽이무릎(내반슬 ; bow leg)을 교정

7 동적 무릎넙다리보조기 (dynamic patelleo-femoral orthosis)
(1) 무릎뼈의 가쪽 아탈구나 탈구를 방지하기 위한 목적
(2) 무릎관절 축에 대한 축돌림운동이 일어나지 않게 함.

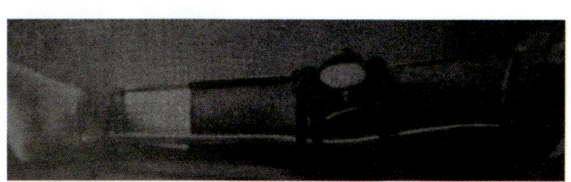
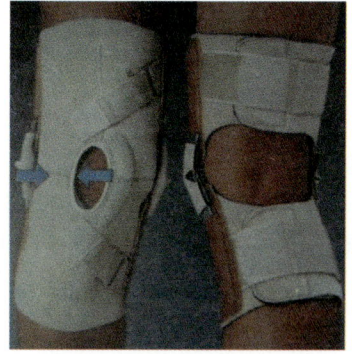

【무릎폄 케이지】　【역동성 무릎넙다리보조기】

8 레녹스힐 디로테이션 보조기 (Lenoxhill derotation orthosis)

(1) 무릎관절 축에 대한 축돌림 운동, 시상면과 관상면에 무릎관절의 각도 조절
(2) 스포츠 손상을 예방하고 치료하는데 사용

9 수술 후 무릎관절을 보호하기 위한 보조기

- 수술 후 안/가쪽, 앞/뒤쪽 방향 움직임 제한

10 CARS-UBC knee orthosis

(1) 바깥굽은(valgus), 안쪽굽은(varus) 기형을 교정하기 위해
(2) 지지대는 genu valgum : 넙다리 가쪽에 놓고, 안쪽에 패드를 댐.
　　　　　　 genu varum : 넙다리 안쪽에 놓고, 가쪽에 패드를 댐.
(3) 무릎관절 축의 돌림운동은 조절하지 못함.

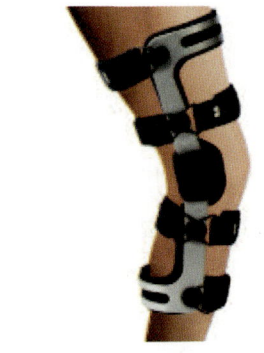

【 레녹스힐 디로테이션 무릎보조기 】

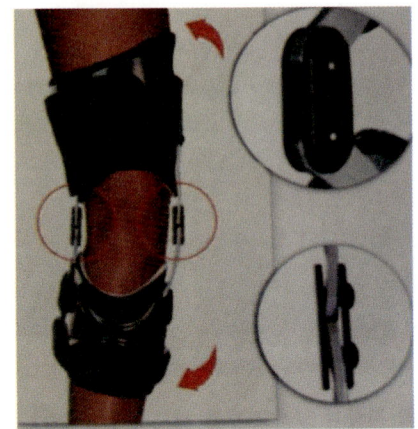

【 CARS-UBC Knee orthosis 】

11 스웨디쉬 니케이지 (Swedish knee cage)

(1) 다발성 경화증 (multiple sclerosis)
　　a. 편마비 (hemiplegia)
　　b. 외상성 편마비 (traumatic hemiplegia)
　　c. 팔다리 부전마비 (quadriparesis)
　　d. 왼쪽 정강뼈 종아리뼈 골절 (Lt, tibia & fibular fracture)
　　e. 소아마비 후유증 (post poliomyelitis) 사용
(2) 젖힌 무릎 (전반슬 ; genu recurvatum)을 효과적으로 조절할 수 있음.
(3) 무게가 가벼움
(4) 무릎관절, 자물쇠, 무릎 패드 필요 없음.

(5) 무릎을 구부릴 때 저항 없이 쉽게 구부릴 수 있음.
(6) 맞추기 쉽고 보조기 신고 벗기가 편함.
(7) 의자에 앉을 때 지지대의 양끝이 무릎 위로 두드러져 나옴.
(8) 2~3주 신고 있으면 후방 패드가 느슨하게 되며, 각도 조절이 불충분함.

12 니스타비라이저 (knee stabilizer)
(1) 축을 유지할 수 있는 끈 부착
(2) 미관 상 보기 좋음.
(3) 무릎관절 굽힘운동에 제한을 받지 않음.
(4) 안/가쪽 지지대는 무릎관절의 안/가쪽 안정성을 보강해 줌.

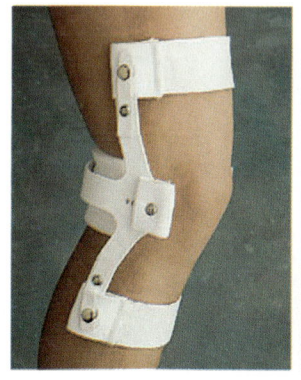
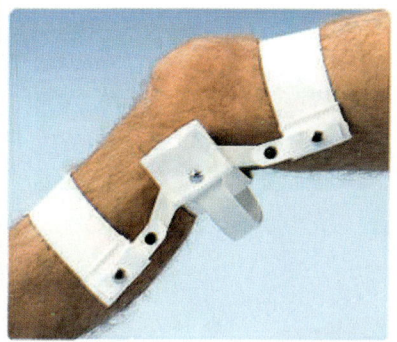
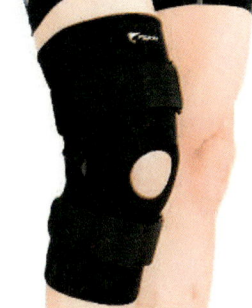

【 스웨디쉬 니케이지 】   【 니스타비라이저 】

13 SK 보조기 (supracondylar knee orthosis, SK orthosis)
(1) 젖힌무릎 (전반슬 ; genu recurvatum) 방지
(2) 안굽이무릎 (내반슬 ; genu varum), 밖굽이무릎 (외반슬 ; genu valgum)을 교정하기 위해 사용

14 무릎관절의 골관절염에 대한 보조기 (osteoarthritis knee orthosis, OAK orthosis)
(1) 무릎관절이 제한된 상태에서 자연스럽게 무릎운동이 일어나도록 고안
(2) 무릎을 구부리고 폄, 보행, 통증 감소에 도움을 줌.
(3) 해부학적인 무릎관절의 운동이 일어나도록 유도
(4) proximal, distal 지지대를 개별적으로 조절하여 연장
(5) 체중 지지
(6) 굵기 변화에 따라 커프를 교환하여 갈아 끼울 수 있음.

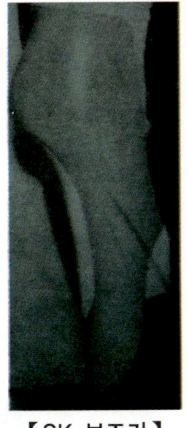
【 SK 보조기 】

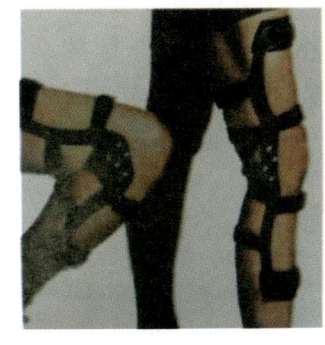
【 OAK 보조기 】

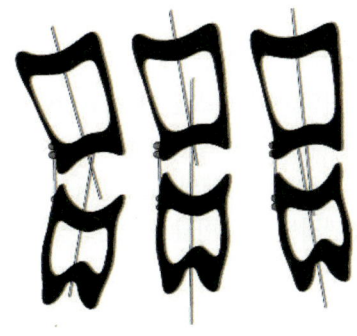

6. 소아의 특수한 질병에 사용되는 다리보조기

1 선천성 엉덩관절 탈구(congenital dislocation of the hip) 및 엉덩관절 형성장애(hip displasia)가 있을 때 사용하는 보조기

- 넙다리뼈머리를 엉덩관절에 유지할 수 있도록 고정

(1) 파브릭 멜빵(Pavlik harness)
　① 엉덩관절의 형성장애, 엉덩관절 선천적 탈구, 엉덩관절 아탈구에 적용
　② 8개월 이하의 어린아이에게 가장 효과
　③ 앞띠 : 엉덩관절 굽힘, 뒤띠 : 엉덩관절의 벌림 방지
　④ 운동을 허용하는 다이나믹한 보조기

(2) 본로센 스플린트(von rosen splint)
　① 위 : 양쪽 어깨 위를 가로지르는 모양, 아래 : 엉덩관절 굽힘과 벌림 상태
　② 수동적인 자세를 유지해주는 보조기

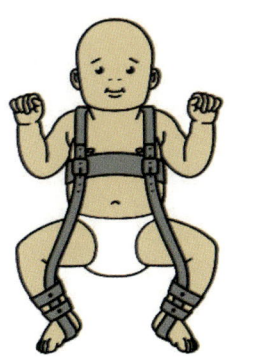
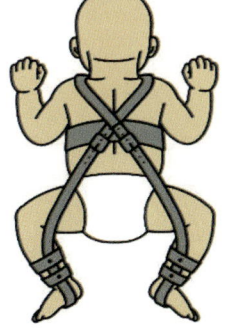
【 파브릭 멜빵 】

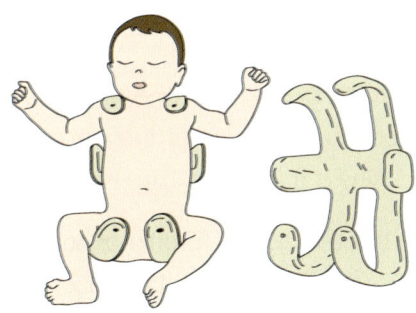
【 본로센 스플린트 】

(3) 아일펠드 스플린트 (Ilfeld splint)
   ① 크로스바에 만능관절 (universal joint)로 연결된 두 개의 넙다리 커프로 이어져 있음.
   ② 수술 후 엉덩관절을 벌림 상태로 유지시킬 때 사용

(4) 후레이카의 베개형 스플린트 (Frejka pillow splint)
   ① 어깨띠와 허리띠로 베개를 고정하여 엉덩관절을 벌림 상태로 유지
   ② 엉덩관절 형성장애의 치료에 사용
   ③ 엉덩관절 선천성 아탈구나 선천성 엉덩관절 탈구치료에는 부적합

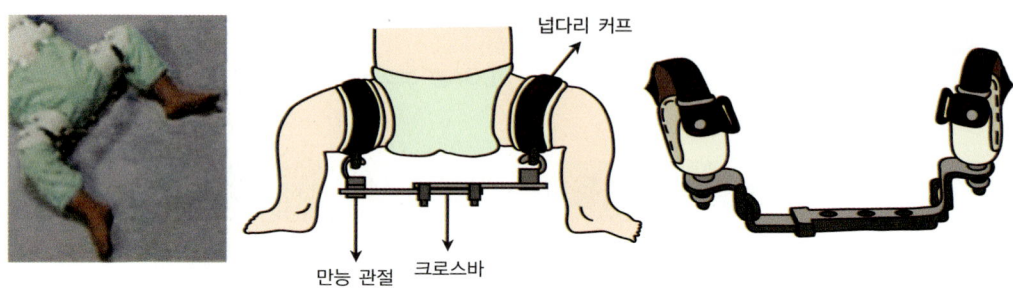

【 아일펠드 스플린트 】

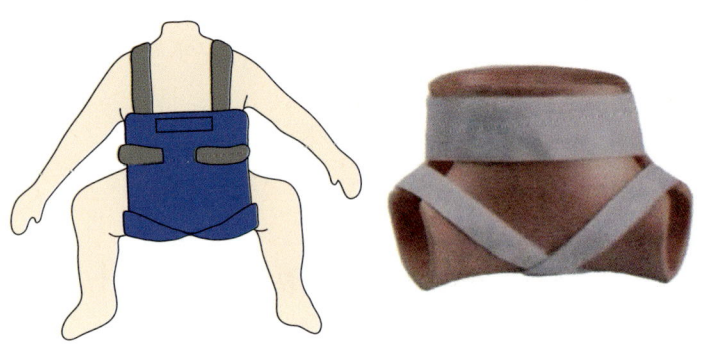

【 후레이카 베개형 스플린트 】

2 넙다리 뼈끝 (골단)의 뼈연골증
(osteochondrosis of the capital femoral epiphysis, Legg-Calve-Perthes disease)

- 엉덩관절 45° abduction, 20° internal rotation

(1) 토론토 보조기 (Toronto orthosis)
   ① 양쪽 엉덩관절을 45° abduction 상태로 유지
   ② 크러치 사용
   ③ 엉덩관절을 항상 안쪽으로 돌려야 한다는 것을 주의시켜야 함.

(2) 삼변형 엉덩관절 벌림보조기(Trilateral socket hip abduction orthosis)
① 한쪽 엉덩관절에 질병이 있을 때 사용
② 보조기는 45° 엉덩관절 벌림 상태보다는 약간 각도를 적게 함.
③ 보조기의 체중부하를 받는 밑면에 쐐기(wedge)를 조절해서 엉덩관절의 internal rotation을 조절할 수 있음.
④ 정상쪽 다리를 7~8cm 높이면 엉덩관절을 벌림시킨 환측다리는 보행 시 지면에서 다리를 들어올려 옮기기 쉽고 몸통의 균형도 유지하기 쉽게 됨.

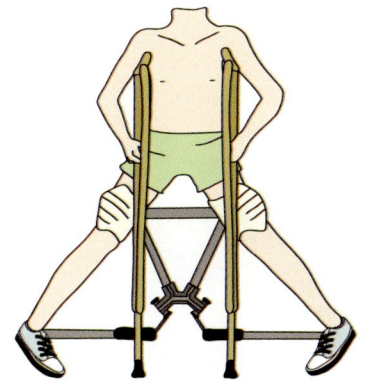
【 토론토 보조기 】

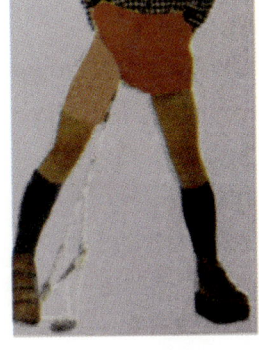
【 삼변 엉덩관절 벌림보조기 】

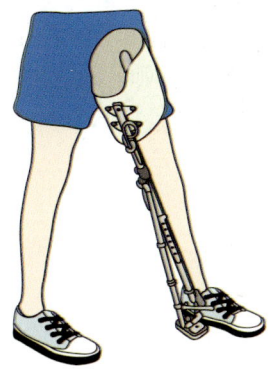

(3) 뉴잉턴 보행 벌림보조기(Newington ambulatory abduction orthosis)
① 45° 엉덩관절 벌림과 안쪽돌림 상태 유지, 무릎관절 운동은 허락하지 않음.
② 크러치를 앞으로 짚어서 사용

(4) 스코트랜드 전례보조기(Scottish rite orthosis)
- 엉덩관절의 선천성 탈구가 된 어린아이를 엉덩관절 벌림 상태로 걷게 하려고 할 때 사용

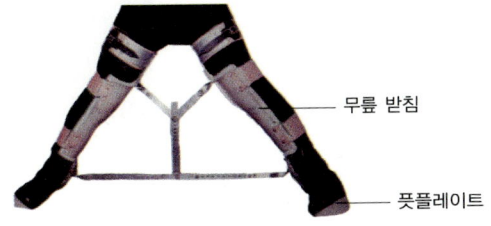
【 뉴잉톤 보행 벌림보조기 】

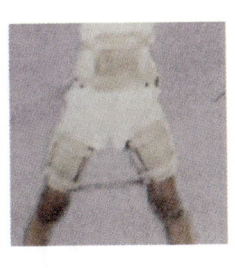
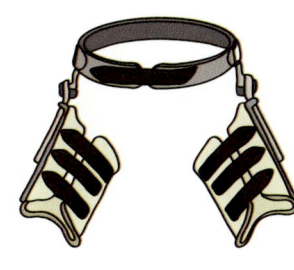
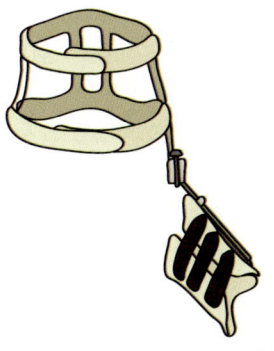
【 스코트랜드 전례보조기 】

❸ **다리에 대한 축의 돌림 각도에 변형이 있을 때 사용하는 보조기**
- 축의 돌림 각도 변형은 일반적으로 성장 발달 단계에서 발생되며, 보통 자연적으로 좋아지게 됨.
- 선천성 엉덩관절 탈구
    - 척수이형성(myelodysplasia)
    - 휜발(만곡족 ; club foot)
    - 관절굽음증(arthrogryposis)과 같은 질병 동반 시 돌림 각도 변형을 초래함.

(1) 데니스 브라운 보조기(Denis Browns orthosis)
   ① 엉덩관절, 넙다리나 정강뼈체(femur & tibia shaft)에 힘이 가기 전에 무릎관절과 발목관절에 지나치게 힘을 받게 되는 것이 흠
   ② 한 개의 스프레더바(sptreader bar)로 조임 → internal/external rotation 조절
   ③ 휜발(club foot)의 교정 목적으로 주로 사용

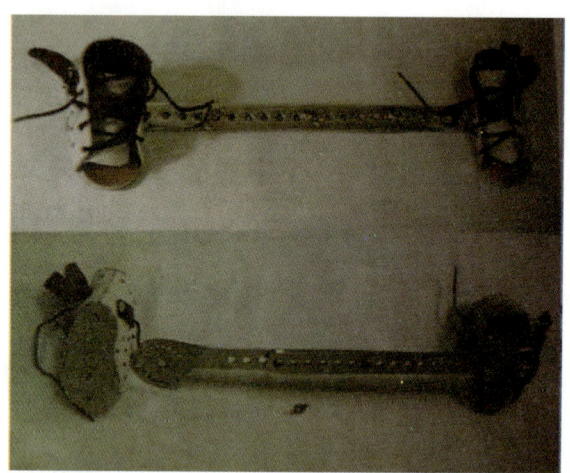

【데니스 브라운 보조기】

(2) 톨션샤프트 보조기(twister or torsion shaft orthosis)

❹ **소아의 하반신마비에 사용되는 보조기**

(1) 기립보조기(standing frame orthosis)
   ① 뒤지지대 + 가슴, 배지지 + 무릎지지 + 발판으로 구성
   ② 콩팥과 방광의 배뇨작용을 도움.
      a. 심폐기능 과다
      b. 팔을 자유로이 움직일 수 있음.
      c. 중력의 효과로 뼈의 강도 강화 → 뼈연화증 방지

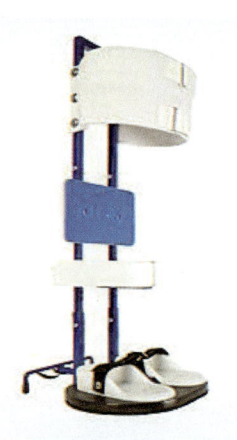

【기립보조기】

(2) A 프레임 보조기(A-frame orthosis)
  ① 18개월~4세까지의 어린아이 사용
  ② 뇌성마비처럼 hip adduction contracture가 있을 때 예방하기 위해 골수 부전증아(myelodysplasia child)에게 사용
  ③ 무릎관절과 발목관절의 운동을 허용하지 않음.

(3) 파라포디움(parapodium)
  ① 독자적으로 움직일 수 있게 도와줌.
  ② 앉고 일어설 수 있게 함.
  ③ 폄된 위치에서 무릎관절과 엉덩관절의 굽힘 변형을 방지해 줌.

(4) 교차 보행보조기(reciprocation gait orthosis)
  - 한쪽 다리의 엉덩관절을 굽히면 반대측은 펴짐, 한쪽 다리의 엉덩관절을 펴면 반대측은 굽힘 (다리의 왕복운동 가능)

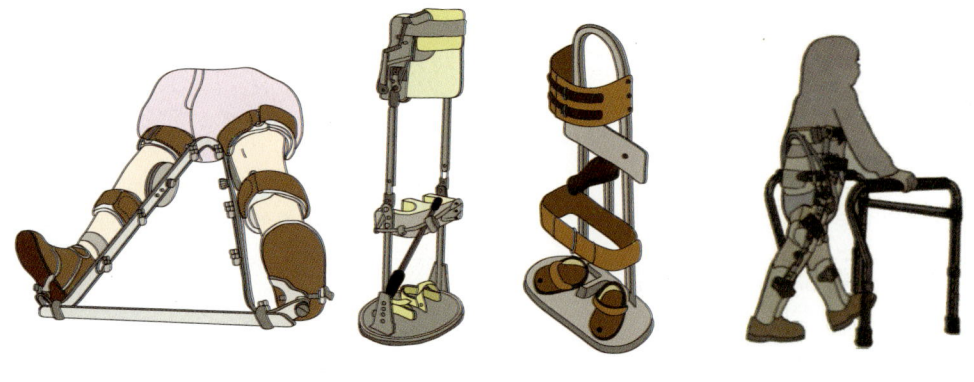

【A 프레임 보조기】　　　【파라포디움】　　　【교차 보행보조기】

CHAPTER 03 단원정리문제

01 Pes valgus의 구두 안에서의 수정 방법으로 맞는 것은?

> 가. Navicular pad 　　나. Cookie insert
> 다. Medial long counter　라. Valgus strap

① 가, 나, 다　　② 가, 다　　③ 나, 라
④ 라　　　　　⑤ 가, 나, 다, 라

02 안쪽들린휜발증과 같은 발의 기형을 수정할 수 있는 방법으로 맞는 것은?

> 가. Lateral heel wedge insert
> 나. Varus strap
> 다. Reverse Thomas heel
> 라. Cookie insert

① 가, 나, 다　　② 가, 다　　③ 나, 라
④ 라　　　　　⑤ 가, 나, 다, 라

03 가쪽 편평발의 구두 안에서의 수정 방법으로 맞는 것은?

① cookie insert　　② lateral shank filler
③ lateral wedge　　④ lateral heel wedge insert
⑤ lateral flaring

단원정리문제 해설

▶ pes valgus
- 구두 허리쇠 (steel shank)
- 쿠키인서트 (cookie insert)
- 발배뼈 패드 (navicular pad)
- 안쪽 롱 카운터 (medial long counter)

▶ 가쪽 편평발(lateral pes planus), 안쪽들린휜발증(pes varus)
- 구두 안
  - 가쪽 롱 카운터 (lateral long counter)
  - 가쪽 쐐기 인서트 (lateral heel wedge insert)
- 구두 밖
  - 가쪽 웨지 (lateral wedge)
  - 역토마스힐 (reverse thomas heel)
  - 가쪽 허리메꿈 (laeral shank filer)
  - 가쪽 홀레어 (lateral flaring)
  - 안쪽굽은 스트랩 (varus strap)

▶ 2번 해설 참조

정답 : 1.① 2.① 3.④

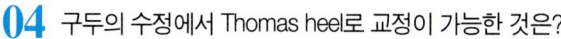

04 구두의 수정에서 Thomas heel로 교정이 가능한 것은?

① pes valgus
② splay foot
③ pes varus
④ plantar warts
⑤ lateral pes planus

▶ 안쪽 편평발(medial pes planus), 가쪽들린휜발증(pes valgus)
  • 구두 밖
    - 토마스힐 (Thomas heel)
    - 토마스힐 웨지 (Thomas heel wedge)
    - 안쪽 웨지 (medial wedge)
    - 안쪽 허리메꿈 (medial shank filler)
    - 바깥굽은 스트랩 (valgus strap)

05 Metatarsal arch support에 대한 구두 안에서의 수정 방법으로 맞는 것은?

① SACH heel
② dancer pad
③ rocker bar
④ denver bar
⑤ long steel spring and rocker bar

▶ 발허리뼈 패드(metatarsal pad), 댄서 패드(dancer pad), 발허리뼈 코르셋(metatarsal corset)
  - 레비타입 인레이(Levy-type inlay)
  - 몰톤의 발가락 폄(Morton's toe extension)

06 Levy-type inlay가 사용되는 목적으로 가장 맞는 것은?

① hallux valgus을 치료하기 위해
② plantar warts을 치료하기 위해
③ fracture을 치료하기 위해
④ splay foot을 치료하기 위해
⑤ Morton's toe을 치료하기 위해

▶ 레비타입 인레이(Levy-type inlay)
  - 엄지발가락 가쪽휨(무지외반증, hallux valgus)을 치료하기 위한 목적으로 사용

07 제 1발허리뼈가 비정상적으로 짧아져 생긴 통증을 경감시키기 위해 사용되는 방법은?

① rocker bar
② metatarsal corset
③ SACH heel
④ metatarsal pad
⑤ Morton's toe extension

▶ 몰톤의 발가락 폄(Morton's toe extension)
  - 제 1발허리뼈가 비정상적으로 짧아졌기 때문에 발생되는 통증을 경감시키기 위해 사용

정답 : 4_① 5_② 6_① 7_⑤

08 다리보조기의 착용 목적으로 맞는 것은?

> 가. 체중부하 경감
> 나. 불수의적인 동작 조절
> 다. 질병, 상해를 받은 관절보호 및 고정
> 라. 통증 경감

① 가, 나, 다 ② 가, 다 ③ 나, 라
④ 라 ⑤ 가, 나, 다, 라

▶ 다리보조기의 착용 목적
- 체중부하 경감
- 올바른 관절 유지
- 기형 예방 및 교정
- 불수의적인 동작 조절
- 질병, 상해를 받은 관절보호 및 고정
- 약해진 근육을 도와줌.
- 통증 경감

09 다리보조기의 적용 원칙 중 맞지 않는 것은?

① 필요한 기간에만 사용해야 한다.
② 관절운동은 가능한 한 허용해선 안 된다.
③ 보행과 일상생활 동작에 기능적이어야 한다.
④ 미관 상 좋으며, 착용감은 편안해야 한다.
⑤ 엉덩관절은 90° 굽힘 상태에서 편안하게 앉을 수 있는 위치에 정해야 한다.

▶ 다리보조기의 적용 원칙
- 적응증에 합당한 처방, 필요한 기간에만 사용
- 관절운동은 가능한 한 허용
- 보행과 일상생활 동작에 기능적
- 보조기의 관절 중심은 발목관절- 정강뼈 안쪽 복사뼈, 무릎관절- 넙다리뼈 안쪽융기에 설정
- 엉덩관절은 90° 굽힘 상태에서 편안하게 앉을 수 있는 위치에 정해야 함.
- 미관 상 좋으며, 착용감은 편안해야 함.

10 Tibial nerve palsy로 발뒤꿈치 보행을 할 때 사용하는 ankle joint 형은?

① free motion ankle joint ② posterior stop
③ anterior stop ④ double stop
⑤ Klenzak joint

▶ 전방 정지 발목관절, 발등굽힘 정지 발목관절 (anterior stop, dorsiflexion stop)
- plantar flexion 허용, dorsiflexion 제한
- plantar felxor가 약할 때, 정강뼈 신경 마비(tibial nerve palsy)로 발뒤꿈치 보행(calcaneus gait) 할 때 적용
- 낮은 의자에서 일어날 때나 앉을 때, 언덕길을 올라갈 때 불편함.

정답 : 8_⑤ 9_② 10_③

88 | 물리치료학개론 2 / 보장구

11 발목관절의 안쪽과 가쪽 안정성이 필요할 때 사용하는 ankle joint 형은?

① dorsiflexion stop
② plantar flexion stop
③ free motion ankle joint
④ double stop
⑤ dorsiflexion foot brace

▶ free motion ankle joint
- 발목관절의 안쪽과 가쪽 안정성이 필요할 때 사용
- dorsiflexion, plantar flexion만 허용
- plantar flexor이 약할 때, 몸의 균형을 이루지 못할 때는 금기

12 Double stop(=limited stop)의 운동 범위는?

① 0°   ② 5~10°
③ 15~30°   ④ 0~60°
⑤ 90°

▶ 양방향 정지 발목관절(double stop, limited stop)
- plantar flexion과 dorsiflexion의 운동 범위 5°~10° 정도 허용
- dorsiflexor, plantar flexor 약하거나 마비가 되었을 때 사용
- sciatic nerve 손상이 되어 dorsiflexion, plantar flexion 모두 약증 시 사용
- 비탈길이나 계단을 오르내릴 때 불편

13 언덕길을 올라갈 때 불편함을 호소하는 ankle joint는?

① anterior stop
② free motion ankle joint
③ wire spring dorsiflexion assist
④ posterior stop
⑤ plantar flexion stop

▶ 발등굽힘 정지 발목관절(anterior stop)
- 낮은 의자에서 일어날 때
- 언덕길을 올라갈 때 불편함.

정답 : 11_③ 12_② 13_①

14 Klenzak joint에 대한 설명으로 맞는 것은?

> 가. 종아리신경 마비로 인한 발처짐이 되었을 때 사용한다.
> 나. Heel strike, toe off 바로 직후와 mid stance에서 자연스러운 발의 형태가 된다.
> 다. 보조기 관절 내에 먼지나 모래 등이 잘 낄 수 있으므로 손질을 자주 해야 한다.
> 라. Upper motor neuron 장애가 있는 환자에게 사용한다.

① 가, 나, 다   ② 가, 다   ③ 나, 라
④ 라   ⑤ 가, 나, 다, 라

15 보조기와 그에 따른 설명이 잘못된 것은?

① wire spring dorsiflexion assist – 발목관절 없이 스프링으로만 구성되어 있다.
② plastic below knee orthosis – plantar flexion 작용을 돕는다.
③ Klenzak joint – spasticity, ankle clonus를 증가시킨다.
④ double action ankle assist – dorsiflexion, plantar flexion 작용 보조한다.
⑤ dorsiflexion foot brace – 탄력 밴드로 연결하여 발목관절의 dorsiflexion을 돕는다.

16 피부와 지지대와의 거리는?

① 밀착   ② 2~5mm   ③ 3~9mm
④ 1.0~1.5mm   ⑤ 3.0mm

▶ 클렌작 관절(klenzak joint)
- 종아리신경 마비 시 발처짐이 되었을 때 클렌작을 사용하면 heel strike, toe off 바로 직후와 중간 입각기(mid stance)에서 정상에 가까운 보행 가능
- upper motor neuron에 장애가 있는 환자에게 사용하지 않음(spasticity, ankle clonus를 증가시킴).

▶ plastic below knee orthosis는 dorsiflexion 작용을 돕는다.

▶ 지지대(upright)
- 피부와 지지대 사이의 거리는 3~9mm 종아리뼈머리(비골골두, fibular head)의 약 1.5~2.0cm 이하 (peroneal nerve 압박을 피하기 위해)

정답 : 14_① 15_② 16_③

17 Dorsiflexion, plantar flexion 작용을 보조하는 발목관절보조기는?

① Klenzak joint
② wire spring dorsiflexion assist
③ plastic below knee orthosis
④ dorsiflexion foot brace
⑤ double action ankle assist

▶ ①, ②, ③, ④ dorsiflexion만 보조작용을 한다.

18 지지대(upright)에 대한 설명 중 맞는 것은?

> 가. one posterior upright – 소아인 경우 지지대를 겹쳐서 사용한다.
> 나. one lateral upright – valgus deformity 교정, eversion 방지한다.
> 다. one medial upright – varus deformity 교정, inversion 방지한다.
> 라. fibular nerve가 압박되지 않게 주의해야 한다.

① 가, 나, 다   ② 가, 다   ③ 나, 라
④ 라   ⑤ 가, 나, 다, 라

▶ 모두 다 맞는 내용임.

19 Valgus deformity를 교정하기 위한 strap과 upright의 부착 위치가 맞는 것은?

① strap – 안쪽, upright – 가쪽
② strap – 안쪽, upright – 안쪽
③ strap – 가쪽, upright – 안쪽
④ strap – 가쪽, upright – 가쪽

▶ 바깥굽은 스트랩(valgus strap)
  - 구두 안쪽에 부착, 유연성 바깥굽은 변형(flexible valus deformity) 교정, 체중부하 가쪽으로 이동
▶ 하나의 가쪽 지지대(one lateral upright)
  - 바깥굽은 변형(valgus deformity) 교정, eversion 방지

정답 : 17_⑤ 18_⑤ 19_①

20 Free knee joint에 대한 설명 중 맞는 것은?

> 가. flexion, extension 자유로움
> 나. 무릎관절의 안/가쪽 불안정할 때 사용
> 다. genu recurvatum 교정
> 라. Retention button 장착

① 가, 나, 다 　　② 가, 다 　　③ 나, 라
④ 라 　　　　　　⑤ 가, 나, 다, 라

21 무릎관절 돌림축을 upright의 수직선보다 뒤로 치우치게 하여 체중부하 시 무릎관절이 펴지게 되는 knee joint는?

① polycentric knee joint　　② fan lock
③ plunger lock　　　　　　④ offset knee joint
⑤ ring lock

22 Lock knee joint에서 ring lock을 안쪽지지대에 부착해야 되는 환자는?

① 편마비 환자　　　　② 척수 손상 환자
③ 소아마비 환자　　　④ 지적 능력이 떨어지는 환자
⑤ 고령의 환자

단원정리문제 해설

▶ 자유 무릎관절(free knee joint)
- flexion, extension 자유로움
- 무릎관절의 안/가쪽 불안정할 때 사용
- 젖힌 무릎 (전반슬 ; back knee or genu recurvatum) 교정
- 근육의 불균형으로 인한 비정상적인 동작을 조절할 때 사용

▶ 옵셋 무릎관절(offset knee joint)
- 무릎관절 돌림축을 지지대의 수직선 보다 뒤로 치우치게 하여 체중을 줄 때 무릎관절은 펴짐.
- 경련이 심한 환자는 금함.

▶ 링럭(ring lock)
- Retention button : 양손을 모두 사용하지 못하는 경우 유용
- 주로 가쪽지지대에 부착 (편마비 환자는 손에 쉽게 닿도록 안쪽지지대에 부착)
- 링럭을 열고 닫을 때 옷이나 피부가 상하지 않도록 해야 함.

정답 : 20_① 21_④ 22_①

23 Retention button이 유용하게 사용되는 경우는?

① 고령의 환자일 경우
② 소아일 경우
③ 다리 마비환자일 경우
④ 양손을 사용하지 못하는 환자일 경우
⑤ 한 손을 사용할 수 있는 환자일 경우

24 Cam lock에 대한 설명 중 맞는 것은?

> 가. 책상이나 걸상 모서리에 금속 밴드를 누르면 자동적으로 열린다.
> 나. 몸통을 앞으로 굽힐 수 없는 환자에게 유용한다.
> 다. 캠럭의 안/가쪽 자물쇠 장치는 체중지지 역할을 한다.
> 라. 모든 환자에게 사용 가능하다.

① 가, 나, 다   ② 가, 다   ③ 나, 라
④ 라   ⑤ 가, 나, 다, 라

25 각각의 lock knee joint에 대한 설명으로 맞는 것은?

> 가. 다이알럭 – 한쪽 운동 제한, 반대쪽은 자유롭게 움직일 수 있게 할 때 사용한다.
> 나. 스프링 고리가 달린 링럭 – 링럭의 손잡이를 위로 당기면 보조기의 무릎관절이 열림, 스프링의 탄력으로 자동으로 잠긴다.
> 다. 휀럭 – 서 있을 때 무릎관절의 위치에 따라 각도 고정한다.
> 라. 플런자럭 – 핸들을 아래로 누르면 열림, 무릎을 완전히 펴게 되면 자동적으로 잠긴다.

① 가, 나, 다   ② 가, 다   ③ 나, 라
④ 라   ⑤ 가, 나, 다, 라

▶ Retention button
- 양손을 모두 사용하지 못하는 경우 유용
- 주로 가쪽지지대에 부착

▶ Cam lock
- 손으로 누르거나, 책상이나 걸상 모서리에 금속 밴드를 누르면 자동으로 열림
- 다리의 감각은 정상이지만 몸통을 앞으로 굽힐 수 없는 환자에게 유용
- 캠럭의 안/가쪽 자물쇠 장치는 체중지지 역할
- 감각 소실환자는 적합하지 않음.

▶ 휀럭(fan lock)
- 부채 모양의 잠금 장치, 서 있을 때 무릎관절의 위치에 따라 각도 고정
▶ 다이알럭(dial lock)
- 한쪽 운동 제한시키며, 반대쪽은 자유롭게 움직일 수 있게 할 때 사용

정답 : 23_④ 24_① 25_⑤

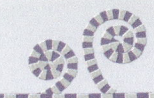
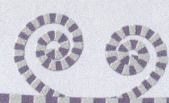

26 Knee flexor contracture가 심할 때 사용되는 부착물은?

① patella pad ② spreader bar
③ twister ④ band
⑤ ischial ring or Thomas ring

▶ 무릎 패드 (patella pad)
- knee extension 상태로 유지하는 것을 돕기 위해
- 넙다리네갈래근의 근력이 없거나, knee flexor contracture가 심할 때 사용

27 Genu valgum 시 패드와 스트랩의 맞는 부착점은?

> 가. 패드는 무릎관절 안쪽지지대에 부착
> 나. 패드는 무릎관절 가쪽지지대에 부착
> 다. 스트랩은 가쪽지지대에 벨크로나 바클로 고정
> 라. 스트랩은 안쪽지지대에 벨크로나 바클로 고정

① 가, 나, 다 ② 가, 다 ③ 나, 라
④ 라 ⑤ 가, 나, 다, 라

▶ 안굽이 무릎 패드 (외반슬 패드, genu valgum pad)
- 패드는 무릎관절 안쪽지지대에 부착
▶ 안굽이 무릎 스트랩(genu valgum strap)
- 가쪽지지대에 벨크로나 바클로 고정
 * genu varum은 반대로 적용한다.

28 스프레더 바 (spreader bar)에 대한 설명으로 맞지 않는 것은?

① Hip adductor가 심한 spasticity 환자에게 사용
② Four point alternate gait 가능
③ 보행 시 크러치 사용
④ Tripod gait 가능
⑤ Swing to gait 가능

▶ 스프레더 바 (spreader bar)
- hip adductor의 심한 spasticity로 hip adduction 될 때 벌어지게 하기 위해 사용
- 보행 시 크러치 사용
- tripod gait, swing to gait, swing through gait만 가능

정답 : 26_① 27_② 28_②

29 엉덩관절이 밖으로 돌림되었을 때 Twister로 교정하는 방법은?

① 구두 안쪽에서 밖으로 감는다.
② 구두 바깥쪽에서 안으로 감는다.
③ 무릎관절 안쪽에서 밖으로 감는다.
④ 무릎관절 밖에서 안으로 감는다.
⑤ 발목관절을 안으로 감는다.

30 Elastic strap으로 되어 있으며, 엉덩관절의 움직임을 교정할 수 있는 것은?

① gluteal band
② torsion shaft
③ spreader bar
④ patten bottom orthosis
⑤ Twister

31 체중부하 장치로 맞지 않는 것은?

① 궁둥뼈 링(ischial ring or Thomas ring)
② 궁둥뼈 시트(ischial seat)
③ 사변형 소켓(Quadrilateral socket)
④ 볼기 밴드(gluteal band)
⑤ 덧신 바닥보조기(patten bottom orthosis)

▶ 트위스터(twister)
- 보통 2~3cm 넓이의 elastic strap으로 되어 있으며, 다리 전체를 휘감고 있음.
- 허리 벨트에서 구두 안쪽까지 밖으로 감으면 → hip internal rotation, inversion 반대 작용
- 구두 가쪽에서 허리 벨트까지 안으로 감으면 → hip external rotation, eversion 반대 작용

▶ Twister
- 보통 2~3cm 넓이의 elastic strap으로 되어 있으며, 다리 전체를 휘감고 있음.

▶ 볼기 밴드(gluteal band)
- 상부 넙다리 밴드를 연장하여 측방 : greater trochanter, 후방 : ischial tuberosity 위치까지 넓힌 것
- 체중지지에 도움이 되지만 (체중지지 장치는 아님) 보행 시 불편함.

정답 : 29_② 30_⑤ 31_④

32 다음과 같은 환자에게 사용되는 보조장비는?

> • 발로만 체중부하를 할 수 없는 환자
> • 넙다리의 가관절증 (pseudoarthrosis)
> • 페르테스병 (Legg-Perthes disease)
> • 중간볼기근 파행 (gluteus maximus limping gait)

① gluteal band
② ischial ring
③ ischial seat
④ pelvic band
⑤ Butterflies

▶ 체중부하 장치(weight bearing device)
- ischial ring or Thomas ring
- ischial seat
- Quadrilateral socket
- patten bottom orthosis

33 다리에 절대로 체중부하를 주어서는 안 될 때 사용하는 보조기는?

① patten bottom orthosis
② Quadrilateral socket
③ Gluteal extension (Butterflies)
④ ischial ring or Thomas ring
⑤ ring lock

▶ 덧신 바닥보조기(patten bottom orthosis)
- 다리에 절대로 체중부하를 주어서는 안 될 때 사용
- 양쪽 다리의 높이를 같게 해주어야 함. crutch를 사용해야만 함.

34 Greater trochanter와 iliac crest 사이에 부착되는 부착물은?

① pelvic band
② ischial seat
③ Butterflies
④ gluteal band
⑤ Quadrilateral socket

▶ 골반 밴드(pelvic band)
- greater trochanter와 iliac crest 사이에 위치
- 양쪽 골반 밴드(bilateral pelvic band) : 양쪽 장하지 보조기에 사용
- 단측 골반 밴드(unilateral pelvic band) : 한쪽 장하지 보조기에 사용
- 이중골반 밴드(double pelvic band) : 좀 더 견고히 고정하기 위해 사용

정답 : 32_② 33_① 34_①

35 다음 설명에 적합한 보조장비는?

> • 척추보조기와 함께 연결하여 사용한다.
> • Lumbar lodosis를 막아준다.
> • hip flexor spasticity, contracture 시 사용한다.

① cam lock ② Butterflies
③ ring lock ④ Quadrilateral socket
⑤ gluteal band

36 Locked hip joint (ring lock)에서 불가능한 Crutch gait는?

① Tripod gait ② Swing to gait
③ Swing through gait ④ Four point alternate gait

37 무릎관절에서 genu recurvatum을 방지하는 목적으로 사용 되는 보조기는?

> 가. Swedish knee cage
> 나. CARS-UBC knee orthosis
> 다. Supracondylar knee orthoio
> 라. Dynamic patelleo-femoral orthosis

① 가, 나, 다 ② 가, 다 ③ 나, 라
④ 라 ⑤ 가, 나, 다, 라

단원정리문제 해설

▶ Gluteal extension (Butterflies)
- 척추보조기와 함께 연결하여 사용
- Lumbar lodosis를 막아주고 보조기의 엉덩관절을 쉽게 잠글 수 있게 함.
- hip flexor spasticity, contracture 시 사용

▶ 링럭(ring lock)
- 가장 널리 사용
- 잠겨지면 엉덩관절의 모든 동작 제한 함.
- crutch를 사용하여 tripod gait, swing to gait, swing throught gait 보행
- 앞으로 넘어질 때 엉덩관절이 굽혀지지 않아 골절이 발생할 수 있음.

▶ Swedish knee cage
- 젖힌 무릎 (전반슬 ; genu recurvatum) 을 효과적으로 조절할 수 있음.
▶ SK orthosis
- 젖힌 무릎 (전반슬 ; genu recurvatum) 방지
- 밖굽이 무릎 (내반슬 ; genu varum), 안굽이 무릎 (외반슬 ; genu valgum)을 교정하기 위해 사용

정답 : 35_② 36_④ 37_②

Chapter 03 구두 및 다리보조기 (lower Limb Orthosis) | 97

38 다음 설명에 적합한 보조기는?

> • multiple sclerosis, hemiplegia, traumatic hemiplegia, quadriparesis 환자에게 사용한다.
> • 무릎관절, 자물쇠, 무릎 패드 필요 없다.
> • Genu recurvatum을 효과적으로 조절할 수 있다.
> • 2~3주 신고 있으면 후방 패드가 느슨하게 되며, 각도 조절이 불충분하다.

① Swedish knee cage
② Lenoxhill derotation orthosis
③ sports knee orthosis
④ spiral knee orthosis
⑤ hinged knee orthosis

39 valgus, varus 기형을 교정하는 목적으로 사용되는 보조기는?

① CARS-UBC knee orthosis
② Swedish knee cage
③ spiral knee orthosis
④ osteoarthritis knee orthosis
⑤ Lenoxhill derotation orthosis

40 Knee extension cage는 다리의 어떤 근육이 약화, 마비 시 사용되는가?

① Gluteal maximus
② psoas major muscle
③ quadriceps femoris
④ hamstring
⑤ Tensor Fasciae Latae

▶ Swedish knee cage
주어진 보기 외에
- 다발성 경화증
- 무게가 가벼움
- 소아마비 후유증 사용
- 편마비
- 외상성 편마비
- 팔다리 부전마비
- 맞추기 쉽고 보조기 신고, 벗기가 편함.

▶ CARS-UBC knee orthosis는 바깥굽은(valgus), 안쪽굽은(varus) 기형을 교정한다.
Dynamic patelleo-femoral orthosis는 무릎뼈의 가쪽 아탈구나 탈구를 방지한다.

▶ 무릎 폄 케이지(Knee extension cage)
- 굽힘 구축(knee flexion contracture) 때 무릎을 펴기 위해 patella pad와 함께, 넙다리네갈래근이 약하거나 마비가 되었을 때, 무릎을 고정시켜 보행을 할 때 사용
- 위치에 따라 안굽이 무릎 (외반슬 ; knock knee)이나 밖굽이 무릎 (내반슬 ; bow leg)을 교정

정답 : 38_① 39_① 40_③

41 선천성 엉덩관절 탈구 및 엉덩관절 형성장애가 있을 때 사용하는 보조기는?

> 가. Pavlik harness
> 나. Ilfeld splint
> 다. Von rosen splint
> 라. Trilateral socket hip abduction orthosis

① 가, 나, 다　　② 가, 다　　③ 나, 라
④ 라　　⑤ 가, 나, 다, 라

▶ CDH에 사용되는 보조기
- 파브릭 멜빵(Pavlik harness)
- 본로센 스플린트(von rosen splint)
- 아일펠드 스플린트(Ilfeld splint)
- 후레이카의 베개형 스플린트(Frejka pillow splint)

42 선천성 엉덩관절 탈구에서 8개월 이하의 유아에게 가장 효과적인 보조기는?

① Ilfeld splint
② Standing frame orthosis
③ Toronto orthosis
④ Scottish rite orthosis
⑤ Pavlik harness

▶ 파브릭 멜빵(Pavlik harness)
- 엉덩관절의 형성장애, 엉덩관절 선천적 탈구, 엉덩관절 아탈구에 적용
- 8개월 이하의 어린아이에게 가장 효과
- 전방 띠 : 엉덩관절 굽힘, 후방 띠 : 엉덩관절의 벌림 방지
- 운동을 허용하는 다이나믹한 보조기

43 Legg-Calve-Perthes disease에 적용되는 보조기는?

> 가. Toronto orthosis
> 나. Scottish rite orthosis
> 다. Trilateral socket hip abduction orthosis
> 라. Newington ambulatory abduction orthosis

① 가, 나, 다　　② 가, 다　　③ 나, 라
④ 라　　⑤ 가, 나, 다, 라

▶ Legg-Calve-Perthes disease에 사용되는 보조기
- Toronto orthosis
- Trilateral socket hip abduction orthosis
- Newington ambulatory abduction orthosis
- Scottish rite orthosis

정답 : 41_① 42_⑤ 43_⑤

44 Club foot을 교정하기 위해 사용되는 보조기는?

① Twister or torsion shaft orthosis
② Trilateral socket hip abduction orthosis
③ Scottish rite orthosis
④ Denis Browns orthosis
⑤ A-frame orthosis

45 Standing frame orthosis에 대한 설명이 맞는 것은?

> 가. 팔을 자유로이 움직일 수 있다.
> 나. 뒤지지대 + 가슴 배지지 + 무릎지지 + 발판으로 구성되어 있다.
> 다. 콩팥과 방광의 배뇨작용을 돕는다.
> 라. 뼈연화증을 방지한다.

① 가, 나, 다 ② 가, 다 ③ 나, 라
④ 라 ⑤ 가, 나, 다, 라

46 다음 설명에 적합한 보조기는?

> • 18개월~4세까지의 어린아이에게 사용한다.
> • 뇌성마비, 골수부전증아 에게 사용한다.
> • 무릎관절과 발목관절의 운동을 허용하지 않는다.

① standing frame orthosis
② parapodium
③ Denis Browns orthosis
④ A-frame orthosis
⑤ twister or torsion shaft orthosis

단원정리문제 해설

▶ 데니스 브라운 보조기 (Denis Browns orthosis)
- 엉덩관절, 넙다리뼈, 정강뼈체 (femur & tibia shaft)에 힘이 가기 전에 무릎관절과 발목관절에 지나치게 힘을 받게 되는 것이 흠
- 한 개의 스프레더바 (sptreader bar)로 조임 → internal/external rotation 조절
- 휜발 (club foot)의 교정 목적으로 주로 사용

▶ 기립보조기 (standing frame orthosis)
- 뒤지지대 + 가슴 배지지 + 무릎지지 + 발판으로 구성
- 콩팥과 방광의 배뇨작용을 도움.
 • 심폐기능 과다
 • 팔을 자유로이 움직일 수 있음.
 • 중력의 효과로 뼈의 강도 강화 → 뼈연화증 방지

▶ A 프레임 보조기 (A-frame orthosis)
- 18개월~4세까지의 어린아이 사용
- 뇌성마비처럼 hip adduction contracture가 있을 때 예방하기 위해 골수부전증아 (myelodysplasia child)에게 사용
- 무릎관절과 발목관절의 운동을 허용하지 않음.

정답 : 44_④ 45_⑤ 46_④

Chapter 4
척추보조기

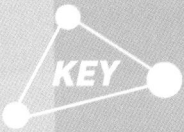

- 아무리 운동을 많이 하여 튼튼한 다리를 가지고 있다고 할지라도, 척추의 안정성이 없다면 인간의 신체는 언젠간 무너지고 맙니다. 다리가 인간의 몸을 이동하여 우리가 원하는 곳으로 움직일 수 있는 역할을 한다면, 척추는 다리가 이러한 역할을 잘 해낼 수 있도록 단단한 고리역할을 합니다.
- 4단원 척추보조기에서는 척추보조기의 착용 목적을 바탕으로 하여, 유연성 척추보조기와 경직성 척추보조기로 나누어 살펴 볼 것입니다.
- 우선 유연성 척추보조기는 쉽게 이야기 하자면 코르셋과 같은 보조기를 지칭하며, 우리가 자세히 공부해야 할 부분은 바로 경직성 척추보조기입니다.
- 경직성 척추보조기를 이루는 구성요소에 대해 이해하고, 종류에 대해서 자세히 알아 볼 것입니다.
- 그 외에도 목보조기와 척추에서 나타날 수 있는 특수 질환 (척추옆굽음증)을 위한 보조기에 대해서도 공부할 것입니다.

꼭! 알아두기

1. 척추보조기의 사용목적과 생역학적 효과
2. 유연성 척추보조기와 경직성 척추보조기의 구성요소 분류
3. 경직성 척추보조기의 종류와 적용 부위
4. 목보조기의 적용대상과 목적
5. 척추 특수 질환에 따른 보조기의 분류, 목적 및 기능

CHAPTER 04 척추보조기(Spinal Orthosis)

1 척추보조기의 개요

1 척추보조기의 착용 목적
(1) 통증 경감
(2) 손상된 근육이나 척추관절 보호
(3) 약한 근육 보호
(4) 기형 교정과 예방
(5) 척추 정렬 유지, 운동 제한, 체중지지
(6) Abdominal muscle 약화 또는 마비 시

2 척추보조기의 생역학적 효과
(1) 척추보조기의 장점
  ① 몸통 지지 : 체강 내압의 상승, 3점압의 원리
  ② 운동 제한 : 기계적인 운동 제한, 3점압의 원리, 심리적 억제
  ③ 척추 교정 : 3점압의 원리

(2) 척추보조기의 단점
  ① 근육의 위축
  ② 연부조직(근육, 근막, 인대 등)의 구축
  ③ 심리적 의존
  ④ 진단되지 않은 질병 발현
  ⑤ 기타 : 과도한 운동성, 호흡장애, 미관상 문제

3 척추보조기의 종류 및 명칭
(1) 척추보조기의 종류
  ① 사용 목적 : 교정/고정
  ② 인체 부위 : 큰돌기부(전자부)/엉치엉덩부(천장부, S-I)/허리엉치부(요천부, L-S)/등허리부(흉요부, T-L)/목뼈부(경추부, C)
  ③ 유연도 : 유연성 타입(flexible type)/반유연성 타입(semiflexible type)/경직성 타입(rigid type)

④ 재료 : 천, 피혁, 금속 및 플라스틱
　(2) 척추보조기의 명칭
　　① SIO : sacroiliac orthosis
　　② LSO : lumbosacral orthosis
　　③ TLSO : thoracolumbosacral orthosis
　　④ CO : cervical orthosis

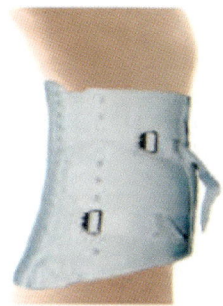
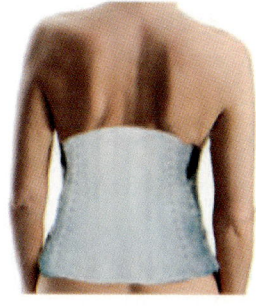
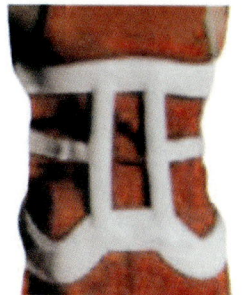

【 코르셋과 보조기 】

4 유연성 척추보조기와 경성 척추보조기의 장점
　(1) 유연성 척추보조기(flexible spinal orthosis, corset)
　　① 외관상 몸매가 보기 좋음.
　　② 비만증이 있는 사람에게 잘 맞음.
　　③ 무게가 가벼움.
　　④ 근육의 약화가 적음.
　　⑤ 고령층에 유리
　　⑥ 배를 더욱 압박함.
　(2) 경성 척추보조기(rigid spinal orthosis, brace)
　　① 운동 제한 용이
　　② 허리부의 체위 조절이 용이
　　③ 측방 및 돌림운동 제한

2 유연성 척추보조기(flexible spinal orthosis)

1 유연성 척추보조기의 구성
　- 일반적으로 벨트 또는 코르셋이라고 부름.

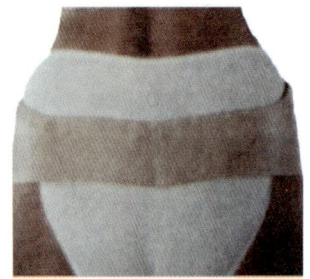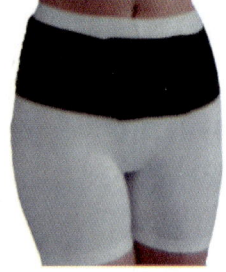

【 엉치엉덩 벨트 】

2 유연성 척추보조기의 종류

(1) 엉치엉덩 벨트 (천장 벨트 ; sacroiliac belt, trochanteric belt)
① iliac crest와 greater trochanter 사이를 감싸는 벨트
② 분만 후 산모의 골반 안정화
③ sysmphysis pubis, sacroiliac joint의 외상성 분리 환자의 골반을 안정시킴.
④ sysmphysis pubis 절제술을 시행한 후에도 적용됨.

(2) 엉치엉덩 (천장) 코르셋 (sacroiliac corset)
① 체강 내압의 상승을 도와줌.
② 분만 후 산모의 골반 안정화
③ 외상 후 sysmphysis pubis와 scroiliac joint를 안정시킴.
④ 허리통증 시 처방되기도 함.

(3) 플라스틱 판을 삽입한 엉치엉덩 (천장) 코르셋 (elastic sacroiliac corset (binder) with plastic insert)
① 체강 내압을 상승시킴.
② 환자 스스로 허리의 자세를 교정하기 위한 생각을 불러일으킬 수 있음.

(4) 허리엉치 (요천추) 코르셋 (lumbosacral corset)
① 척추와 디스크의 하중을 경감시킴.
② 지주의 경도와 위치, 수량에 따라 척추운동 제한 조절
③ 코르셋의 주목적은 척추운동을 제한하기 위한 것(경각심을 일으킴.)

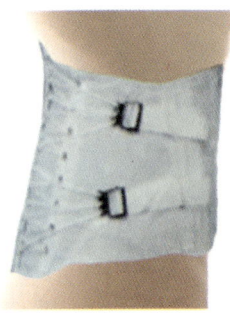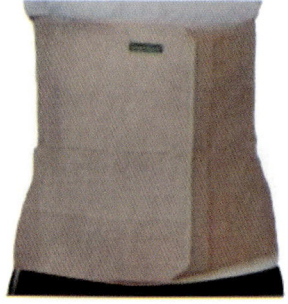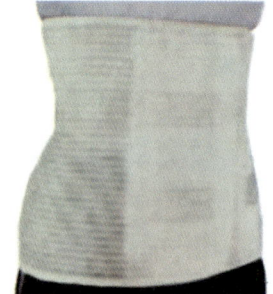

【 허리엉치 코르셋 】

(5) 가슴허리엉치(흉요천추) 코르셋(thoracolumbosacral corset)
- 허리엉치 코르셋의 기능 + 등뼈의 운동 제한

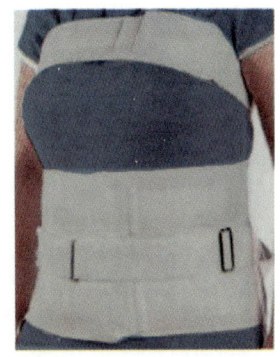

3 경직성 척추보조기(rigid spinal orthosis)

1 경직성 척추보조기의 구성

(1) 골반대(pelvic band)
① 양끝은 엉덩뼈능선(장골능)과 큰돌기(greater trochanter)의 중간 근육 부분에 위치
② 길이는 큰돌기 중앙선(midptrochanteric line)까지
③ 뒤쪽은 엉치뼈 아래부분 바로 위까지 내려와야 함.

(2) 가슴우리 밴드(흉곽대 ; thoracic band)
- 위쪽 끝은 T9 – 10의 높이, 어깨뼈에서 2.5cm (1인치) 아래 위치

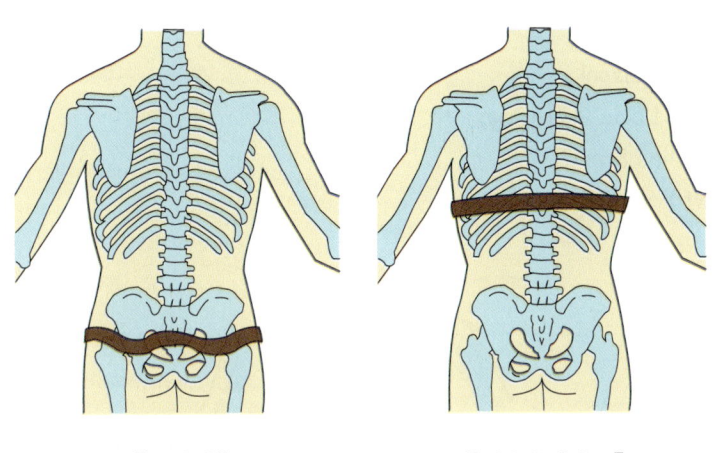

【 골반대 】　　　【 가슴우리밴드 】

(3) 뒤지주(posterior upright)
① 척추뼈(극상돌기)의 접촉을 피하여 척추 중심으로 양옆에 함.
② 윗단은 가슴우리 밴드에 부착하거나 어깨뼈가시의 높이까지 연장
③ 아랫단은 골반대에 부착
④ anterior/posterior flexion 제한과 지지 기능

(4) 측방지주 (lateral upright)
   ① 윗단은 가슴우리 밴드, 아랫단은 골반대에 부착
   ② 척추의 lateral flexion 제한

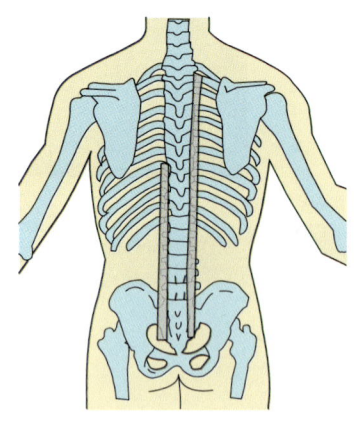

【 허리엉치 혹은 가슴허리엉치 뒤지주 】

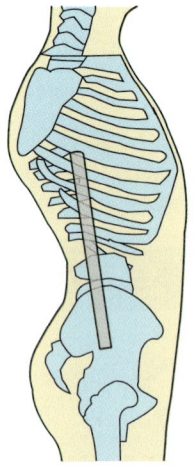

【 측방지주 】

(5) 어깨뼈사이 밴드 (견갑간 밴드 ; interscapular band)
   ① 보조기가 위로 미끄러져 올라가는 것을 방지하기 위해 사용
   ② 가슴우리 밴드보다 약간 위에 덧붙임.
   ③ 어깨뼈의 아래 1/3을 덮는 위치

(6) 복대 (에프론 ; abdominal support, apron)
   ① 윗단은 칼돌기(명치끝)보다 1.5cm 아래
   ② 아랫단은 두덩뼈 집합부보다 1.5cm 위
   ③ 배 내압을 올려 척추의 안정성 증진

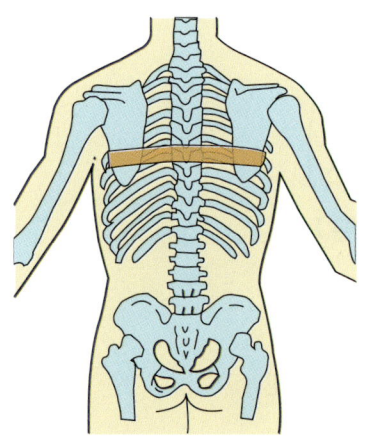

【 어깨뼈사이 밴드 】

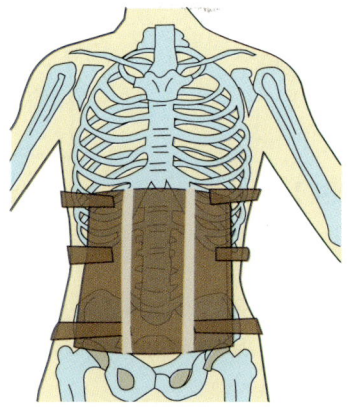

【 복대(에프론) 】

2 경직성 척추보조기의 종류

(1) 허리엉치 보조기(lumbosacral orthosis ; LSO)
  - 허리와 엉치의 운동을 제어하는 보조기

① Flexion extension control (chair back) orthosis
  a. 뒤지주(2) + 가슴우리 밴드 + 골반대 + 복대
  b. 몸통(체간) flexion, extension 제한, 체강 내압 증가, 척추앞굽음 감소
  c. Lateral bending 약간 제한

  * 아래 그림의 숫자는 3점압 원리가 적용되는 것을 의미함.

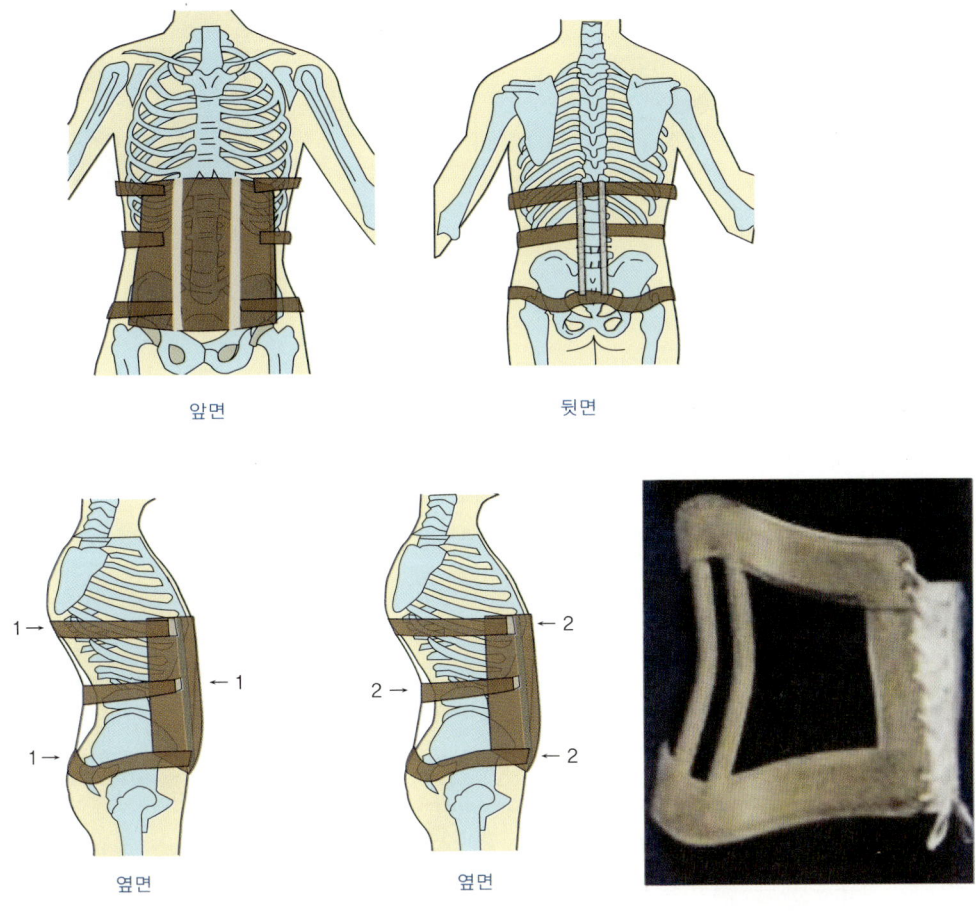

【Lumbosacral flexion-extension control orthosiis】

② Flexion extension lateral control(knight) orthosis
   a. chair back orthosis + 측방지주
   b. 측방지주는 iliac crest의 압력을 피하여 맞춤.
   c. 몸통 flexion, extension, lateral flexion 제한

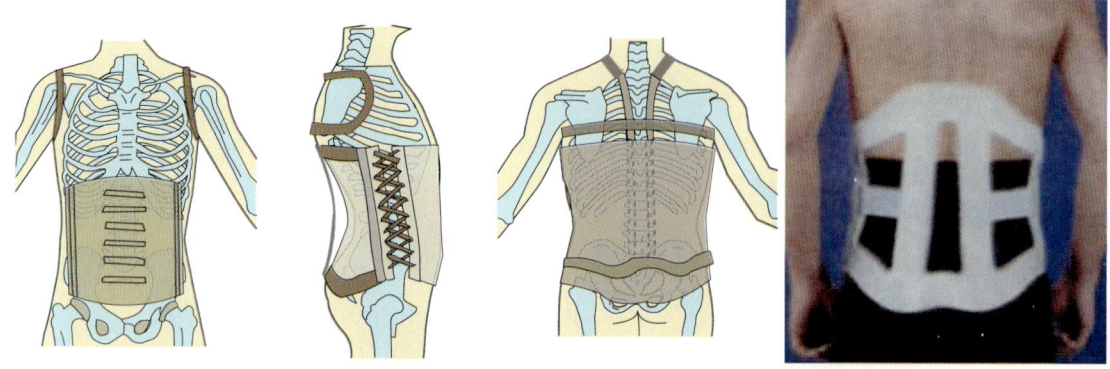

【 Lumbosacral flexion-extension control orthosiis 】

③ Extension lateral control(Williams) orthosis
   a. 골반대 + 가슴우리 밴드 + 측방지주 + 복대
   b. lateral flexion 제한, flexion 허용
   c. 허리뼈의 젖힘을 제한 → 체강 내압 증가, 척추앞굽음 (전만) 감소
   * 아래 그림에 표시된 화살표는 3점압 원리가 적용되는 것을 의미함.

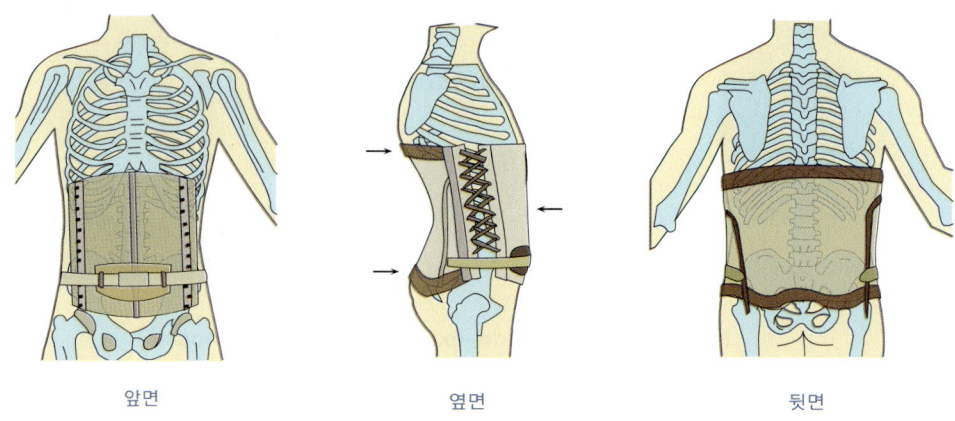

앞면   옆면   뒷면

【 Lumbosacral flexion-extension control orthosis 】

(2) 등허리엉치(흉요천추) 보조기(thoracolumbosacral orthosis ; TLSO)
① Flexion extension control (Taylor) orthosis
   a. 뒤지주(2) + 골반대 + 어깨뼈사이 밴드 + 복대
   b. 몸통 flexion, extension 제한 (허리뼈 아래와 엉덩엉치 연접부에서 운동성 증가)
   * 아래 그림에 표시된 화살표는 3점압 원리가 적용되는 것을 의미함.

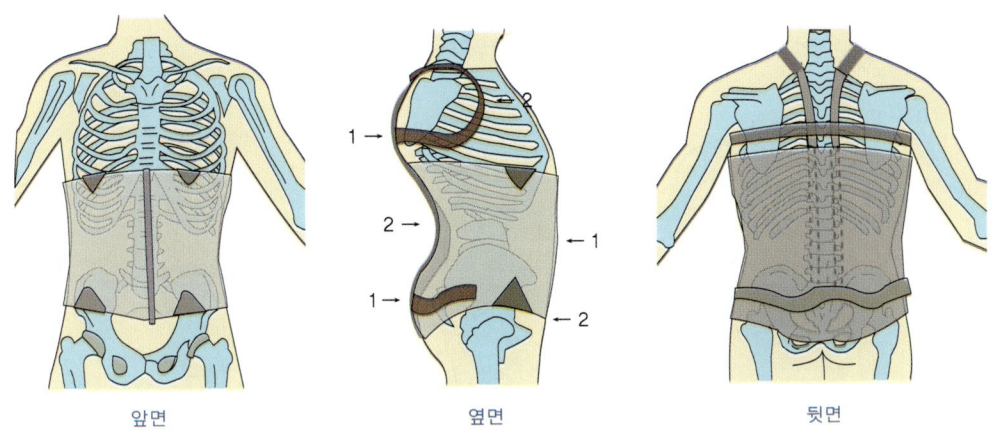

【Thoracolumbosacral flexion-extension control orthosis】

② Flexion extension lateral control(Knight-Taylor) orthosis
   a. 골반대 + 가슴우리 밴드 + 뒤지주 + 측방지주 + 어깨뼈사이 밴드 + 복대
   b. 몸통 flexion, extension, lateral flexion 제한

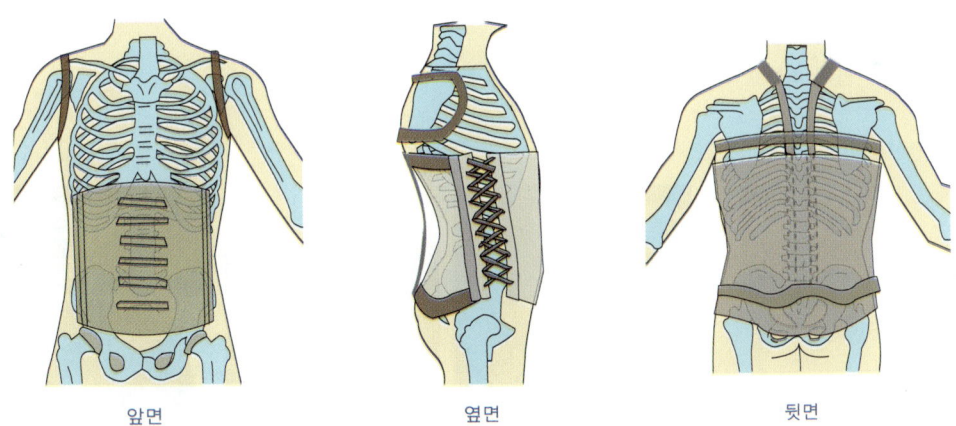

【Thoracolumbosacral flexion-extension control orthosis】

③ Flexion lateral rotation control (Cowhorn) orthosis
   a. 뒤지주 + 측방지주 + 골반대 + 가슴우리 밴드 + 복대 + 빗장뼈아래 패드
   b. 등뼈, 허리뼈 윗부분에서 flexion 제한
      - 등뼈, 허리뼈 rotation 제한
      - 허리뼈 extension 제한
      - 몸통 lateral flexion 제한
   c. 체강 내압 증가
      * 아래 그림에 표시된 화살표는 3점압 원리가 적용되는 것을 의미함.

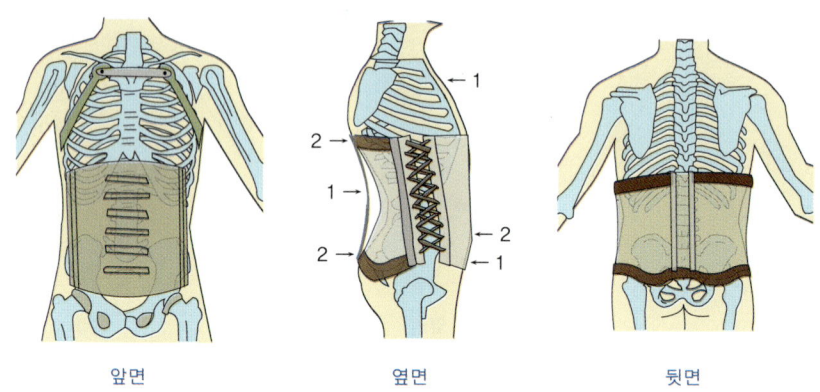

앞면   옆면   뒷면

【Thoracolumbosacral flexion-extension control orthosis】

④ Flexion control (anterior hyperextension, Jewett) orthosis
   a. 복장 패드 + 위두덩 패드 + 등허리 패드 + 가쪽 패드(2)
   b. 등허리뼈 부위의 hyper extension은 척추앞굽음을 증가시킴.
   c. lateral flexion, rotation 제한
   d. 가볍고, 착용하고 벗기가 쉬움.
      * 그림에 표시된 화살표는 3점압 원리가 적용되는 것을 의미함.

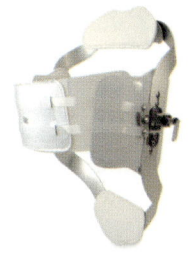 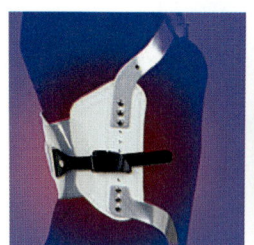 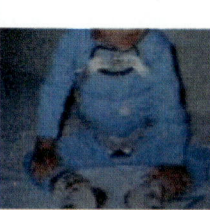 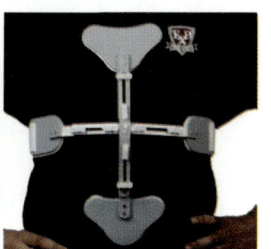

벗어 놓은 상태   착용한 상태 옆면   유아용 제윗보조기   변형된 제윗보조기

【제윗보조기】

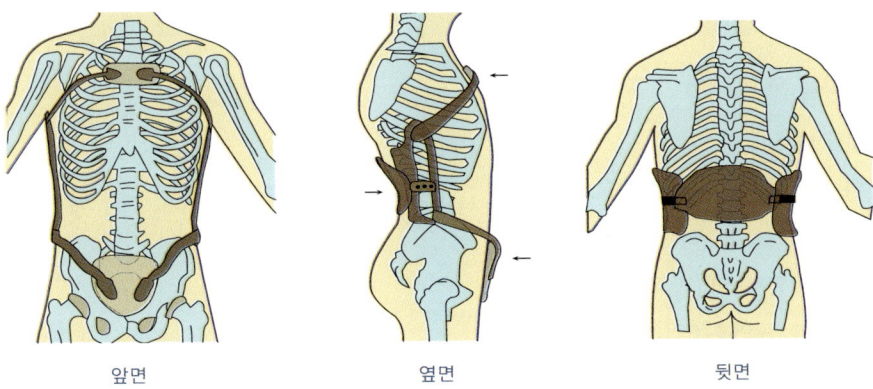

【Thoracolumbosacral flexion-extension control orthosis】

⑤ Flexion extension lateral rotation control (plastic body jacket) orthosis
   a. 등뼈와 허리뼈의 운동 최대 제한, 고정
   b. 몸통 정렬 유지에 가장 효과적

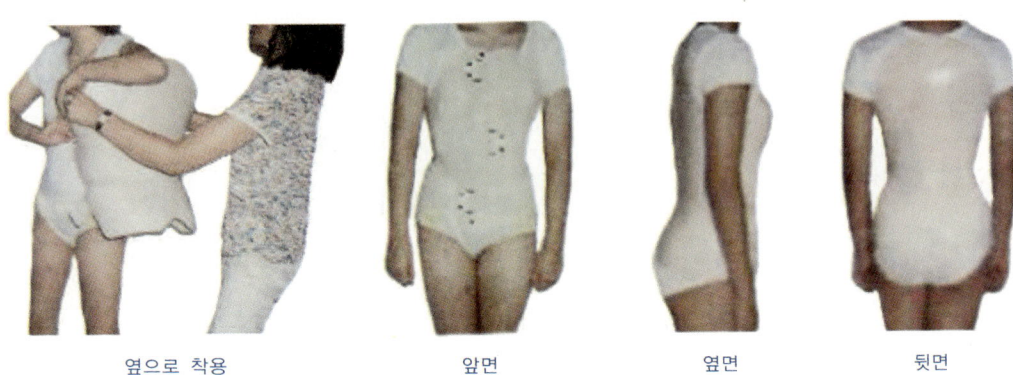

【 플라스틱 쟈켓의 착용 】

 경직성 척추보조기의 종류 요약

Lumbosacral Orthosis	Thoracolumbosacral Orthosis
- Lumbosacral FE : Chairback	- Thoracolumbosacral FE : Taylor
- Lumbosacral FEL : Knight	- Thoracolumbosacral FEL : Knight-taylor
- Lumbosacral EL : William	- Thoracolumbosacral FL : Cowhorn
	- Thoracolumbosacral F : Jewett
	- Thoracolumbosacral FELR : Plastic body jacket

4 목보조기 (cervical orthosis ; CO)

1 목보조기의 착용 목적

(1) 목의 자세를 바르게 함.
(2) 근육 이완 → 통증 경감
(3) 기형 방지
(4) 목의 견인으로 신경근 압박 감소
(5) 목의 운동 제한 → 연부조직의 치유를 도움.
(6) 목뼈에 받는 머리의 하중 경감

2 목보조기의 종류

(1) Collar (Basic collar)
 ① soft collar, hard collar (thomas collar)
 ② flexion, extension, lateral flexion, 약간의 rotation 제한
 ③ 심리적 효과

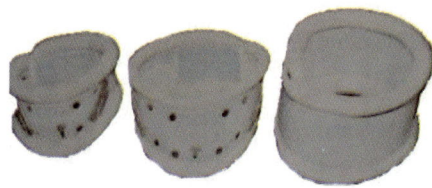 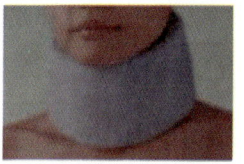 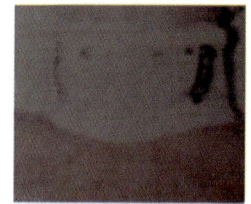

플라스틱 제품의 여러 종류   폼으로 된 연질 목뼈카라   목보조기를 착용하고 누워있는 상태

【 기본적인 목보조기 】

(2) 필라델피아 칼라 (Philadelphia collar)
 ① Basic collar보다 머리와 목을 더 잘 받침.
 ② felxion, extension 제한
 ③ lateral flexion, rotation 제한에는 한계

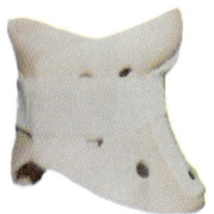 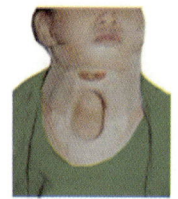 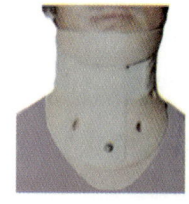 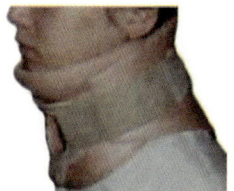

원형   기관절개술을 한 환자는 중앙에 구멍이 뚫려 있다.   착용한 상태(앞쪽)   착용한 상태(옆쪽)

【 필라델피아 목보조기 】

(3) Sternooccipital mandibular immobilizer (SOMI)
    ① 어깨뼈 사이판(interscapular plate)이 없어 누워있는 환자도 불편 없이 적용
    ② C_4 이상의 척수 손상환자에게 안정성 제공

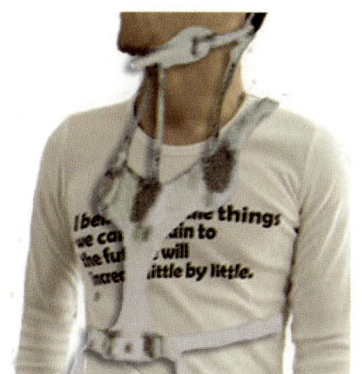

【 등후두 아래턱 고정보조기 (SOMI) 】

(4) Custom molded appliance
    ① 목의 모든 운동 제한
    ② 가슴 아래쪽으로 연장하여 등뼈 운동 제한
    ③ Cuirs type : 턱, 아래턱뼈, 머리뼈 위까지 위로 연장
                   어깨뼈 아래 모서리 (견갑골 하각) 바로 위, 갈비뼈 아래까지 연장 가능
    ④ Minerva type : 머리뼈 아래를 완전히 쌈.
                   밴드는 이마를 감싸고 갈비뼈 아래 모서리에서 아래까지 연장

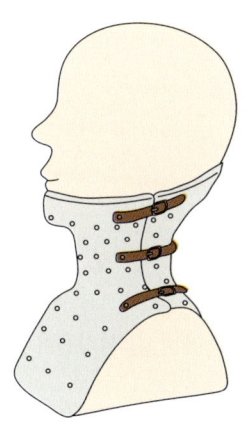 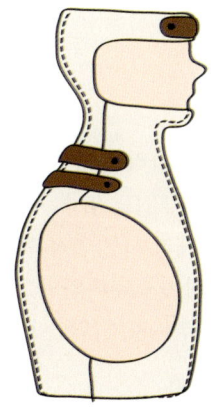

【 쿠이라스 타입 목보조기 】   【 미네르바 타입 목보조기 】

(5) Halo brace
  ① 머리뼈를 핀으로 고정 후 사용
  ② 모든 목보조기 중에서 목의 운동 제어를 가장 잘 함.
  ③ 척추 안정, 목에서 머리의 하중을 감소시킬 수 있는 견인력 마련

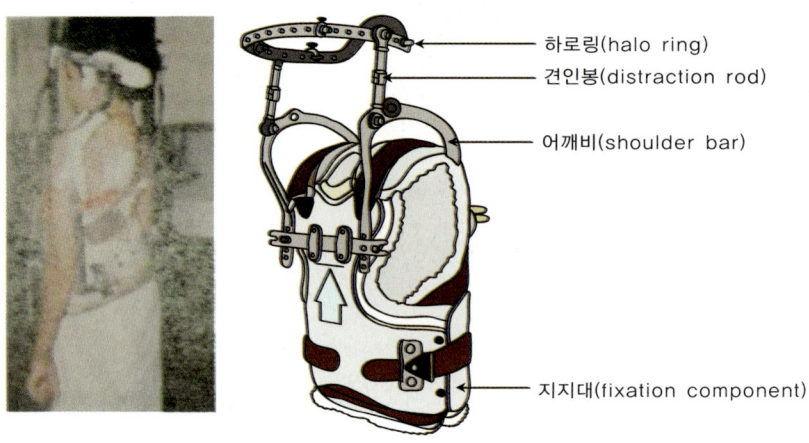

5 척추옆굽음증 (척추측만증 ; scoliosis)을 위한 보조기

1 척추옆굽음증

(1) Scoliosis curvature (척추옆굽음증 굽음)의 측정
  - Cobb 방법, Risser-Ferguson 방법, 척추옆굽음계 사용

(2) 옆굽음증의 분류
  ① 각도에 의한 옆굽음증의 분류
  ② 원인 및 형태에 따른 분류
    a. 선천성
    b. 신경근성
    c. 퇴행성
    d. 비구축성 : 보상적 (다리 길이 차이)
              반사적 (HNP, 염증, 종양의 통증 회피)
              원인 제거 시 자연적 회복
    e. 구축성 : 연부조직 & 척추뼈의 구조적 변형
             (특발성 70~80% [원인 불명] 선천적, 신경성 및 마비성, 신경섬유종증, 마르팡 증후군)

(3) 척추옆굽음증 치료 방법
  ① 10° 이하 : 정상
  ② 10~24° : 운동 치료, 정기 점검, 25~30°로 예상 시 보조기 치료 고려
  ③ 25~40°(50°) : 30° 이상 외관 상 분명함. 즉각 보조기 치료 실시
  ④ 50° 이상 : 수술 방법 고려

2 보조기 적용의 목표

(1) 뼈성숙을 기대하고 기형을 영구적으로 교정
(2) 척추의 지속적인 성숙을 가능하게 함.
(3) 척추옆굽음증의 굽음을 정지시키고, 증가를 막아 수술이 필요하지 않게 함.

3 척추옆굽음증에 적용되는 보조기

(1) 목등허리엉치보조기 (경흉요천추보조기 ; cervicothoracoulumbosacral orthosis ; CTLSO)

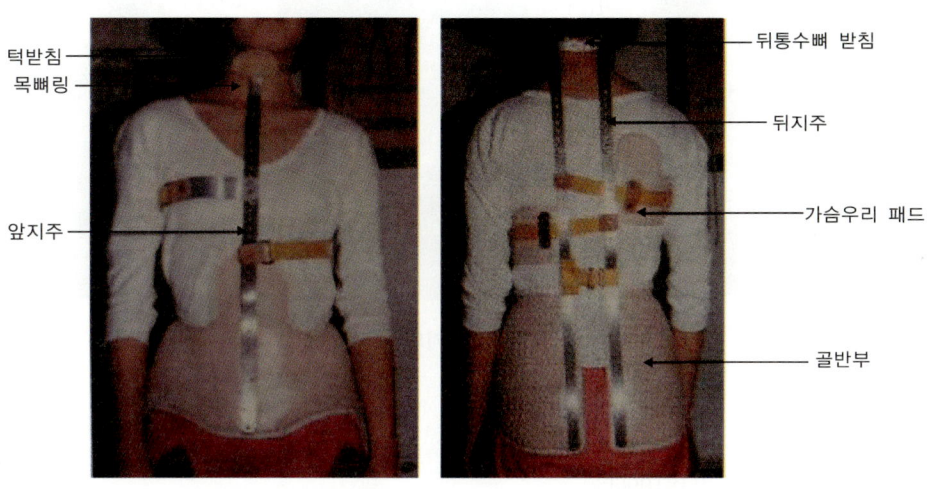

【 밀워키 보조기 】

① 밀워키 보조기 (Milwaukee brace)
  a. 앞지주 (1) + 뒤지주 (2) + neck ring
  b. Scoliosis, Kyphosis 교정
  c. 거의 23시간 착용
  d. 보조기 착용 후 거의 정상적인 활동이 가능함.
  e. 장점
    - 신체에 밀착되어 있지 않고 통기가 잘 됨.
    - 아이들의 성장에 따라 높이 조절 가능
    - 커브 변화에 따라 패드 조절
    - T_7 이상의 척추 커브에도 적용
  f. 단점
    - 외관 상 보기 흉함.
    - 정신적으로 받아들이기 힘듦.
    - 턱받침이 머리를 위로 당겨 올리는 작용을 하면 입을 움직일 때 불편함.

- 제작이 어려움
- 비쌈

(2) 등허리엉치보조기 (흉요천추 ; low profile orthosis ; TLSO)

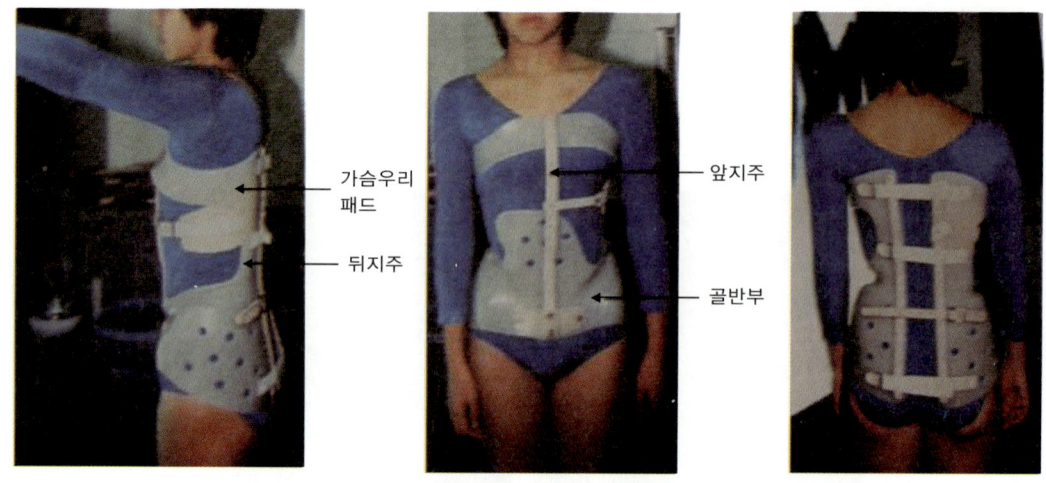

【 언덜암보조기의 세부 명칭 】

① 언덜암보조기 (Underm orthosis)
  a. T_7 이하의 등뼈나 등허리뼈의 Scoliosis, Kyphosis 교정
  b. 지역이나 도시 이름을 따라 불려짐.
   - Boston brace
   - Wilmington brace
   - Charleston bending brace
   - OMC brace (Osake 의대 보조기)
   - Active corrective brace
  c. 장점
   - Neck ring이 없어 보조기를 옷으로 감출 수 있음.
   - 제작이 쉬움.
   - 어린아이들 쉽게 적응할 수 있음.
  d. 단점
   - 성장에 따른 높이 조절 불가능
   - 보조기의 내부 순환장애로 피부에 문제점이 생기기 쉬움.
   - 가슴우리가 원통형으로 되기 쉬움.
   - T_7 이상의 척추 커브는 조절할 수 없음.

CHAPTER 04 단원정리문제

01 척추보조기의 착용 목적으로 맞지 않는 것은?

① 통증 경감
② 손상된 근육이나 척추관절 보호
③ Abdominal muscle 강화
④ 기형 교정과 예방
⑤ 척추 정렬 유지, 운동 제한, 체중지지

02 척추보조기의 단점으로 맞는 것은?

> 가. 근육의 위축
> 나. 연부조직(근육, 근막, 인대 등)의 구축
> 다. 진단되지 않은 질병 발현
> 라. 운동 제한

① 가, 나, 다   ② 가, 다   ③ 나, 라
④ 라   ⑤ 가, 나, 다, 라

03 유연성 척추보조기에 대한 설명으로 맞지 않는 것은?

① 측방 및 돌림 운동을 제한한다.
② 배를 더욱 압박한다.
③ 외관 상 몸매가 보기 좋다.
④ 고령층에 유리하다.
⑤ 비만증이 있는 사람에게 잘 맞는다.

단원정리문제 해설

▶ 척추보조기의 착용 목적
  - 통증 경감
  - 손상된 근육이나 척추관절 보호
  - 약한 근육 보호
  - 기형 교정과 예방
  - 척추 정렬 유지, 운동 제한, 체중지지
  - Abdominal muscle 약화 또는 마비 시 사용

▶ 운동 제한은 척추보조기의 장점이다.

▶ flexible spinal orthosis
  - 외관 상 몸매가 보기 좋음.
  - 비만증이 있는 사람에게 잘 맞음.
  - 무게가 가벼움.
  - 근육의 약화가 적음.
  - 고령층에 유리
  - 배를 더욱 압박함.

정답 : 1_③ 2_① 3_①

04 빙판에서 넘어져 엉치엉덩관절이 타박상을 입었다. 적합한 보조기는?

> 가. Sacroiliac belt
> 나. Knight
> 다. Sacroiliac corset
> 라. Knight Taylor

① 가, 나, 다　　② 가, 다　　③ 나, 라
④ 라　　　　　⑤ 가, 나, 다, 라

▶ 나, 라는 등허리엉치보조기에 대한 설명임.

05 경직성 척추보조기의 구성으로 맞지 않는 것은?

① pelvic band
② posterior upright
③ interscapular band
④ abdominal support
⑤ corset

▶ 경직성 척추보조기의 구성 요소
- pelvic band
- thoracic band
- posterior upright
- lateral upright
- interscapular band
- abdominal support

06 경직성 척추보조기의 구성에 대한 설명으로 맞지 않는 것은?

① 가슴우리 밴드 : 어깨뼈에서 2~3cm 떨어진 곳에 위치한다.
② 골반대 : 엉덩뼈 능선과 큰돌기의 중간근육 부분에 위치한다.
③ 측방지주 : 윗단은 가슴우리 밴드, 아랫단은 골반대에 부착한다.
④ 복대 : 윗단은 칼돌기보다 1.5cm 아래, 아랫단은 두덩뼈 집합부보다 1.5cm 위이다.
⑤ 어깨뼈사이 밴드 : 어깨뼈의 위 2/3을 덮는 위치이다.

▶ 어깨뼈의 아래 1/3을 덮는 위치이다.

정답 : 4_② 5_⑤ 6_⑤

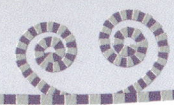
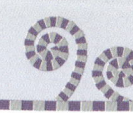

단원정리 문제 해설

07 허리엉치보조기(LOS)의 종류로 맞는 것은?

> 가. Chair back orthosis
> 나. Williams orthosis
> 다. Knight orthosis
> 라. Knight-taylor

① 가, 나, 다   ② 가, 다   ③ 나, 라
④ 라   ⑤ 가, 나, 다, 라

▶ LOS
- Chair back
- Knight
- William

08 등허리엉치보조기(TLSO)로 맞는 것은?

> 가. Taylor
> 나. Plastic body jacket
> 다. Knight-taylor
> 라. Jewett

① 가, 나, 다   ② 가, 다   ③ 나, 라
④ 라   ⑤ 가, 나, 다, 라

▶ TLSO
- Taylor
- Knight-taylor
- Cowhorn
- Jewett
- Plastic body jacket

09 다음 설명에 적합한 보조기는?

> • 뒤지주가 없다.
> • lateral flexion 제한한다.
> • 허리뼈의 젖힘을 제한하여 lodorsis 감소시킨다.

① Williams orthosis   ② Plastic body jacket
③ Jewett   ④ Knight-taylor
⑤ Chair back orthosis

▶ Williams orthosis
- 골반대 + 가슴우리 밴드 + 측방지주 + 복대
- lateral flexion 제한, flexion 허용
- 허리뼈(요추)의 젖힘을 제한하여 체강 내압 증가, 척추앞굽힘(전만) 감소시킴.

정답 : 7_① 8_⑤ 9_①

Chapter 04 척추보조기 (Spinal Orthosis) | 119

10 등뼈와 허리뼈의 운동을 최대로 제한, 고정시키는 보조기는?

① Knight-taylor
② Knight
③ Jewett
④ Williams orthosis
⑤ Plastic body jacket

▶ plastic body jacket orthosis
- 등뼈(흉추)와 허리뼈(요추)의 운동 최대 제한, 고정
- 몸통 정렬 유지에 가장 효과적

11 Knight orthosis에 대한 설명으로 맞는 것은?

> 가. 허리엉치보조기이다.
> 나. 몸통의 flexion, extension, lateral flexion을 제한한다.
> 다. 측방지주가 iliac crest에 접촉하지 않도록 한다.
> 라. 뒤지주, 가슴우리 밴드, 골반대, 복대로 구성된다.

① 가, 나, 다
② 가, 다
③ 나, 라
④ 라
⑤ 가, 나, 다, 라

▶ knight orthosis
- chair back orthosis + 측방지주
- 측방지주는 iliac crest의 압력을 피하여 맞춤.
- 몸통 flexion, extension, lateral flexion 제한

12 다음 설명에 적합한 보조기는?

> • 복장 패드, 위두덩 패드, 등허리 패드, 가쪽 패드로 구성되어 있다.
> • 가볍고, 착용하고 벗기가 쉽다.
> • lateral flexion/rotation 제한한다.
> • Hyper extension으로 lordosis를 증가시킨다.

① Knight-taylor
② SOMI
③ Philadelphia collar
④ Cowhorn
⑤ Jewett

▶ Jewett orthosis
- 복장 패드 + 위두덩 패드 + 등허리(흉요추) 패드 + 가쪽 패드(2)
- 등허리뼈(흉요추) 부위의 hyper extension은 척추앞굽이(전만)를 증가시킴.
- lateral flexion, rotation 제한
- 가볍고, 착용하고 벗기가 쉬움.

정답 : 10_⑤ 11_① 12_⑤

13 척추보조기의 형태와 적용 부위가 맞게 된 것은?

① LSO – Taylor
② TLSO – Chairback
③ LSO – Knight-taylor
④ TLSO – William
⑤ LSO – Knight

▶ ① Taylor : TLSO
② Chair back : LSO
③ Knight-taylor : TLSO
④ William : LSO

14 보조기의 명칭과 제한 부위가 맞는 것은?

> 가. Knight – 허리엉치
> 나. Plastic body jacket orthosis – 허리엉치
> 다. Jewett orthosis – 등허리엉치
> 라. Williams orthosis – 등허리엉치

① 가, 나, 다　　② 가, 다　　③ 나, 라
④ 라　　　　　⑤ 가, 나, 다, 라

▶ 보조기의 명칭
 - 나 : 등허리엉치
 - 라 : 허리엉치

15 목보조기의 착용 목적으로 맞지 않는 것은?

① 목의 자세를 바르게 한다.
② 근육을 긴장시켜 통증 경감시킨다.
③ 목뼈에 받는 머리의 하중 경감시킨다.
④ 목의 당김으로 신경근 압박 감소한다.
⑤ 기형을 방지한다.

▶ 목보조기의 착용 목적
 - 목의 자세를 바르게 함.
 - 근육 이완 → 통증 경감
 - 기형 방지
 - 목의 견인으로 신경근 압박 감소
 - 목의 운동 제한 → 연부조직의 치유를 도움
 - 목뼈에 받는 머리의 하중 경감

정답 : 13_⑤ 14_② 15_②

16. flexion, extension, lateral flexion, 매우 작은 각도의 rotation을 제한하며, 심리적인 효과를 기대할 수 있는 보조기는?

① Custom molded appliance
② Basic collar
③ SOMI
④ Knight
⑤ Halo brace

17. 목뼈 부위에 적용할 수 있는 보조기로 맞는 것은?

> 가. Halo brace
> 나. SOMI
> 다. Custom molded appliance
> 라. Jewett

① 가, 나, 다   ② 가, 다   ③ 나, 라
④ 라   ⑤ 가, 나, 다, 라

18. 목의 운동을 가장 제한하는 보조기로 맞는 것은?

① Philadelphia collar
② Thomas collar
③ Soft collar
④ Halo brace
⑤ Chair back orthosis

▶ Collar (basic collar)
 - soft collar, hard collar (thomas collar)
 - flexion, extension, lateral flexion, 약간의 rotation 제한
 - 심리적 효과

▶ cervical orthosis
 - Collar(Basic collar)
 - Philadelphia collar
 - SOMI
 - Custom molded appliance
 - Halo brace

▶ Halo brace
 - 머리뼈를 핀으로 고정 후 사용
 - 모든 목보조기 중에서 목의 운동 제어를 가장 잘 함.
 - 척추 안정, 목에서 머리의 하중을 감소시킬 수 있는 견인력 마련

정답 : 16_② 17_① 18_④

19 어깨뼈 사이판이 없어 누워 있는 환자도 불편없이 사용할 수 있는 보조기는?

① Basic collar
② Knight-taylor
③ Custom molded appliance
④ SOMI
⑤ philadelphia collar

20 목보조기에 대한 설명으로 맞지 않는 것은?

① Philadelphia collar : lateral flexion, rotation 제한
② Custom molded appliance : 등뼈 운동 제한
③ SOMI : C_4 이상의 척수 손상 환자에게 안정성 제공
④ Collar : 약간의 rotation 제한
⑤ Halo brace : 목의 운동 제어를 가장 잘 함.

21 척추 옆굽음증 환자에게 보조기를 착용시켜야 할 단계로 맞는 것은?

① 0°
② 5~10°
③ 10~24°
④ 25~30°
⑤ 50° 이상

22 양쪽의 다리 길이 차이로 인해 발생되는 척추 질환은?

① scoliosis
② disk
③ kyposis
④ spondylolysis
⑤ lodosis

▶ SOMI
- 어깨뼈 사이판(interscapular plate)이 없어 누워 있는 환자도 불편없이 적응
- C_4 이상의 척수 손상환자에게 안정성 제공

▶ Philadelphia collar
- Basic collar보다 머리와 목을 더 잘 받침
- flexion, extension 제한
- lateral flexion, rotation 제한에는 한계

▶ 10° 이하 : 정상
- 10~24° : 운동 치료, 정기 점검, 25~30°로 예상 시 보조기 치료 고려
- 25~40°(50°) : 30° 이상 외관 상 분명함. 즉각 보조기 치료 실시
- 50° 이상 : 수술 방법 고려

▶ scoliosis의 원인 및 형태에 따른 분류
- 선천성
- 신경근성
- 퇴행성
- 비구축성 : 보상적(다리 길이 차이) 반사적(HNP, 염증, 종양의 통증 회피) 원인 제거 시 자연적 회복
- 구축성 : 연부조직 & 척추뼈의 구조적 변형
  (특발성 70~80% [원인불명] 선천적, 신경성 및 마비성, 신경섬유종증, 마르팡증후군)

정답 : 19_④ 20_① 21_④ 22_①

23 Scoliosis와 Kyphosis를 모두 교정할 수 있는 보조기로 맞는 것은?

① Taylor
② Jewett
③ Custom molded appliance
④ William
⑤ Milwaukee brace

24 등허리엉치보조기(TLSO)에 포함되는 보조기로 맞는 것은?

> 가. Underarm orthosis
> 나. Boston brace
> 다. Milwaukee brace
> 라. Wilmington brace

① 가, 나, 다
② 가, 다
③ 나, 라
④ 라
⑤ 가, 나, 다, 라

25 Milwaukee brace에 대한 설명으로 맞지 않는 것은?

① 앞지주 (1), 뒤지주 (2), neck ring으로 구성되어 있다.
② 아이들의 성장에 따라 높이 조절이 불가능하다.
③ Scoliosis를 교정한다.
④ 외관 상 보기 좋다.
⑤ 하루 20시간 이상을 착용한다.

단원정리문제 해설

▶ Scoliosis와 Kyphosis를 동시에 교정할 수 있는 대표적인 보조기로 CTLSO - Milwaukee brace와 TLSO - Underarm orthosis가 있다.

▶ 나, 라는 지역이나 도시 이름을 따라 불려지는 TLSO 보조기이다.

▶ 밀워키 보조기(Milwaukee brace)
- 앞지주(1) + 뒤지주(2) + neck ring
- Scoliosis, Kyphosis 교정
- 거의 23시간 착용
- 보조기 착용 후 거의 정상적인 활동이 가능함.
- 장점
  - 신체에 밀착되어 있지 않고 통기가 잘 됨.
  - 아이들의 성장에 따라 높이 조절 가능
  - 커브 변화에 따라 패드 조절
  - T_7 이상의 척추 커브에도 적용
- 단점
  - 외관 상 보기 흉함.
  - 정신적으로 받아들이기 힘듦.
  - 턱받침이 머리를 위로 당겨 올리는 작용을 하면 입을 움직일 때 불편함.
  - 제작이 어려움
  - 비쌈

정답 : 23_⑤ 24_③ 25_②

26 Milwaukee brace를 착용하기 가장 적합한 시기는?

① 유·소아기 ② 성장기
③ 성인기 ④ 노년기
⑤ 시기와 관계 없음

27 다음 설명하는 내용으로 적합한 보조기는?

- T_7 이하의 등뼈나 등허리뼈의 Scoliosis, Kyphosis 교정한다.
- 지역이나 도시 이름을 따라 불려진다.
- 성장에 따른 높이 조절 불가능하다.
- Neck ring이 없어 보조기를 옷으로 감출 수 있다.

① Underm orthosis ② Knight-taylor
③ William ④ SOMI
⑤ Halo brace

28 Underm orthosis로 교정할 수 있는 척추 변형으로 맞는 것은?

① scoliosis, lodosis
② kyphosis, lodosis
③ lodosis
④ scoliosis, kyphosis
⑤ lodosis, socoliosis, kyphosis

▶ 아이들의 성장에 따라 높이 조절이 가능함.

▶ 언덜암 보조기(Underm orthosis)
 - T_7 이하의 등뼈나 등허리뼈의 Scoliosis, Kyphosis 교정
 - 지역이나 도시 이름을 따라 불려짐 (Boston brace, Wilmington brace …).
 • 장점
  - neck ring이 없어 보조기를 옷으로 감출 수 있음.
  - 제작이 쉬움.
  - 어린아이들 쉽게 적응할 수 있음.
 • 단점
  - 성장에 따른 높이 조절 불가능
  - 보조기의 내부 순환장애로 피부에 문제점이 생기기 쉬움.
  - 가슴우리가 원통형으로 되기 쉬움.
  - T_7 이상의 척추 커브는 조절할 수 없음.

▶ T_7 이하의 등뼈나 등허리뼈의 Scoliosis, Kyphosis 교정

정답 : 26_② 27_① 28_④

MEMO

Chapter 5

팔의지

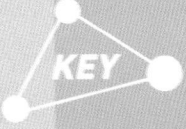

- 팔의지는 절단부에 따라 앞팔의지, 위팔의지, 어깨의지로 나눌 수 있으며, 각 의지는 socket, harness, cable, unit, terminal device로 구성되어 있습니다.
- Below-elbow amputee는 스탐프의 길이에 따라 wrist disarticulation, long below-elbow stump, short below-elbow stump, very short below-elbow stump로 나뉘어 집니다.
- Above-elbow amputee에 대한 소켓으로 short above-elbow stump에 대한 소켓, shoulder stump에 대한 소켓이 있다.
- 멜빵과 케이블은 의수(핸드나 후크)를 여닫는 조절 기능이 있으며, 멜빵은 표준형 앞팔의지에 대한 멜빵, 양쪽 앞팔의지에 대한 멜빵, 뮌스터 소켓을 사용하는 앞팔의지에 대한 멜빵으로 나눌 수 있습니다. 위팔의지 케이블은 의지의 팔꿈관절 굽힘 및 의수조절용 케이블, 의지의 팔꿈관절 잠금 제어 케이블로 나눠집니다.
- 이 외에도 unit과 terminal device가 있지만, 이 장에서는 스탐프의 길이에 따라 절단 부위를 분류할 줄 알아야 하며, 각각의 부위에 사용되어지는 socket과 harness and cable의 특징에 대해 알아 두는 것이 중요합니다.

꼭! 알아두기

1. Below-elbow amputee의 분류 및 가동 범위
2. Very short below-elbow stump에서 splint socket, Muenster socket의 특징
3. Above-elbow amputee의 분류, 특징
4. Harness and cable 분류, 특징
5. Elbow unit, rigid hinge에서 step up hinge 특징

CHAPTER 05 팔의지

1 소켓 (socket)

- 스탐프(stump) 또는 잔여 지체를 덮는 의지의 한 부분을 말함.
- 소켓이 헐거우면 스탐프와 소켓 사이에 불필요한 동작이 일어나게 될 것이며, 반대로 너무 꼭 끼게 되면 혈액 순환장애, 통증 등이 유발될 수 있음.

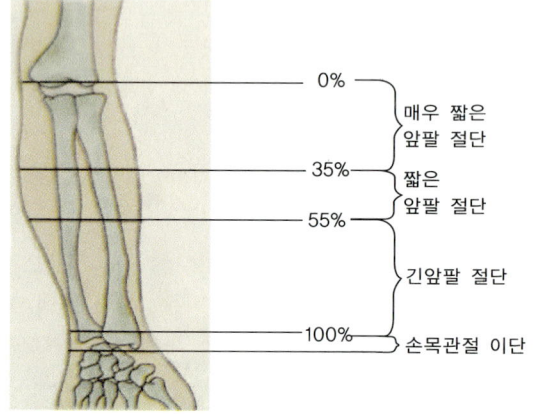

$$\frac{\text{스탐프 길이} \times 100}{\text{정상쪽 앞팔 길이}} = \text{잔여 스탐프의 \%}$$

【 앞팔 절단 (B-E amputation)의 분류 】

(1) 앞팔 절단자 (below-elbow amputee)

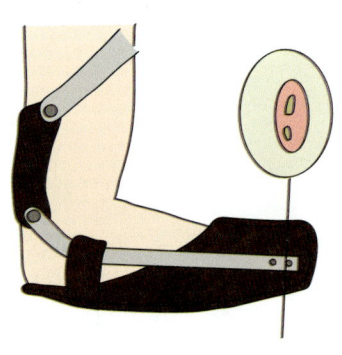

【 손목관절 이단절단에 대한 소켓 】

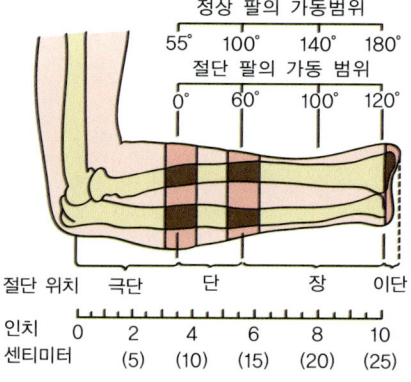

【 짧은 앞팔절단에 대한 소켓과 단면 】

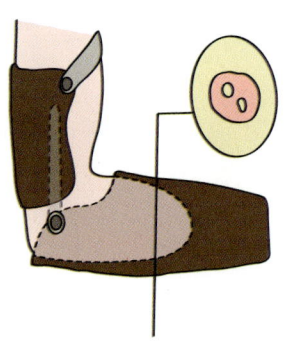

① 손목관절 이단(wrist disarticulation)
  - 팔꿈관절의 굽힘/폄, 앞팔의 엎침/뒤침 운동의 가동범위와 근력이 완전함.
② 긴앞팔 스탐프(long below-elbow stump)
  a. 앞팔의 뒤침/엎침운동 범위는 스탐프의 길이에 비례함.
  b. 스탐프가 앞팔 길이의 55% 이상, 엎침/뒤침운동이 거의 완전함.
③ 짧은 앞팔 스탐프(단 아래팔 스탐프 ; short below-elbow stump)
  a. 35~55%의 짧은 앞팔 스탐프의 엎침/뒤침운동은 거의 안 됨.
  b. 굽히고 펴는 운동에만 일차 목표를 둠.
④ 매우 짧은 앞팔 스탐프(극단 전완 스탐프 ; very short below-elbow stump)
  a. 스탐프가 너무 짧은 경우 앞팔 엎침/뒤침, 팔꿈관절 굽힘/폄운동 거의 불가능
  b. 소켓의 운동성, 안정성, 안락성의 기본적인 목표를 성취하기가 어려움.
  c. 특수한 방법의 소켓을 이용해야 함.

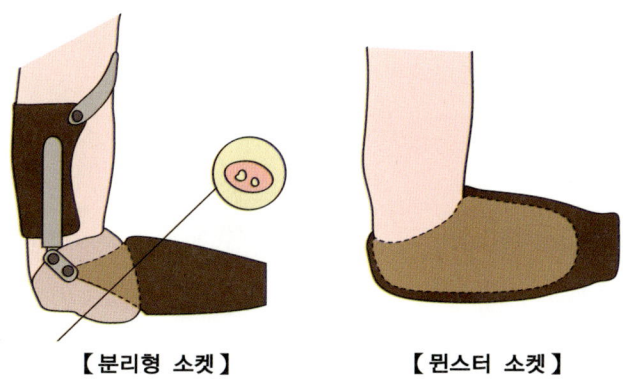

【 분리형 소켓 】　　　　【 뮌스터 소켓 】

  d. 분리형 소켓(splint socket)
    - 너무 짧은 스탐프를 소켓에 끼워 소켓이 불안정하거나 움직여 불편하게 느낄 때 사용
    - 전면 접촉형 소켓, 스텝 업 경첩(step up hinge) 사용
    - 스탐프의 step up 장치를 2:1의 비율로 하면 스탐프를 65°만 굽혀도 의지는 130°로 굽혀짐 (스탐프에 소켓을 바로 끼웠을 때보다는 힘이 배로 듦).
    - 운동 각도가 제한되어 있거나 근력이 약할 때는 기능적으로 사용할 수 없음.
    - 소켓은 팔꿈치머리(주두 ; olecranon)와 양쪽 위융기(상과 ; epicondyles)를 완전히 둘러싸야 함.
  e. 뮌스턴 소켓(Muenster socket)
    - 분리형 소켓의 단점 보완
    - 앞팔 스탐프가 아주 짧을 때 소켓을 캡슐처럼 팔꿈치를 완전히 둘러싸서 빠지지 않게 만듦.
    - 힘과 안정성이 월등하게 좋음.
    - 운동 범위는 35°에서 105°까지 약 70° 정도 밖에 허용되지 않음.
    - 편측 절단자는 별문제 없으나, 양측 절단자는 부적합함.

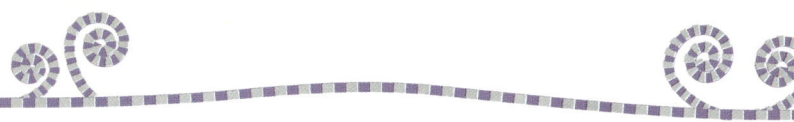

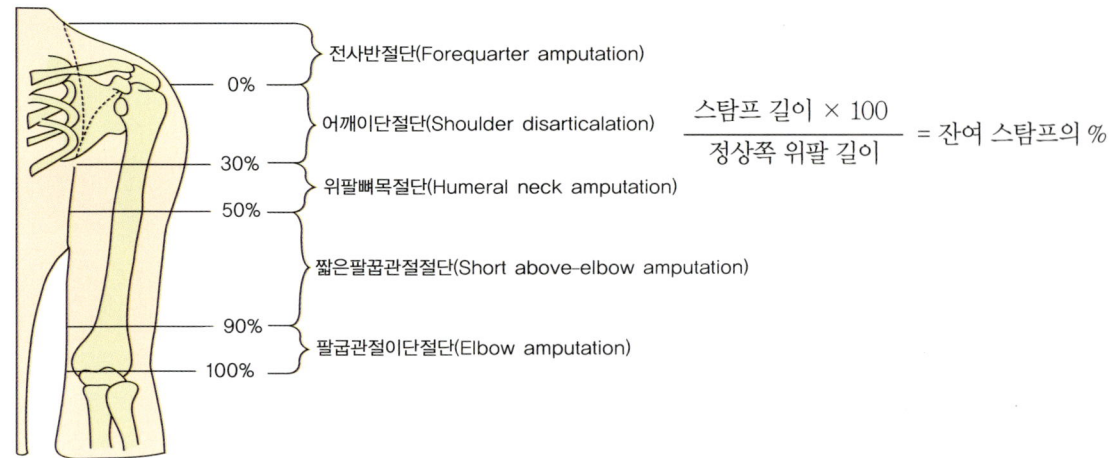

$$\frac{\text{스탬프 길이} \times 100}{\text{정상쪽 위팔 길이}} = \text{잔여 스탬프의 \%}$$

【 위팔 절단의 분류 】

(2) 위팔 절단자(above-elbow amputee)에 대한 소켓
- 30~100%까지의 위팔 절단의 경우 어깨관절의 굽힘, 폄, 벌림, 모음운동 가능

＊아래 그림 점선은 잔여 지체 부분을 나타냄.

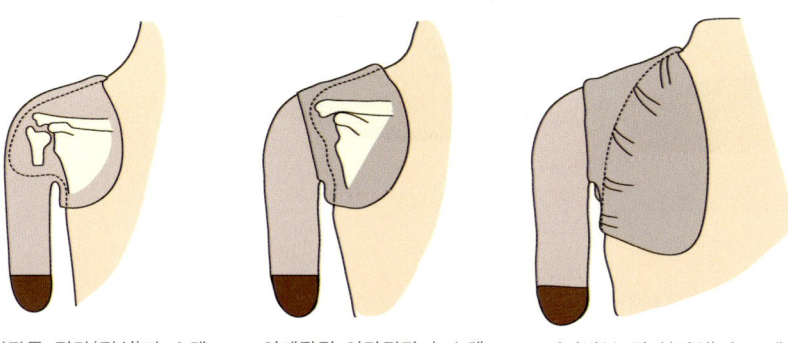

위팔목 절단(점선)과 소켓　　어깨관절 이단절단과 소켓　　전사반부 절단(점선)과 소켓

【 어깨관절 의지의 소켓 】

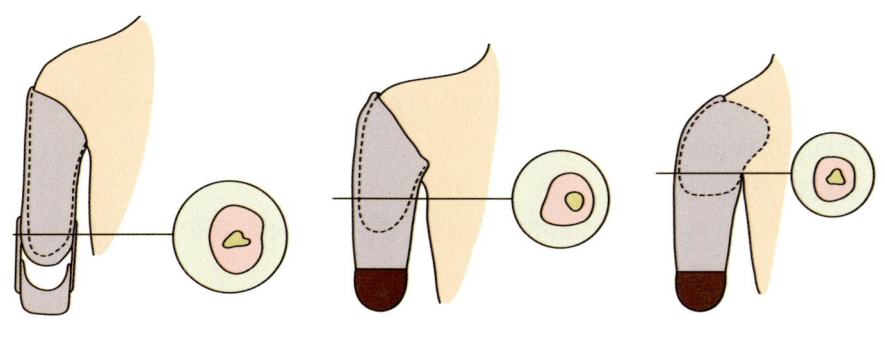

팔꿈관절 이단절단(점선)과 소켓　　표준형 위팔 절단(점선)과 소켓　　단위팔 절단(점선)과 소켓

【 어깨관절 의지의 소켓 】

① 팔꿉관절 이단, 표준형, 짧은위팔 스탐프 (elbow disarticulation, standard, short above-elbow stump)에 대한 소켓
   a. 절단면의 안/가쪽보다 앞뒤면에 넓은 타원형 → 근육들이 많이 분포
   b. 소켓을 스탐프에 잘 맞게 하려면 소켓 가쪽 윗면은 어깨봉우리의 위치에 오게 해야 함.
   c. 짧은앞팔 절단 (short A-E amputation)일 때는 소켓 가쪽 윗면에 acromion에서 약 5cm 정도 어깨 위까지 올라가야 안정성이 있음.
   d. 절단부가 짧으면 안쪽/바깥돌림이 어렵고, 무거운 물건을 들 때 지지력이 약함.
② 어깨관절 스탐프 (shoulder stump)에 대한 소켓
   a. 어깨관절의 어떠한 운동도 할 수 없음.
   b. 어깨뼈를 완전히 덮는 것이 편안하며, 운동을 전달하는 데도 좋음.
   c. 뒤쪽은 어깨뼈의 안쪽 가장자리까지, 앞쪽은 젖꼭지까지 오게 하며, 어깨뼈 abduction에 방해가 되지 않도록 해야 함.
   d. acromion, coracoid 압박 주의

2 멜빵과 케이블 (harness and cable)

- 의수(핸드나 후크)를 여닫는 조절 기능 있음.

(1) 의지의 케이블

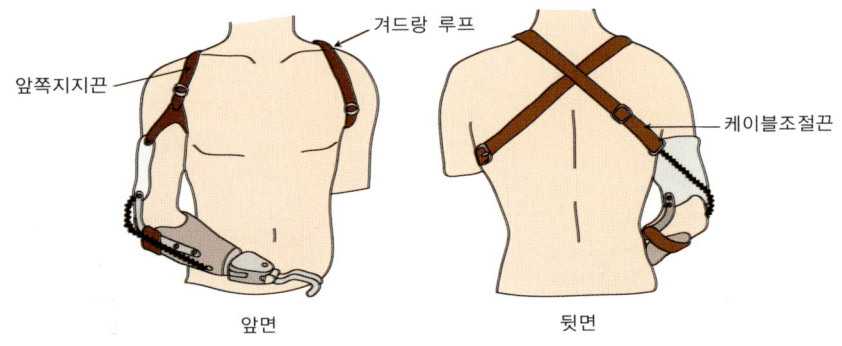

【 겨드랑 루프 (axilla loop) 】

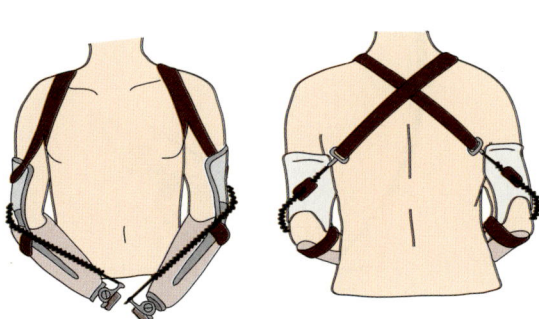

【 양쪽 앞팔의지에 대한 멜빵 】

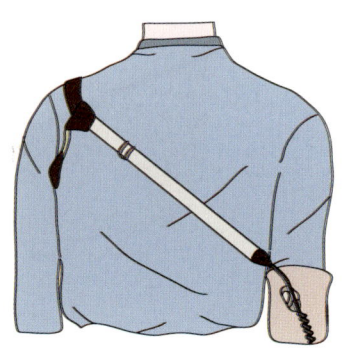

【 9자 형태의 겨드랑 루프 】

① 표준형 앞팔의지 (standard below-elbow prosthesis)에 대한 멜빵
  a. 8자를 옆으로 놓은 형태로 되어 있음.
  b. 어깨관절 굽힘으로 후크를 조작함.
  c. 뒤 교차 지점은 C7 가시돌기 (spinous process) 아래에 있어야 함 (약간 건측).
  d. 모든 팔절단 환자에게 사용
  e. 8자 형태의 멜빵의 단점은 겨드랑 루프
  f. 겨드랑에 과도한 압력 → 피부 자극 → 위팔온신경얼기 (상완총신경 ; brachialplexus) 압박
     → 신경학적인 변화 (보완 시 어깨 안장 멜빵 [shoulder saddle harness], 튼튼한 멜빵 사용)
② 양쪽 앞팔의지 (bilateral below-elbow prosthesis)에 대한 멜빵
  a. 오른쪽의수 조절 : 케이블 조절끈은 등을 가로질러 왼쪽의지의 앞쪽지지끈에서 끝남.
  b. 왼쪽의수 조절 : 케이블 조절끈은 등을 가로질러 오른쪽의지의 앞쪽지지끈에서 끝남.
③ 뮌스턴 소켓을 사용하는 앞팔의지에 대한 멜빵
  a. 건측 어깨에 9자 형태의 겨드랑 루프를 걸고 케이블 조절끈은 등을 가로질러 의수조절 케이블 (terminal device control cable)에 연결
  b. 의수를 착용하는 방법은 절단쪽의 어깨관절 굽힘, 어깨뼈 벌림으로 의수를 조작
  c. 긴소매의 옷을 입기 어려움

(2) 위팔의지 케이블

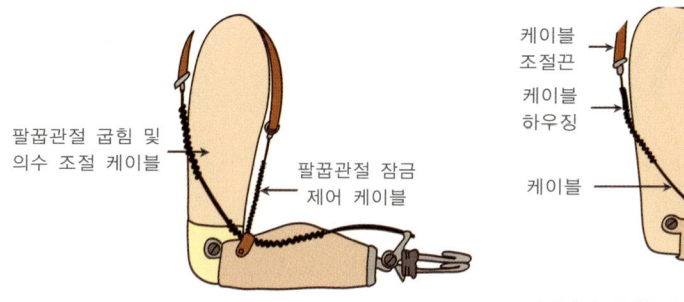
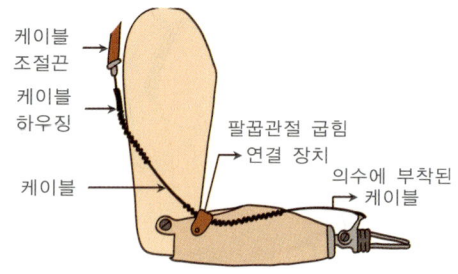

• 팔꿉관절 굽힘 및 의수조절 케이블에 대한 케이블 하우징은 분리되어 있다.

【 위팔의지의 케이블 】

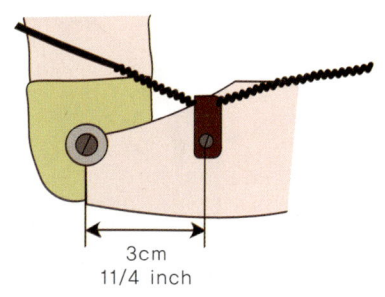

• 분리된 케이블 하우징 때문에 의지의 팔꿉관절은 굽혀지게 된다.

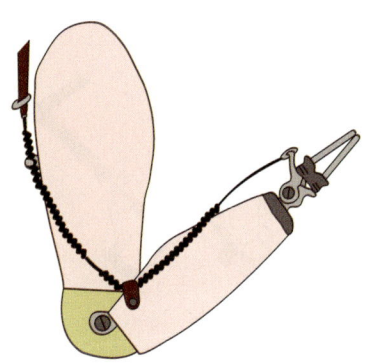

【 팔꿉관절 굽힘 연결 장치의 표준 위치 】

* **의지의 팔꿉관절 굽힘 및 의수 조절용 케이블 (elbow flexion terminal device control cable)**
  - 팔꿉관절 굽힘 연결 장치를 의지의 팔꿉관절 축에 가까이 놓으면
    → 힘을 크게 얻을 수 있으나 케이블의 움직임은 적어짐.
  - 팔꿉관절 굽힘 연결 장치를 의지의 팔꿉관절 축에서 멀리 놓으면 케이블의 움직임은 커짐.
  - 스탐프가 길면 팔꿉관절 굽힘 장치를 의지의 팔꿉관절에 가깝게 놓고, 스탐프가 짧으면 멀리 놓음.

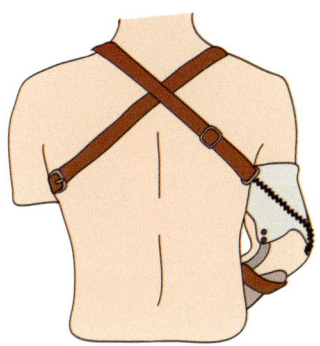

【 팔꿉관절 잠금 제어 케이블 】

* **의지의 팔꿉관절 잠금 제어 케이블 (elbow lock control cable)**
  - 앞매달기끈에서 시작되며, 의지 위팔의 앞쪽, 안쪽면을 따라 내려와서 케이블의 먼쪽 끝은 의지 팔꿉관절의 자물쇠 작용을 함.
    * 자물쇠는 케이블을 당겼다 놓으면 잠기고, 열림
  - 의지의 팔꿉관절을 요구하는 각도로 유지하려면 팔꿉관절 잠금 제어 케이블을 당겼다 놓으면 의지의 팔꿉관절이 잠겨지게 됨.
  - 의지의 팔꿉관절을 잠그고 다시 의지의 팔꿉관절 굽힘 및 의수 조절 케이블을 당기면 의수를 조작할 수 있음.

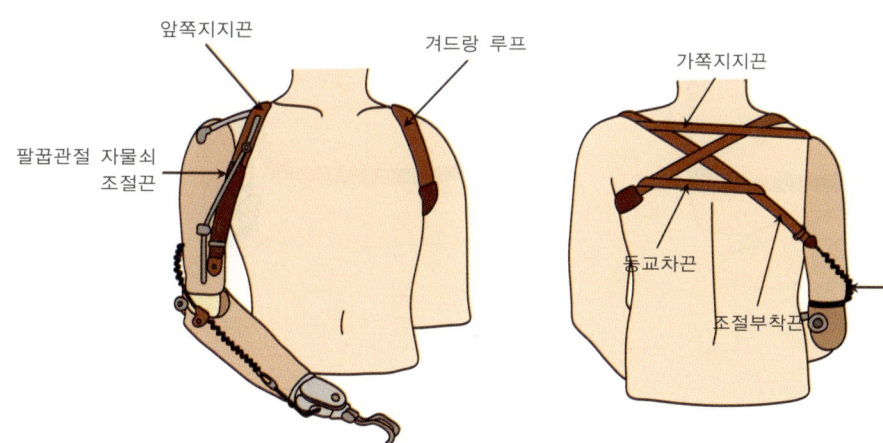

① 표준형 위팔의지 (standard above elbow prosthesis)에 대한 멜빵
  a. 겨드랑 루프 (axilla loop)
     - 건측의 겨드랑이를 감돌아 멜빵을 고정시키는 역할
  b. 앞쪽지지끈 (anterior support strap)
     - 탄력성 매달기 장치
     - 겨드랑 루프에서 시작되며, 팔꿉관절 몸쪽에서 끝남.
     - 의지를 스탐프에서 떨어지지 않도록하며, 앞으로는 의지의 위팔부를 고정, 뒤로는 겨드랑 루프를 고정시켜 소켓이 돌림되는 것을 방지하는 역할
  c. 가쪽지지끈 (lateral support strap)
     - 겨드랑 루프의 위쪽에서 수평으로 위치
     - 의지의 매달기 기능과 팔꿉관절 굽힘 및 의수 조절 케이블을 당길 때 소켓이 가쪽돌림되는 것을 방지해주는 역할을 함.
  d. 케이블 조절끈 (control attachment strap)
     - 팔꿉관절 굽힘 및 의수 조절 케이블에 부착
  e. 등교차끈 (cross back strap)
     - 겨드랑 루프로 인한 겨드랑을 압박하게 될 때 겨드랑 루프로 인한 압박의 힘을 감소시켜 불편함을 덜어줌.
     - 멜빵의 뒤 교차점이 C7 이상 올라가지 못하도록 붙잡아 줌.
  f. 팔꿉관절 자물쇠 조절끈 (elbow lock control strap)
     - 절단쪽 어깨관절을 약간 내려감.
     - 어깨관절을 펴고 벌려서 끈을 잡아당기면 의지의 팔꿉관절을 잠그고 푸는 역할을 하게 됨.
② 어깨관절 이단의지 (shoulder disarticulation prosthesis)에 대한 멜빵

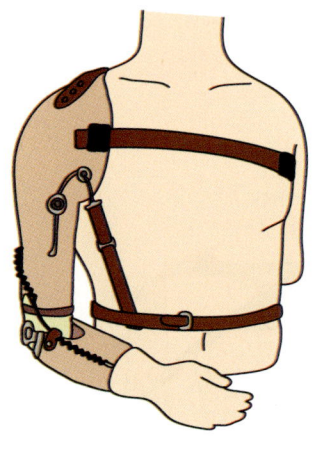 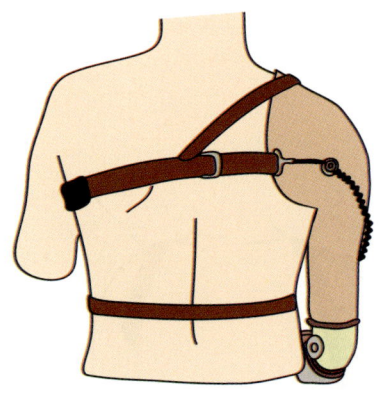

【 어깨관절 이단의지에 대한 멜빵 】

3 팔의지의 관절

(1) 손목 유니트(wrist unit)
　- 의지 앞팔에 부착, 의수 교환 가능, 의수를 임의로 돌림시켜 앞팔의 뒤침/엎침 동작 가능하게 함.

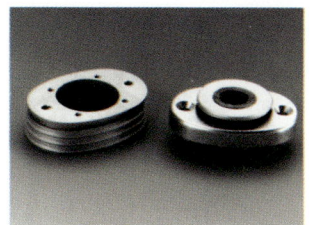

【 마찰손목 유니트 】

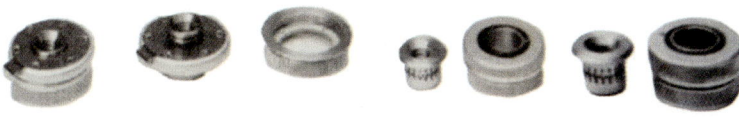

【 신속교환손목 유니트 】

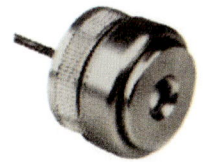

【 돌림손목 유니트 】　　　【 절구공이형 손목 유니트 】

① 마찰 손목 유니트(friction wrist unit)
　- 손목관절 이단 때의 손목 유니트는 앞팔의 길이가 길어지지 않도록 두께가 얇은 것을 사용
② 정마찰 손목 유니트(constant friction wrist unit)
　- 의수의 돌림 범위에 따라 일정하게 마찰을 주도록 고안된 것
③ 신속교환 손목 유니트(quick change wrist unit)
　- 의수를 쉽게 교환할 수 있도록 고안된 것
④ 회전 손목 유니트(rotational wrist unit)
　- 견고하게 고정, 활동적인 작업을 하는 사람에게 좋음.
⑤ 절구공이형 손목 유니트(ball & socket wirst unit)
　- 의수를 자유자재의 위치로 놓을 수 있음.

(2) 팔꿈 유니트 (elbow unit)

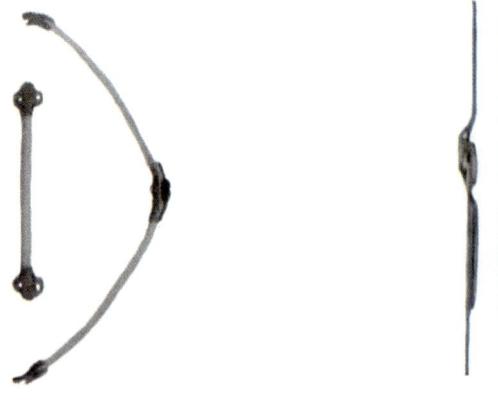

【 앞팔 절단자에 대한 유연성 경첩 】　　【 경성경첩(스텝업 힌지) 】

① 앞팔 절단자(below elbow amputee)에 대한 팔꿈 유니트
   a. 유연성 경첩 (flexible hinge)
     - 유연한 금속이나 천, 가죽 등으로 되어 있음.
     - 긴앞팔 절단자에게 사용
   b. 경성경첩 (rigid hinge)
     - 금속으로 된 지주에 관절축을 연결하고 의지의 앞팔과 위팔의 패드에 연결하여 의지의 팔꿈관절을 능동적으로 사용할 때 잔여 스탐프와 소켓 사이의 돌림성과 안정성을 높여 주기 위한 것
     - 관절축에 따라 단축경첩(single axis hinge)과 다축경첩 (polycentric hinge)으로 나눔.
     - 스텝업 경첩 (step up hinge) : 매우 짧은 앞팔 절단일 때 사용
                           앞팔 소켓이 분리되어 있을 때 주로 사용
                           팔꿈관절운동이 약 2:1의 비율로 커짐(힘은 2배로 듦).

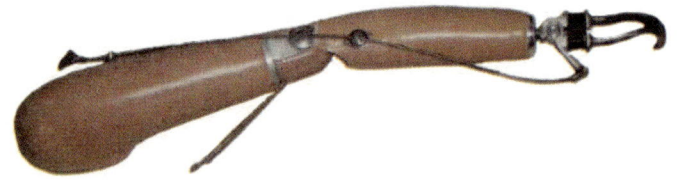

【 외부잠금 경첩 】

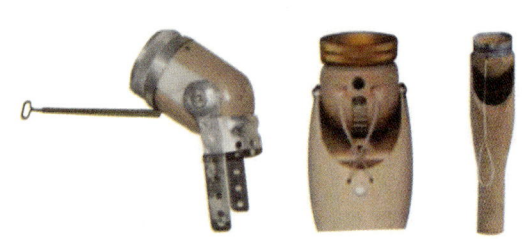

【 내부잠금 팔꿈 유니트 】

② 위팔절단자(above-elbow amputee)에 대한 팔꿈 유니트
  a. 외부잠금형(outside-locking hinge)
  b. 내부잠금 팔꿈 유니트(inside-locking elbow unit)

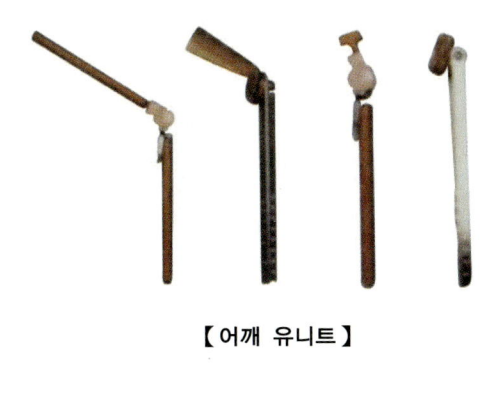

【 어깨 유니트 】

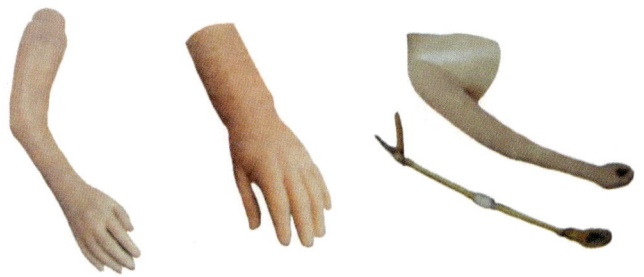

【 미관용 팔과 손 그리고 어깨관절 유니트(이중축) 】

(3) 어깨관절 유니트(shoulder unit)
  ① 어깨관절 이단, 전사반 절단 시 어깨관절이 필요
  ② 일상생활 동작 시 수동적으로 움직여 기능상 도움을 줄 수 있음.
  ③ 단축(single axis) : 어깨뼈의 벌림
  ④ 이중축(double axis) : 어깨뼈의 굽힘과 벌림
  ⑤ 삼중축(triple axis), 절구공 이축(ball & socket axis) : 여러 방향 움직임 가능

(4) 모듈라 팔의지(modular upper limb prosthesis)
  ① 내골격 시스템으로 된 파이프로 된 앞팔과 위팔 그리고 그 위에 부드러운 스펀지나 foam을 씌우고 피부색의 스타키넷(stockinet)을 덮음 (외관 상 거의 신체의 팔과 비슷한 모양을 갖춤).
  ② 내골격 시스템은 위팔 절단, 앞팔 절단, 어깨관절 이단에 대한 것이 있음.
  ③ 재래식보다 의지의 무게가 가볍고 미관상 보기 좋음.
  ④ 파이론 암 시스템 : 케이블을 수동 조작하여 팔꿈관절을 굽힘
  ⑤ 돌림 아답타를 설치하여 앞팔의 뒤침과 엎침, 어깨관절의 안쪽돌림과 가쪽돌림 성취
  ⑥ 어깨관절 이단일 때 절구공이 관절의 shoulder unit 사용

4 의수 (말단 장치 ; terminal device)

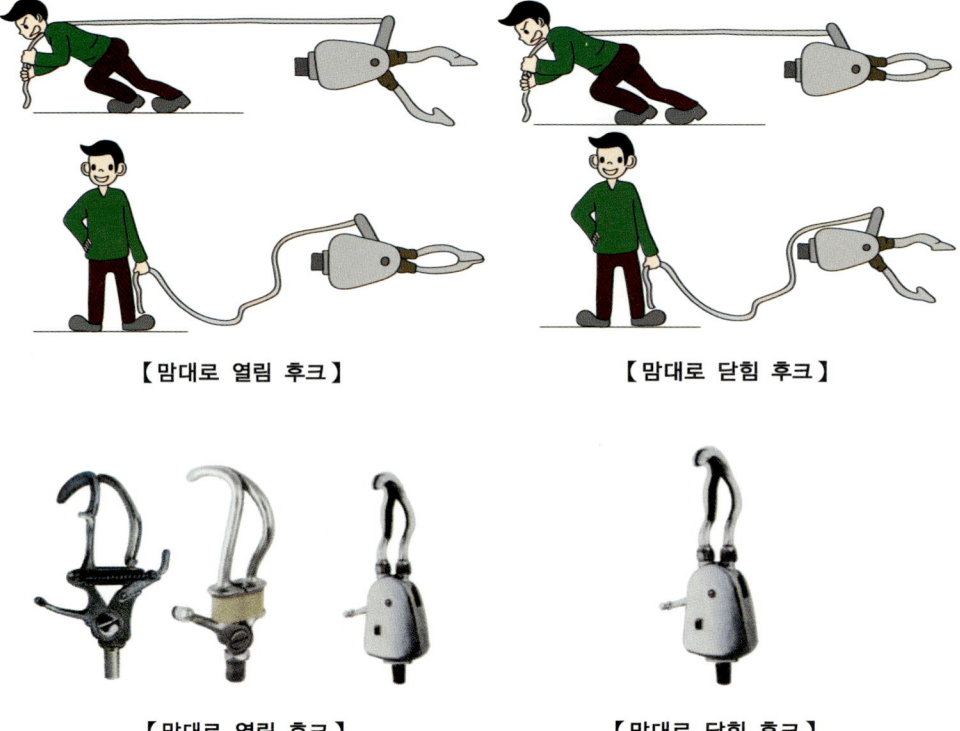

【맘대로 열림 후크】　　　　　【맘대로 닫힘 후크】

【맘대로 열림 후크】　　　　　【맘대로 닫힘 후크】

(1) 후크 (hook)
 ① 맘대로 열림 후크(voluntary opening hook) : 케이블을 당겨서 닫혀 있는 장치를 엶. 기계적 조작이 쉽고 기능적
 ② 맘대로 닫힘(voluntary closing hook) : 케이블을 당겨서 열려 있는 장치를 닫음.
  a. 호스머 도란스 후크(Hosmer Dorrance hook) : 맘대로 열림 후크
  b. 시엘라 양부하 후크(Sierra two load hook) : 맘대로 열림 후크
  c. APRL 후크(Army Prosthetic Research Laboratory hook) : 맘대로 닫힘 후크

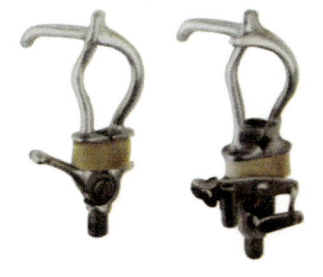 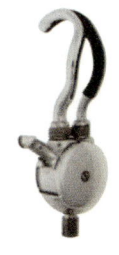 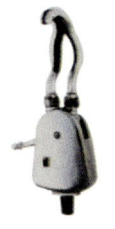

【호스머 도란스 맘대로 열림 후크】　　【시엘라 양부하 후크】　　【APRL 후크】

(2) 핸드(hand)
  ① 맘대로 열림 핸드(voluntary opening hand)와 맘대로 닫힘 핸드(voluntary closing hand)가 있음.
  ② 후크처럼 손으로 잡기 위한 역할
  ③ 교환하여 사용할 수 있게 되어 있음.
  ④ 손가락의 기본 동작은 손바닥 쥠(수장 파악, palmar prehension)으로 잡음.
  ⑤ 정상쪽 손의 손허리 손가락관절(MP joint) 둘레를 측정하여 결정
  ⑥ 모든 의수는 미관용 장갑(cosmetic glove)을 끼울 수 있음.
  ⑦ 무겁고 기능이 떨어짐.
  ⑧ 핸드의 종류 : 소아용/성인용/미관용 핸드

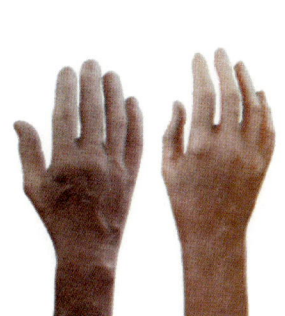 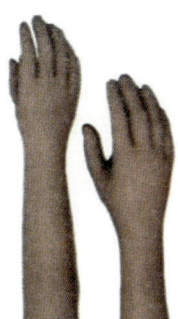 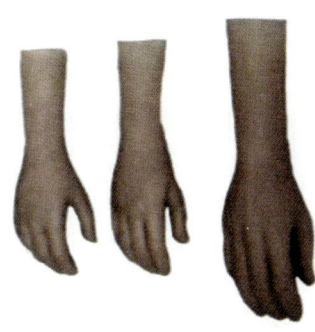

CHAPTER 05 단원정리문제

01 Standard B/E prosthesis의 Harness의 뒤 교차지점으로 맞는 것은?

① C_6 spinous process 아래에서 약간 건측
② C_6 spinous process 아래에서 약간 환측
③ C_7 spinous process 아래에서 약간 건측
④ C_7 spinous process 아래에서 약간 환측
⑤ C_6~C_7 사이의 spinous process 아래에서 약간 건측

▶ 뒤 교차지점은 C_7 가시돌기 아래에 있어야 하며, 약간 건측에 있어야 역학적인 효율을 높일 수 있음.

02 Very short B/E amputee에 대한 설명으로 맞는 것은?

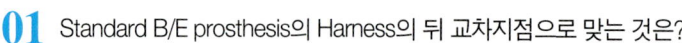

가. 앞팔엎침/뒤침, 팔꿉관절 굽힘/폄운동 불가능
나. 특수한 방법의 소켓 이용
다. 소켓의 운동성, 안정성, 안락성의 기본적인 목표 성취가 어려움
라. Splint socket은 스텝 업 경첩 사용

① 가, 나, 다 ② 가, 다 ③ 나, 라
④ 라 ⑤ 가, 나, 다, 라

▶ Very short below - elbow stump
- 스탬프가 너무 짧은 경우 앞팔엎침/뒤침, 팔꿉관절 굽힘/폄운동 거의 불가능
- 소켓의 운동성, 안정성, 안락성의 기본적인 목표를 성취하기가 어려움.
- 특수한 방법의 소켓을 이용해야 함(분리형 소켓, 뮌스턴 소켓).
  * 분리형 소켓 : 앞면 접촉형 소켓, 스텝 업 경첩(step up hinge) 사용

03 Step up을 적용했을 시 스탬프 30° 굽힘에 따른 의지의 굽힘으로 맞는 것은?

① 20° ② 30° ③ 40°
④ 50° ⑤ 60°

▶ 스텝업 경첩(step up hinge)
- 매우 짧은앞팔 절단일 때 사용
- 앞팔 소켓이 분리되어 있을 때 주로 사용
- 팔꿉관절 운동이 약 2:1의 비율로 커짐(힘은 2배로 듦).

정답 : 1.③ 2.⑤ 3.⑤

04 Muenster socket이 사용되는 절단 부위로 맞는 것은?

① wrist disarticulation
② shoulder stump
③ long below-elbow stump
④ short below-elbow stump
⑤ very short below-elbow stump

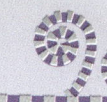 **단원정리문제 해설**

▶ 짧은 앞팔 스탐프
 - 분리형 소켓
 - 뮌스터 소켓

05 9자형 멜빵을 사용하는 팔보조기로 맞는 것은?

① 표준형 앞팔의지
② 양쪽 앞팔의지
③ 뮌스턴 소켓
④ 분리형 소켓
⑤ 어깨관절 이단의지

▶ 뮌스턴 소켓을 사용하는 앞팔의지에 대한 멜빵
 - 건측 어깨에 9자 형태의 겨드랑 루프를 걸고 케이블 조절끈은 등을 가로질러 의수 조절 케이블에 연결
 - 의수를 작용하는 방법은 절단쪽의 어깨관절 굽힘, 어깨뼈 벌림으로 의수를 조작
 - 긴소매의 옷을 입기 어려움

06 다음 중 Muenster socket에 대한 설명으로 맞는 것은?

가. Below-elbow amputee라고도 한다.
나. 9자형 멜빵을 사용한다.
다. 짧은 앞팔 스탐프를 빠지지 않게 만든다.
라. 긴 소매 옷을 입기 힘들다.

① 가, 나, 다　　② 가, 다　　③ 나, 라
④ 라　　⑤ 가, 나, 다, 라

▶ 5번 해설 참조
 - 분리형 소켓의 단점 보완
 - 힘과 안정성이 월등하게 좋음.
 - 운동 범위는 35°에서 105°까지 약 70° 정도 밖에 허용되지 않음.
 - 편측 절단자는 별문제 없으나, 양측 절단자는 부적합함.
 - 앞팔 스탐프가 아주 짧을 때 소켓을 캡슐처럼 팔꿈치를 완전히 둘러싸서 빠지지 않게 만듦.

정답 : 4_⑤　5_③　6_⑤

07 뮌스턴 소켓에 대한 설명으로 맞지 않는 것은?

① 힘과 안정성이 좋다.
② 운동 범위의 제한이 있다.
③ olecranon과 epicondyles를 둘러싼다.
④ 분리형 소켓의 단점 보완이다.
⑤ 편측절단자는 별문제 없으나 양측절단자는 부적합하다.

08 B/E amputee에 대한 설명으로 맞는 것은?

> 가. very short B/E stump : 분리형 소켓, 뮌스턴 소켓을 이용한다.
> 나. short B/E stump : 스탐프의 엎침/뒤침운동 거의 안 된다.
> 다. long B/E stump : 스탐프의 엎침/뒤침운동 가능하다.
> 라. wrist disarticulation : 팔꿈관절의 굽힘/폄, 앞팔의 엎침/뒤침운동 가능하다.

① 가, 나, 다   ② 가, 다   ③ 나, 라
④ 라   ⑤ 가, 나, 다, 라

09 표준형 위팔의지의 harness에 대한 설명으로 맞지 않는 것은?

① 겨드랑 루프 – 건측의 겨드랑이를 감돌아 멜빵을 고정시키는 역할을 한다.
② 앞쪽지지끈 – 의지를 스탐프에서 떨어지지 않도록 한다.
③ 가쪽지지끈 – 소켓이 가쪽돌림 되는 것을 방지해주는 역할을 한다.
④ 케이블 조절끈 – 팔꿈관절 굽힘 및 의수조절 케이블에 부착한다.
⑤ 등교차끈 – 멜빵의 뒤 교차점이 C7 이상 올라가도록 도와준다.

▶ olecranon과 epicondyles를 둘러쌈 → 분리형 소켓에 대한 설명이다.
▶ 6번 해설 참조

▶ 모두가 맞는 내용임.

▶ 등 교차끈은 멜빵의 뒤 교차점이 C7 이상 올라가지 못하도록 붙잡아 주는 역할을 한다.

정답 : 7_③ 8_⑤ 9_⑤

10 APRL hook 장치를 맞게 나타낸 것은?

① ball & socket wrist unit
② rotational wrist unit
③ cosmetic glove
④ voluntary closing
⑤ voluntary opening

11 활동적인 작업을 하는 사람에게 좋은 wrist unit으로 맞는 것은?

① friction wrist unit
② ball & socket wrist unit
③ rotational wrist unit
④ quick change wrist unit
⑤ constant friction wrist unit

12 Step up hinge에 대한 설명으로 맞는 것은?

가. Very short below-elbow stump 경우에 사용된다.
나. 팔꿈관절 운동 약 2:1 비율로 커진다.
다. 앞팔 소켓이 분리되어 있을 때 주로 사용된다.
라. 힘은 1/2 밖에 안 든다.

① 가, 나, 다　　② 가, 다　　③ 나, 라
④ 라　　　　　⑤ 가, 나, 다, 라

단원정리문제 해설

▶ - 호스머 도란스 후크 : voluntary opening
 - 시엘라 양부하 후크 : voluntary opening
 - APRL 후크 : voluntary closing

▶ 돌림손목 유니트(rotational wrist unit) - 견고하게 고정, 활동적인 작업을 하는 사람에게 좋음.

▶ 스텝업 경첩(step up hinge)에서 팔꿉관절 운동이 약 2:1의 비율로 커지는 대신 힘은 2배로 든다.

정답 : 10_④　11_③　12_①

Chapter 05 팔의지(Upper Limb prosthesis) | **143**

13 Hand에 대한 설명으로 맞지 않는 것은?

① voluntary opening hand, voluntary closing hand가 있다.
② 교환하여 사용 가능하다.
③ 환측의 손허리손가락관절 (MP joint) 둘레를 측정하여 결정하다.
④ 모든 의수는 미관용 장갑 (cosmetic glove)을 끼울 수 있다.
⑤ 핸드의 종류로는 소아용/성인용/미관용 핸드가 있다.

▶ 정상쪽 손의 손허리손가락관절 (MP joint) 둘레를 측정하여 결정함.

14 B/E amputee 환자가 착용하는 분리형 소켓 의지에서의 elbow unit으로 맞는 것은?

① flexible hinge
② inside-locking elbow unit
③ outside-locking hinge
④ single axis hinge
⑤ step up hinge

▶ ① 긴앞팔 절단자에게 사용
② , ③ A/K amputee에 대한 elbow unit
④ 관절축에 따라 single axis hinge, polycentric hinge로 나눔.

15 B/K amputee에서 wrist disarticulation의 내용으로 맞는 것은?

① supination, pronation 모두 완전하다.
② flexion, extension 불가능하다.
③ 35~55%의 짧은 앞팔 스탐프이다.
④ 소켓의 운동성, 안정성, 안락성 성취가 어렵다.
⑤ 스탐프의 길이가 길수록 운동 범위가 좁다.

▶ 손목관절에서 절단된 스탐프는 팔꿈관절의 굽힘/폄, 앞팔의 엎침/뒤침운동의 가동 범위와 근력이 완전하다.

정답 : 13_③ 14_⑤ 15_①

Chapter 6
다리의지

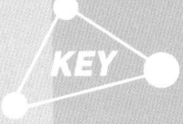

- 다리의지는 무릎관절을 중심으로 무릎관절 아래의 종아리 절단 시에 착용하는 종아리의지와 무릎관절 위인 넙다리 절단 시에 착용하는 넙다리의지로 나뉘어 집니다. 발목관절 이단절단 시 착용하는 싸임의지와 무릎관절 이단절단 시 착용하는 무릎관절 이단의지, 그리고 엉덩관절 절단 시에 착용하는 엉덩관절 이단의지로 분류할 수 있습니다.
- 종아리의지를 세분화 하여 나누면 의족(단축 발목관절, SACH 의족, 다축 발목관절, 에너지 저장의족), 의지의 종아리, 소켓(PTB 소켓, 넙다리 관절융기위소켓, 넙다리 관절융기위소켓과 위무릎뼈소켓, KBM 소켓), 매달기 장치(supracondylar cuff, supracondylar (SC) system, supra condylar/supra patellar suspension, silicon suction suspension, 매달기의 보조 장치, thigh corset에 의한 매달기 장치), 돌림 유니트, 모듈라 시스템으로 분류할 수 있습니다.
- 넙다리의지를 세분화하여 나누면 의족, 의지종아리, 의지 무릎관절(knee axis, knee control, extension aid), 소켓(원형 소켓, 사변형 소켓, 궁둥뼈 수납형 소켓, 비완전 접촉 소켓), 매달기 장치(흡인 매달기 장치, 부분 흡입 매달기 장치, 실레지안 밴드, 골반 벨트, 특수 장치), 돌림 유니트, 모듈라 구조로 분류할 수 있습니다.
- 이 외에도 양다리 절단자에 대한 의지, 발의 부분절단에 대한 의지, 무릎관절 이단의지, 엉덩관절 이단의지, 하반신 절단의지로 분류할 수 있습니다.
- 이 장에서는 다리의지와 함께 의지 착용 후 나타날 수 있는 이상보행에 대해서도 다룰 것이며, 각 의지에 맞는 socket과 매달기 장치 위주로 알아 볼 것입니다.

> 꼭! 알 아 두 기
>
> 1. 종아리의지에서의 의족, 소켓, 매달기 장치
> 2. 넙다리의지의 의지 무릎관절, 소켓, 매달기 장치
> 3. 엉덩관절 이단의지의 소켓, 카나디안 엉덩관절 이단의지
> 4. 의지착용 후 균형연습
> 5. 이상보행

CHAPTER 06 다리보조기 (lower Limb prostheses)

1 종아리의지 (무릎 아래의지) (below knee prostheses)

(1) 의족 (foot-ankle assembly)

① 단축 발목관절 (single axis foot-ankle asembly)
  a. 한 개의 축을 이루며, 의족의 발바닥 굽힘 (plantar flexion), 발등 굽힘 (dorsiflexion) 허용
  b. 발바닥 굽힘 약 15°, 발등 굽힘 5° 허용

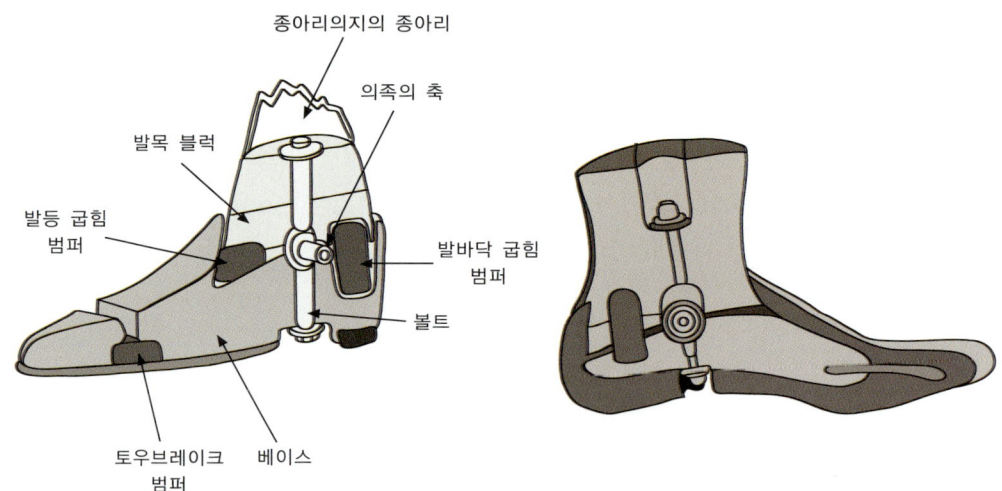

【 단축 발목관절 】

② SACH 의족
  a. 종아리의지에 가장 많이 사용
  b. 쿠션힐이 있어 충격을 heel strike~입각기까지 완화
  c. 관절 장치 없음 : 이동이 자연스러우며 원활한 보행이 가능
  d. Heel 쪽의 쿠션작용 (발 뒤꿈치를 닿을 땐 충격 흡수, 입각기에는 발바닥의 반동력을 이용)
     - 단순하고 조용함.
     - 안정성이 좋음.
     - 외형상 보기 좋음.
     - 굽 높은 구두도 신을 수 있음.

e. 발목관절 운동의 제한
   - 고령의 환자
   - 의족의 뒤꿈치가 불충하게 눌리면 보행이 어려움.
   - 쿠션힐의 탄성을 잃으면 구두 전체를 바꿈.

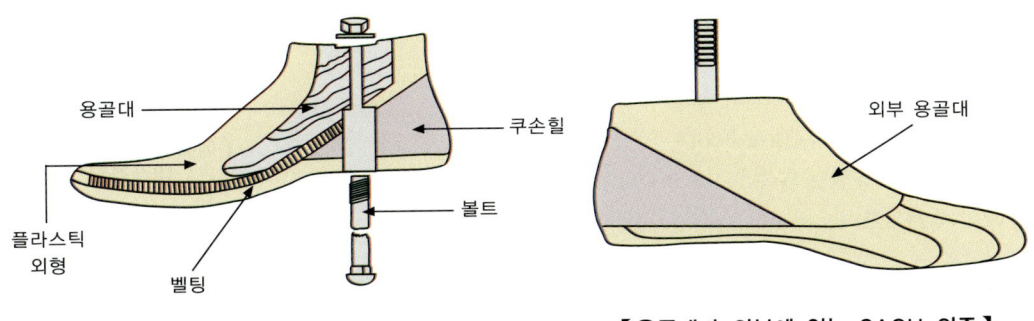

【 용골대가 중심에 있는 SACH 의족 】 　　【 용골대가 외부에 있는 SACH 의족 】

③ 다축 발목관절
   a. 모든 동작 가능 (plantar flexion, dorsiflexion, inversion, eversion, 약간의 rotation 등)
   b. 가로축 (횡축)은 flexible joint holder 내에 있으며, 유연성이 있기 때문에 발목관절의 inversion, eversion, 수평면에서도 약간의 rotation이 가능함.
   c. 고르지 못한 지면에서 걸을 때 좋음 (torsion을 흡수할 수 있어 소켓과 스탐프 사이의 torque를 감소시킴).
   d. 단축관절이나 SACH 의족보다 부피가 크고, 소음이 있으며, 미관 상 보기 좋지 않음.

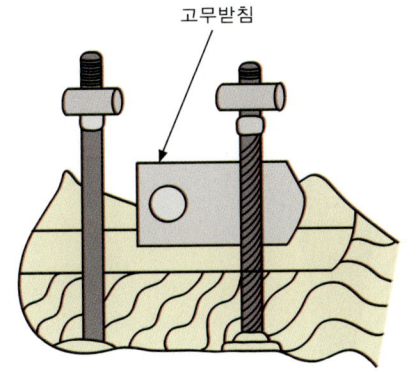 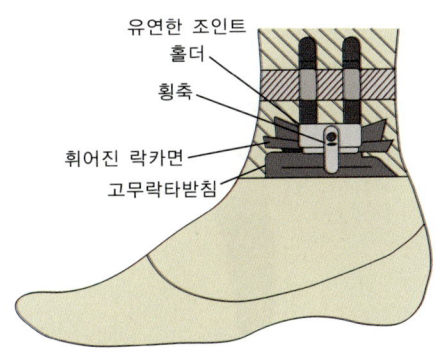

【 다축 발목관절 (두 개의 케이블로 조절됨) 】　　【 다축 발목관절 (유연한 조인트 홀더가 있음) 】

④ 에너지 저장의족 (energy storing prosthetic feet)
  a. 강력한 발뒤꿈치 밀어 올리기 (push up)가 일어나 이 힘으로 증가된 지상 반응 힘을 감당
  b. 입각기 중반에 에너지를 축적하여 입각기 말기에 이용
  c. 좀 더 활동적인 환자용
  d. 경성 유연성 내골격 의족 (SAFE ; solid ankle flexible endoskeletal)
    - SACH와 같은 작용을 하며, 동작을 약간 더 허용함. SACH 보다는 무거움.
    - 시아틀 의족 (Seattle foot)
    - 플렉스 의족 (Flex-Foot)
    - 토탈 컨셉트 의족
    - 프로프리오 풋 (proprio foot)

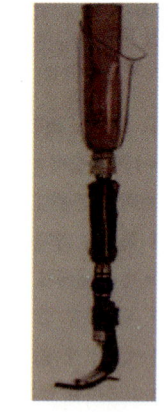

【 에너지 저장의족이 장착된 내골격형 의지 】

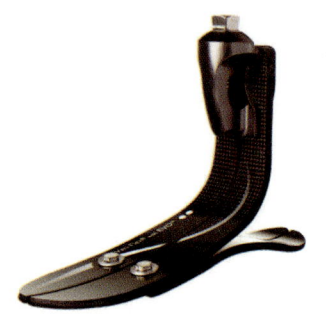 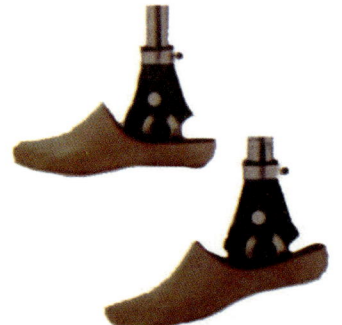 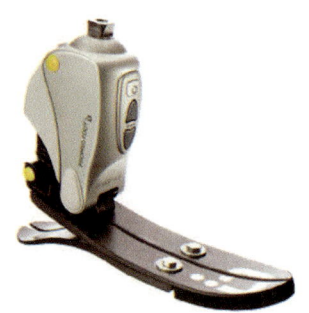

【 플렉스 의족 】　　【 토탈 컨셉트 의족 】　　【 프로트리오 풋 】

(2) 의지의 종아리 (shank)
  ① 속뼈대 (내골격) 종아리 : 위쪽에서 소켓까지 금속 또는 플라스틱 파이프로 연결되어 있음.
  ② 바깥뼈대 (외골격) 종아리 : 소켓 아래단이 공간으로 되어 있음. 외골격에 의해 체중이 받쳐짐.

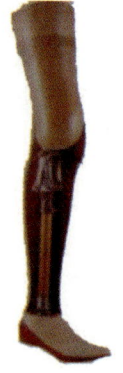 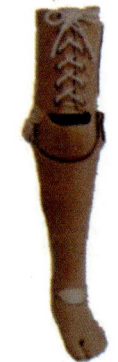

【 내골격 구조로 된 종아리의지 】　　【 외골격 구조로 된 종아리의지 】

(3) 소켓
  - 절단지의 체중부하를 받쳐주고, 의지를 움직이고, 조절하기 위한 힘을 전달해 주는 역할
  ① PTB 소켓 (patella tendon bearing socket)
    a. PTB 소켓은 종아리 스탐프의 모양을 그대로 본을 떠서 제작
    b. 체중부하는 무릎뼈 힘줄(슬개건)에 지지
    c. 앞쪽벽 : 대부분의 체중이 여기에서 걸림.
    d. 뒤쪽벽 : 스탐프를 뒤쪽에서 앞쪽으로 밀어 무릎뼈 받침에 체중이 부하되도록
              넙다리뒷근(hamstrings)의 힘줄이 위치하는 부위가 압박받지 않도록
    e. 안쪽벽 : 안정성 유지
    f. 가쪽벽 : 종아리신경이 압박되지 않게
    g. 소켓의 정렬과 체중부하 : 앞쪽으로 약 5~15° 정도 기울어지게 해야 함.

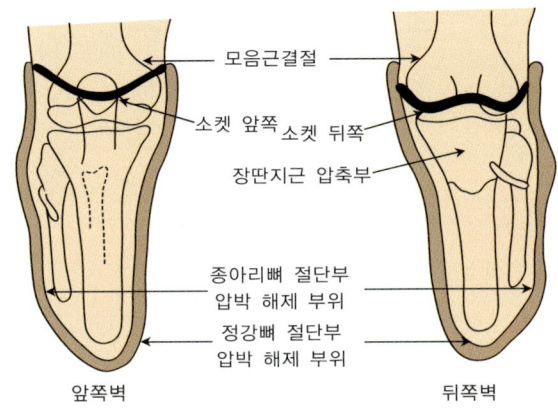

【 PTB 소켓의 앞면과 뒷면 】

  ② 넙다리 위관절융기 소켓 (대퇴상과 소켓 ; supracondylar socket)
  ③ 넙다리 위관절융기 소켓과 위무릎뼈 소켓 (상슬개 소켓 ; sc/sp socket)
  ④ KBM 소켓
      * ②, ③, ④의 소켓은 PTB 소켓의 상단을 약간 보정하여 만든 것
      * 소켓의 구조 변경만으로 해결하여 보다 편리하고 간편한 종아리 의지를 추구함.

(4) 매달기 장치 (suspension device)
  - 종아리의지를 절단지에 매달려 있도록 함.
  ① 커프에 의한 매달기 장치
    a. 위관절융기 커프 (supracondylar cuff)
    b. 의지를 스탐프에 유지
    c. 무릎관절의 안/가쪽 안정성 도와줌.
    d. 무릎이 지나치게 펴되는 것을 막음.
    e. 통증이 심하거나 아주 짧은 종아리 절단지를 제외하고는 대부분의 종아리 절단자들에게 사용

f. 가죽띠가 망가지기 쉬움.
- 무릎을 구부릴 때, 소켓의 뒤 몸쪽단과 커프 사이에 연부조직이 낄 수 있음.
- 혈액 순환을 제한할 수 있음.
- 피스톤 작용이 발생할 수 있음.

② 넙다리 위관절융기 소켓 (supracondylar(SC) system)
a. PTB 소켓보다 소켓의 안쪽과 가쪽면을 높여 넙다리 관절융기위에 걸려 밑으로 미끄러져 내려가지 않도록 하여 종아리의지를 매다는 방법
b. wedge를 이용하여 소켓 안에 스탐프를 쉽게 삽입할 수 있음.
c. 무릎뼈를 덮고 있지 않음.
d. KBM (Kondylen Bettung Munster socket) 의족에서 처음 사용
e. 무릎꿇기를 많이 하거나 넙다리네갈래근 바의 압력을 견디지 못할 때 사용
　＊넙다리네갈래근 바 : 무릎뼈 위에서 매달기 장치를 보조하고 무릎이 과다폄 되는 것을 방지
f. SCSP 소켓보다 무릎꿇기가 용이
- 외관 상 좋음.
g. 안/가쪽의 안정성 감소
- 무릎폄 정지가 없음.
- 현수 기능이 다소 떨어짐.
h. Kneeling을 원하는 환자
i. Quadriceps bar를 원하지 않는 환자

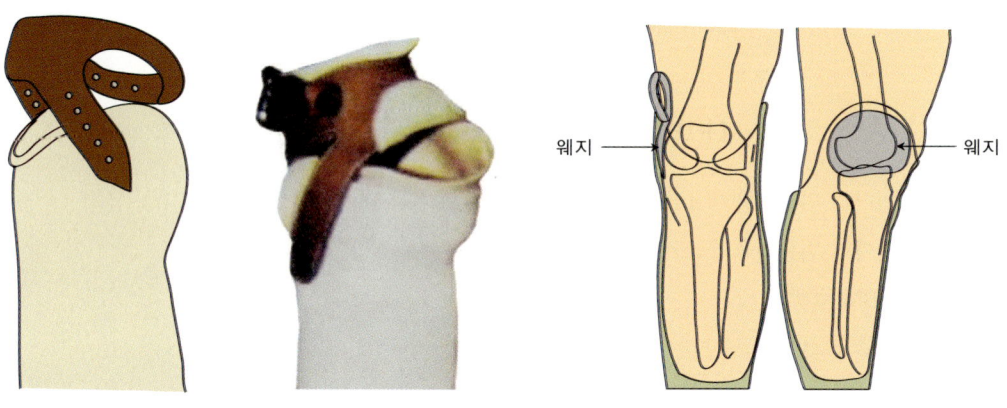

【 위관절융기 커프 】　　　　　【 넙다리 위관절융기 소켓 】

③ PTS 소켓 (prostheses tibiale supracondyliene socket)
　 또는 SC/SP 매달기 장치 (supra condylar/supra patellar suspension)
a. 커프나 코르셋 없이도 확실하게 의지가 잘 매달려 있도록 고안한 것
b. PTS에 처음 사용
c. PTB 소켓보다 앞벽과 안/가쪽벽이 좀 더 높고, 양쪽 넙다리뼈와 무릎뼈를 완전히 감싸고 있음.
d. 짧은 스탐프, 무릎관절의 안/가쪽 불안정성, 혈액 순환장애로 커프나 코르셋을 하기 어려울 경우 선택

e. 소켓의 디자인 자체로서 매달기 장치 시스템
- 혈액 순환장애가 적음.
- 과다폄 방지
- 피스톤 작용 감소
- 무릎의 안정성

f. 무릎꿇기 제한
- 바깥벽이 높아 외관 문제
- 의복 손상
- 비만이거나 근육이 매우 발달한 환자는 부적합
- PTB 소켓보다 제작하기 어려움.
- 부피가 크고 무거움.

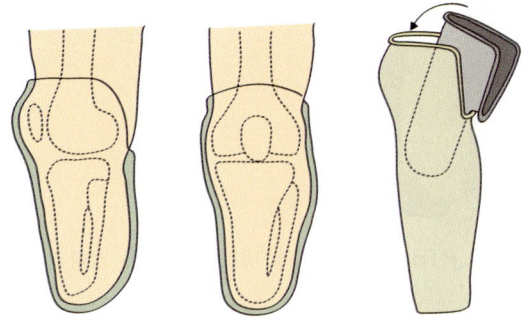

【 PTS 또는 SC/SP 매달기 장치 】

④ 실리콘 흡인 매달기 장치(silicon suction suspension)
  a. 스탐프를 소켓 내에 삽입 후 소켓의 가쪽에 있는 자물쇠로 잠그면 강력한 의지를 매달 수 있음.
  b. 강력한 매달기와 피스톤 작용의 방지
  c. 전단력 감소 및 소켓과 스탐프 사이의 돌림운동이 일어나지 않음.
  d. 통풍이 잘 안 되어 피부 질환을 일으킬 수 있음.
  e. 가격이 비쌈.

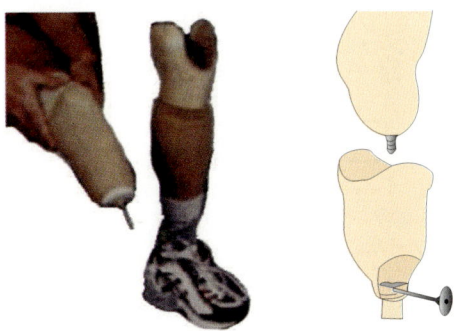

【 실리콘 흡인 매달기 장치 】

⑤ 매달기의 보조장치
- 네오프렌이나 미카코프로 만든 슬리브 (소매)를 종아리 의지를 착용한 다음에 부수적으로 덧신어 더욱 든든한 매달기가 될 수 있도록 도움 줌.

⑥ 넙다리 코르셋 (thigh corset)에 의한 매달기 장치
  a. 종아리의지를 가장 견고하게 매달아 줌.
  b. 스탐프가 짧은 절단자나 고령자의 절단에 가장 적합
  c. 의지의 부피가 커지고 무게가 증가되며, 코르셋으로 인하여 넙다리의 근육이 위축되고 부종이 생길 수 있음.

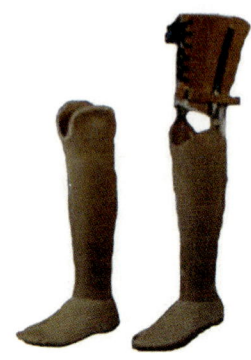

【 넙다리 위관절융기 소켓의 종아리의지와 PTB 종아리의지에 매달기 장치인 넙다리 코르셋 】

(5) 돌림 유니트 (rotator unit)
- 윗단과 아랫단의 합병된 탄력성 재질은 발이 지면에 접촉되는 동안 의지의 종아리가 돌림되는 것을 허용함.

(6) 모듈라 시스템 (modular construction)
- 소켓과 의족을 내골격으로 조립할 수 있는 것으로서 정형화된, 교환할 수 있는 여러 부품으로 이루어져 있음.

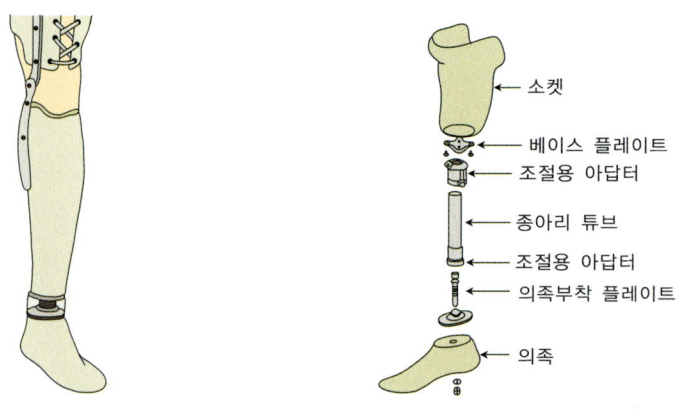

【 종아리의지에 사용된 돌림 유니트 】 　　　 【 모듈라 종아리의지의 부품 】

2 넙다리 의지(무릎위 의지, 무릎관절 위 의지 ; above-knee prosthesis)

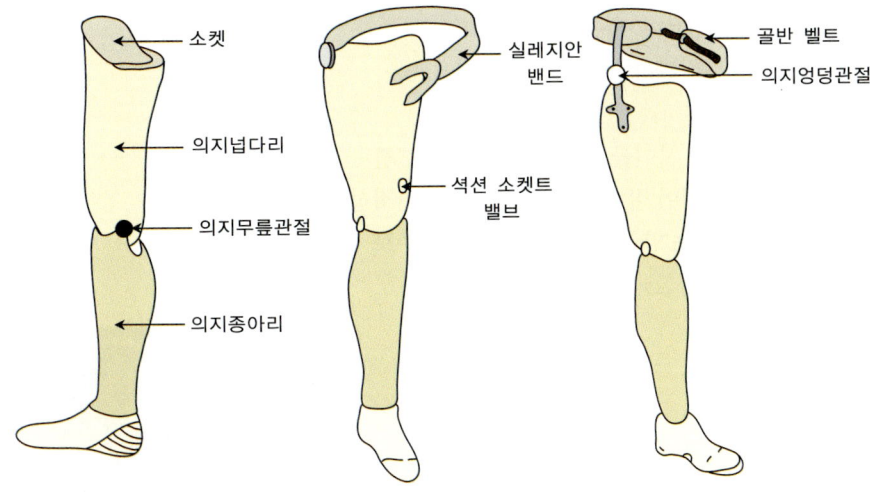

【 넙다리의지의 기본구조 】

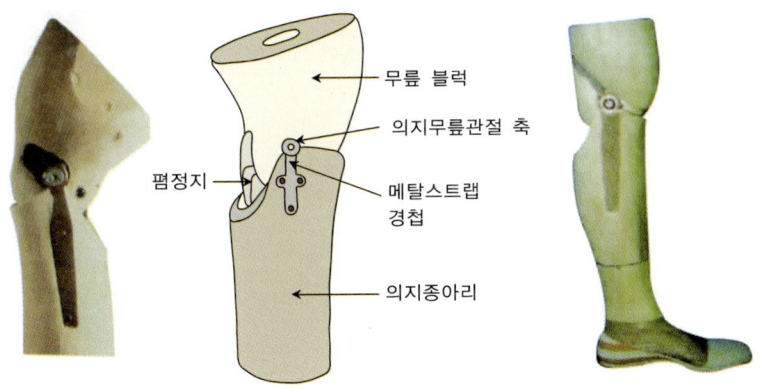

【 넙다리의지의 무릎관절 구성 】

(1) 의족(foot and ankle assembly)
  - 의족은 종아리의지의 경우와 같음.

(2) 의지종아리(shank)
  - 넙다리의지의 종아리는 의족과 의지무릎관절을 연결하는 부분

(3) 의지무릎관절(knee assembly)
  - 입각기의 초기, 중기에는 안정성이 있어야 하며, 유각기 때나 입각기의 말기에는 구부러져야 함.
  - 무릎을 구부려야 할 때 의지 무릎관절이 잘 구부러져야 함.
  - 내구성이 있고 편안해야 하며, 외형이 보기 좋아야 함.
  - 정상 보행처럼 걸으려면 의지의 무릎관절은 유각기에서 부드럽게 굽히고 펴져야 함.

① 넙다리의지의 무릎관절 축 (knee axis)
   a. 단축 무릎관절
      - 한 개의 축으로 되어 있으며, 축을 감돌아 의지의 무릎관절을 구부리고 펴게 할 수 있음.
      - 간단하고, 소음이 적고, 관리할 문제가 별로 없음.
   b. 다축 무릎관절
      - 의지무릎과 의지종아리 사이를 4개의 금속막대로 연결
      - 단축 무릎관절보다 돌림이 잘 되도록 한 것으로서 안정성이 좋음.
      - 짧은 넙다리 절단자 또는 양쪽 넙다리 절단자에게 주로 사용

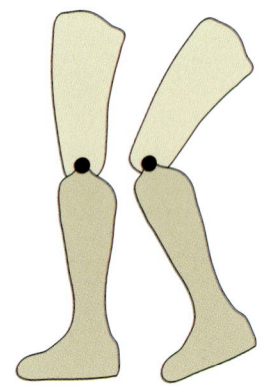
【 넙다리의지의 단축 무릎관절 】

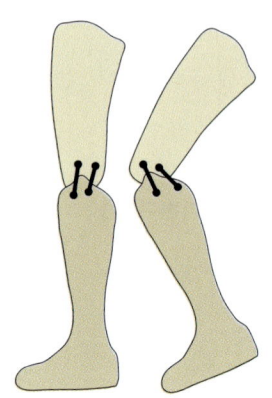
【 넙다리의지의 다축 무릎관절 】

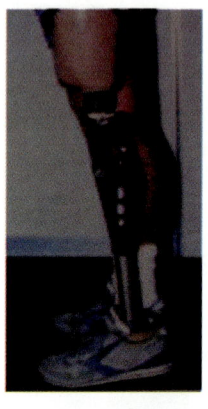
【 내골격으로 사용된 넙다리 의지의 다축 무릎관절 】

② 무릎관절의 제어 (knee control)
   a. 보행의 유각기 때 의지의 종아리 동작을 제어하기 위해
   b. 입각기 때 의지의 안정성을 주기 위해
   c. 지속성 마찰 장치 (constant friction device) 또는 정마찰 장치
      - 가격이 쌈. 가벼움, 소음이 적음. 조절하기 쉬움.
      - 보행 속도에 따라 변화를 줄 수 없음.
   d. 가변성 마찰 장치 (variable friction device)
      - 의지무릎관절의 마찰 정도를 다변화할 수 있음.
      - 유각기 동안 브레이크 작용 변화 가능, 에너지 소모가 적게 됨.
      - 소음이 많음. 유지비가 듦.
   e. 하중 마찰 브레이크 (weight activated friction brake)
      - 무릎이 갑자기 구부러질 때 브레이크 작용 → 입각기 안정성↑
      - 유각기 시 15~20°에서 그 이상의 무릎관절 동작이 일어나지 않도록 저항을 줌.
   f. 메뉴얼 럭 (manual lock)
      - 입각기에서 최대 안정성을 얻기 위해 사용
      - 무릎을 편채로 걸어야 함. 에너지 소모 많음. 걸음걸이 자연스럽지 않음.

g. 유압조절 무릎관절 또는 공기압조절 무릎관절 (hydraulic or pnumatic control knee)
   - 유압조절 무릎관절 : 주로 활동량이 많은 사람들에게 적합
   - 공기압조절 무릎관절 : 활동량이 적거나 중등도의 활동량을 가진 사람들에게 적당

③ 익스텐션 에이드 (extension aid)
   a. 뒤꿈치 올리기를 제어할 필요가 있을 때
      - 앞으로 의지를 내밀 때
      - 의지종아리를 가속화할 필요가 있을 때 사용
   b. 킥 스트랩 (kick strap)
      - 의지무릎 굽힘 → 킥 스트랩은 늘어남 → 뒤꿈치 올리기에 대한 제어를 도움 → 의지종아리를 앞으로 내밀기 시작할 때 가속도를 돕게 됨.
   c. 익스텐션 레바 (extension lever)
      - 무릎을 구부리면 스프링은 늘어나고 뒤꿈치 올리기에 저항하는 힘이 되며, 유각기의 첫 단계에 의지종아리를 가속화시키는 힘으로 작용함.

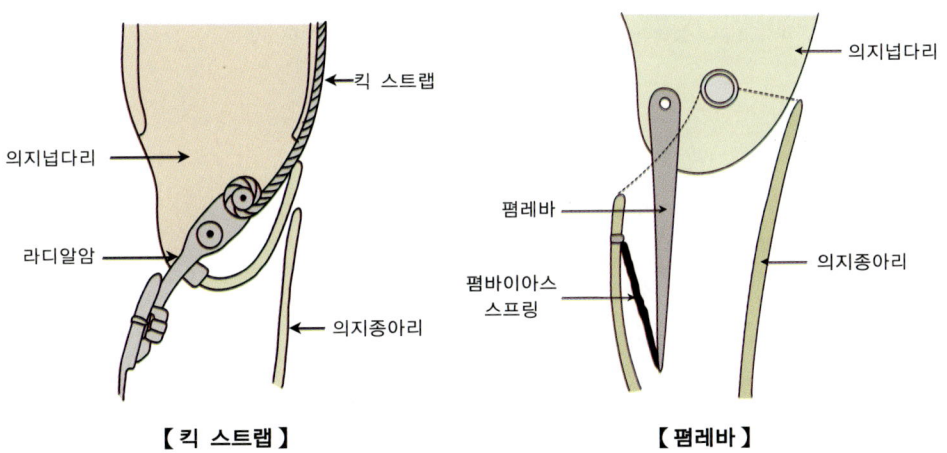

【 킥 스트랩 】   【 폄레바 】

(4) 소켓 (socket)
① 원형 소켓 (plug fit socket)
   a. 넙다리의 형태에 따라 원통형으로 생겼고, 스탐프의 모양과 일치
   b. 넙다리 스탐프의 말단 근육에 체중부하를 받게 됨.
   c. 잔여 근육은 그 능력을 발휘할 수 없음.
   d. 사변형 소켓의 출현으로 점차 밀려나고 있음.

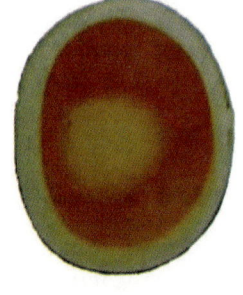

【 원형 소켓 】

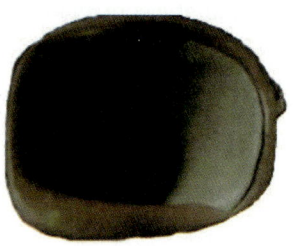
위에서 본 사변형 소켓

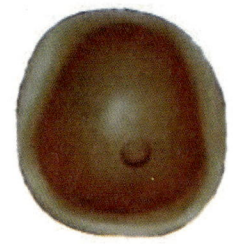
에어벨트 구멍

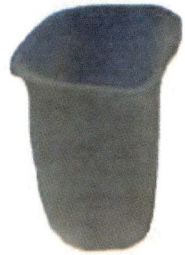
연질의 넙다리 소켓

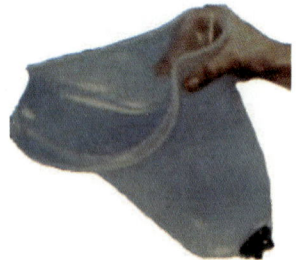
부드러우나 형태가 변화되지 않음

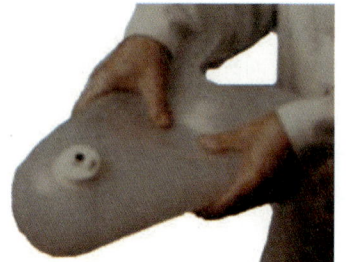
에어벨브

【 위에서 본 사변형 소켓 】

② 사변형 소켓 (quadrilateral socket)
  a. 넙다리의 해부학적 구조에 맞도록 본뜸 (사각형의 형태).
  b. 스탬프의 전체 표면이 소켓과 완전히 일치되도록 됨.
  c. 체중부하는 주로 궁둥뼈와 볼기 근육에서 지탱하게 됨.
  d. 왼/오른쪽의 길이가 길고, 앞뒤의 길이는 짧음.
  e. 가장 안정성 있게 작용하는 근육 : Hamstring
  f. 매달기 장치가 따로 필요 없음.
    - 단위 면적당 압력 감소
    - 스탬프 지지성 우수
    - 부종 및 피부 변화 최소
    - 피스톤 운동 없음.
    - 근육 위축 없음.
    - 스탬프 근육으로 의족 조절이 쉬움.
  g. 순환장애
    - 소켓 제작 및 적합성 힘듦.
    - 스탬프 변화에 작용 곤란
    - 통기성 나쁨
  h. 부종, 색소 침착, 발적과 같은 부작용을 일으킴.

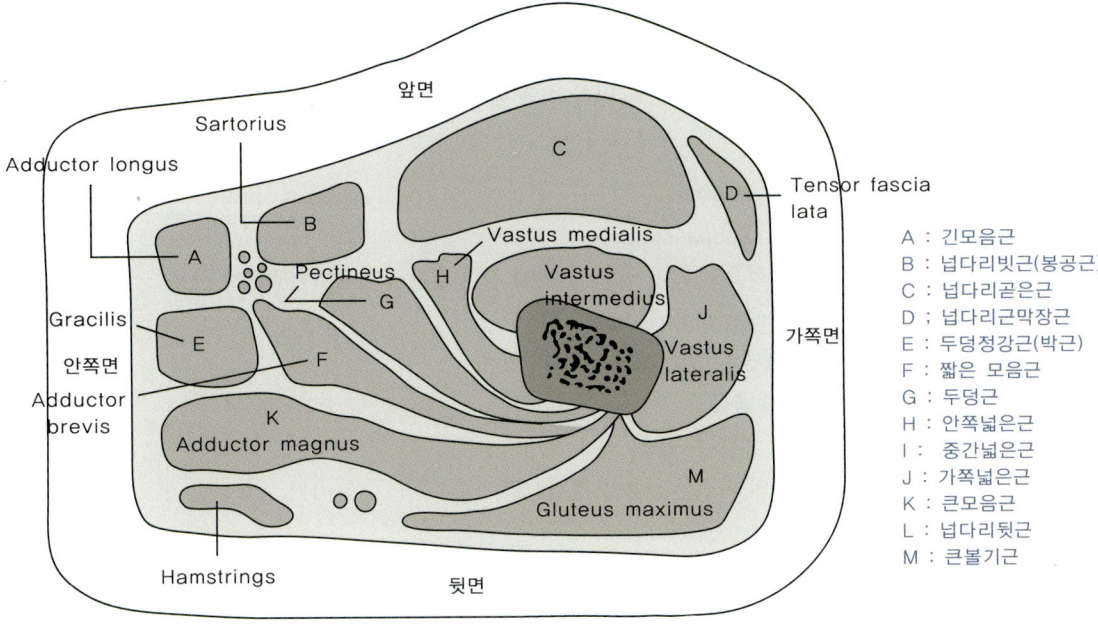

【 사변형 소켓의 해부학적 단면도 】

③ 궁둥뼈 수납형 소켓(ischial containment socket)
  a. 골반의 해부학적 구조에 따라 만듦.
  b. 앞/뒤의 별 움직임 없이 안/가쪽의 조절과 뼈조직에 의한 고정을 이룰 수 있음.
  c. 편안한 체중지지
     - 입각기 안정성
     - 정상에 가까운 유각기
  d. 가격이 비쌈.
  e. 짧은 스탬프, 넙다리 벌림근이 약한 환자에게 도움.

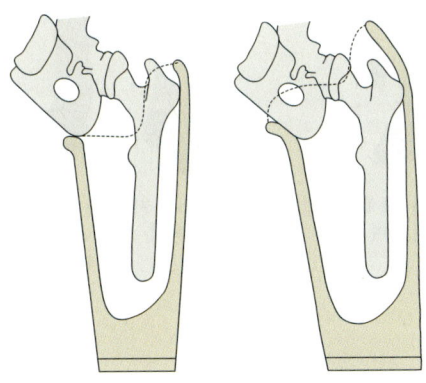

【 넙다리의지의 사변형 소켓과 궁둥뼈 수납형 소켓 】

④ 비완전 접촉 소켓 (non-total contact socket)
　　a. 공기구멍 (밸브)을 통하여 소켓 내의 공기를 환기시키고 열을 소산시킬 수 있음.
　　b. 스탐프를 소켓에 끼우고 공기구멍을 막아 소켓 내부에 음압이 생기도록 함.
　　　　＊음압은 스탐프에 부종, 울혈, 궤양 등을 발생시키는 요인 (현재는 완전 접촉 소켓을 주로 사용)

(5) 매달기 장치 (suspension device)
　① 흡인매달기 장치 (suction suspension)
　　a. 스탐프의 모양이 원추형으로 되어 있고, 근력이 강한 절단자에게 일반적으로 사용
　　b. 젊고 활동적인 절단자에게 사용
　　c. 소켓 내부의 공기를 빼낼 수 있는 밸브가 달려 있음.
　　d. 양말은 신지 않는 것이 좋음.
　　e. 잔여 근육을 충분히 사용할 수 있음.
　　　　- 절단지와 소켓 사이의 피스톤 작용을 경감시킴.
　　　　- 외관상으로 보기 좋음.
　　f. 절단단의 크기가 변하는 중이거나, 피부에 문제가 있을 때는 착용하기 곤란함.
　　　　- 음압으로 인한 순환 감소와 부종 발생

　② 부분 흡입 매달기 장치 (partial suction with axiliary suspension)
　　a. 양말의 직물 사이로 공기가 소켓 안으로 들어가기 때문에 음압이 형성되지 않아 스탐프가 꼭 맞지 않게 됨.
　　b. 흡인 소켓과 더불어 실레지안 밴드나 골반 벨트와 같은 부수적인 매달기 장치를 함께 사용함.

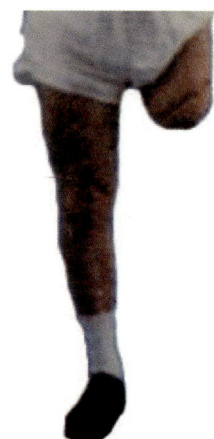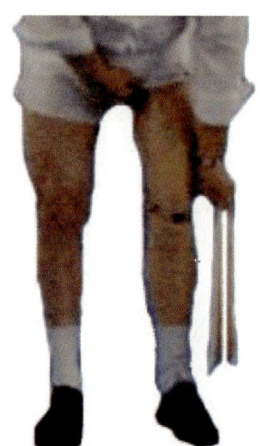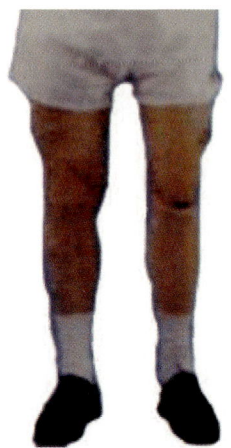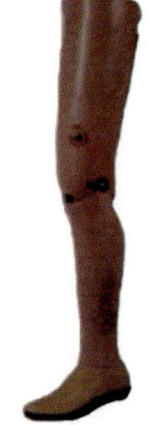

【넙다리 절단자가 넙다리 소켓에서 에어밸브를 통하여 넙다리 양말(스티키넷)을 빼내어 스탐프가 완전히 소켓에 밀착되도록 하여 착용하고 있음】

【바깥뼈대 넙다리 의지에도 에어밸브가 있음】

③ 실레지안 밴드 (silesian bandage)
    a. 소켓에 부착된 넓은 직물로 된 밴드로서 몸통운동은 거의 제한하지 않음.
    b. 사변형 소켓에서도 적용
    c. 근력이 약하거나 스탐프가 짧거나 혹은 흐늘흐늘한 스탐프를 갖고 있는 절단자에게 사용 (의지가 돌림되는 것을 방지해주고 의지의 안정성을 높여 줌.)

④ 골반 벨트 (pelvic belt)
    a. 의지를 스탐프에 유지시켜주고 의지가 돌림되는 것을 막아줌.
    b. 절단지에 가하는 힘을 도와주고 안/가쪽 안정성을 높여줌.
    c. 스탐프가 짧거나 근력이 약한 절단자
    d. 스탐프의 형성이 좋지 않은 절단자
    e. 소심하고 기력이 없는 절단자
    f. 협응 능력이 저하된 절단자
    g. 흡인 소켓으로 문제가 생기는 절단자에게 적용
    h. 앉을 때 불편하고 엉덩관절운동을 제한시킴.
        - 의지의 엉덩관절에서 소음이 남.
        - 소켓과 스탐프 사이의 과도한 피스톤 작용이 있음.
        - 의지의 무게를 증가시킴.

⑤ 특수 장치 (speicial device)
    - 지나치게 뚱뚱하든지, 임신 중이라든지, 장애가 심하든지, 반흔이나 피부 질환이 있을 때 특수하게 매다는 장치를 해야 함 (Shoulder suspension strap으로 의지를 매달아 주면 됨.).

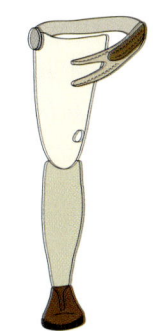

【 실레지안 밴드가 달린 흡인 소켓(바깥뼈대형 넙다리의지) 】

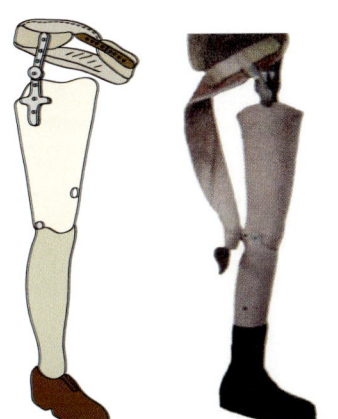

【 골반 벨트가 달린 부분 흡인 소켓 】

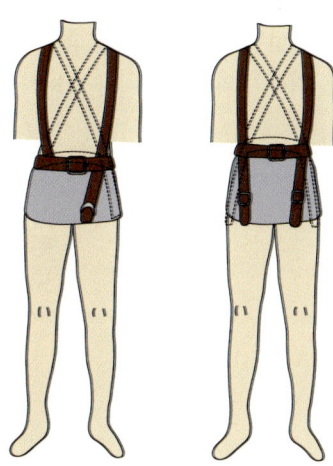

【 어깨매달기 스트랩 】

(6) 돌림 유니트 (rotator unit)
    - 종아리의지에서 설명함 (P. 152 참조).

(7) 모듈라 구조(modular construction)
 - 종아리의지에서 설명함(P. 152 참조).

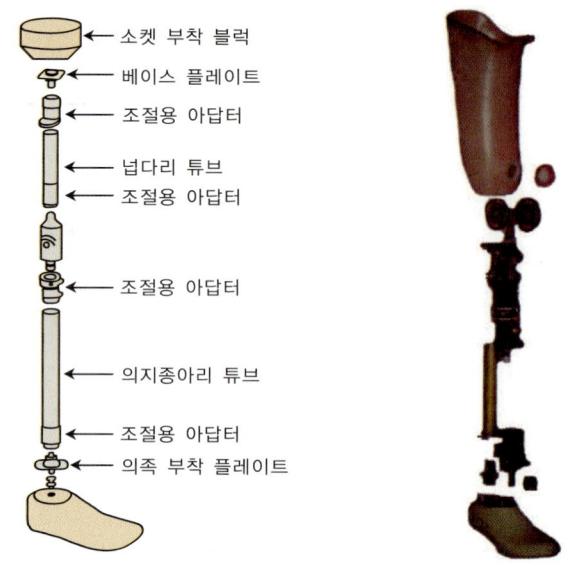

【 모듈라 넙다리의지의 부품 도해 】 【 모듈라 넙다리의지의 실제 】

3 양다리 절단자(bilateral amputation)에 대한 의지

(1) 중증 당뇨병, 버거스병(Buerger's disease), 심한 혈관장애, 자동차 사고로 피치 못하게 절단
(2) 쉽게 피로하며, 불안정한 상태
(3) 의지는 가볍고 내구성이 있도록 구성
(4) 안정감을 취하기 위해 지팡이나 크러치를 사용

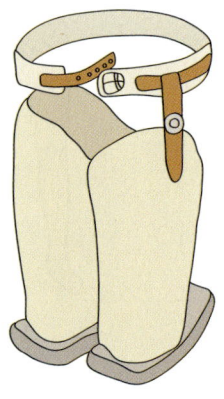

【 땅딸이의지 】

(1) 양쪽 넙다리절단자에 대한 의지
  ① 엉덩관절 굽힘과 벌림 구축이 될 수 있으므로 주의
  ② 의지의 무릎관절은 extension aid가 달린 두 개의 단축 지속성 마찰 무릎 장치를 사용
     (가볍고, 안정감이 있음. 정렬 상태 좋은 편, 부주의로 무릎이 구부러지는 것을 방지할 수 있음.)
  ③ 유압식 무릎장치(hydraulic knee unit)는 일반적으로 양쪽 다리절단자에게 적용되지는 않음.
     (균형을 잘 취할 수 있는 젊은 사람에게는 적용)
  ④ SACH 의족이나 단축의족 사용
  ⑤ 의지의 길이는 본래 다리 길이보다 5~7cm 정도 짧게 만들어 중심 낮춤(균형 유지에 도움).
  ⑥ 완전접촉 사변형 소켓으로 되어 있음.
  ⑦ 무릎관절 부위에는 둥근 밑받침이 부착되어 뒤로 넘어가지 않도록 되어 있음.
  ⑧ 안정성은 있으나 외관 상 보기 흉함 (절단자가 받아들여야 사용할 수 있음.).

(2) 한쪽은 넙다리절단자, 다른 한쪽은 종아리절단자에 대한 의지
  ① 본래의 다리 길이보다 5cm (2inch) 정도 짧게 의지를 맞추어야 안정감이 있음.
  ② 넙다리의지는 종아리의지보다 0.7~1.4cm ($\frac{1}{4}$~$\frac{1}{2}$) 정도 짧게 만들어야 쉽게 발끝을 뗌.
     * 계단을 오를 때 종아리 의지가 먼저 올라감.
     * 계단을 내려갈 때는 넙다리 의지가 먼저 내려감.

(3) 양쪽 종아리절단자에 대한 의지
  ① PTB 의지를 양쪽 다리에 맞추어 주어야 함.
  ② 매달기 장치는 개개인의 절단 상태와 스탐프의 길이에 따라 결정
  ③ 절단되기 전의 정상쪽 다리 길이보다 2.5cm 정도 짧게 만들어야 안정감이 있음.

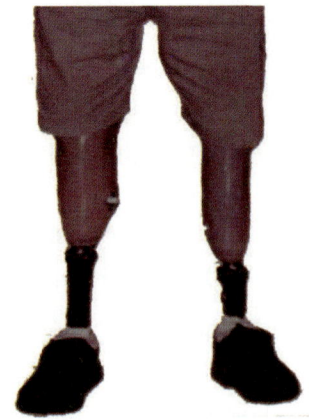

【양쪽 종아리의지의 착용 모습】

4 발의 부분절단에 대한 의지

(1) 발가락절단 (toe amputation)과 발의지
  ① 엄지발가락을 제외하고 한 두 개 절단은 기능 상이나 미관 상 크게 문제가 되지 않음.
  ② 엄지발가락 소실, 중족지절관절 완전히 절단 → 보행 시 입각기 말기에 push off를 할 수 없음.
     (약간 저는 듯이 보이며 빨리 걷거나 뛰게 되면 뚜렷이 나타남.)
  ③ 탄력성 재질을 절단된 발가락과 구두 사이에 끼워 넣고 구두 본창에는 발바닥의 형태를 본뜬 발받침을 넣거나 유연한 강철판으로 된 발받침을 넣어 push off 보조, 구두 외형 보존

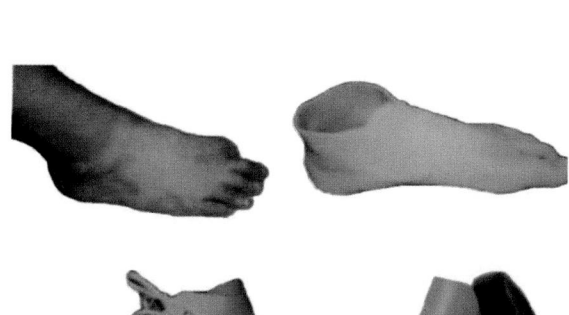

【 엄지발가락의 절단과 여러 가지 의족 】

(2) 리스후랑 절단에 대한 의지
   ① 발허리뼈를 가로질러 절단하거나 목발 허리관절(tarsometatarsal joint)에서 절단한 경우
   ② 첨족 자세(equinus position)를 취함.
   ③ 절단된 발끝은 민감하게 되며, 보행 시 발끝떼기(push off)를 전혀 못함.
   ④ 발받침을 발가락 부분까지 연장하고 절단부와 구두 앞 사이의 공간을 부드럽고 탄력성 있는 재질을 채워 스탐프를 보호하고 보행 시 push off가 잘 되도록 도와 줌.
   ⑤ 발허리뼈 바(metatarsal bar)를 대주면 효과적임.

(3) 쇼파르 절단(Chopart's amputation)에 대한 의지
   ① 족근부 중앙(mediotarsal amputation)에서 절단하는 것을 말함.
   ② calcaneus와 talus만 남음.
   ③ 소켓을 안쪽과 가쪽 복사뼈 바로 위까지 오게 하여 안정성 증가
   ④ 의족의 전족부에는 발끝떼기가 잘 되도록 toe break를 넣고 SACH foot을 사용하여 마치 발바닥 굽 힘하는 것처럼 보이게 만들어야 함.
   ⑤ 스탐프가 앞으로 미끄려져 내려가는 것을 방지하기 위하여 낮은 구두 사용

(4) 싸임의지(Syme's prosthesis)
   ① 정강뼈와 종아리뼈의 관절면에서 바로 몸쪽 부위를 절단하고 발뒤꿈치 조직을 부착함.
   ② 발의 심한 외상, 감염, 기형, 혈관 질환이 있을 때 시행
   ③ 의지가 길기 때문에 충분한 지렛대의 역할로 의지를 조절하기 쉬움.
   ④ 의지 없이도 보행이 가능함.
   ⑤ 절단부의 치유가 좋지 못하고 뼈돌기(골극 ; spur)가 생길 수 있음.
      - 미관 상 보기 좋지 않음. 먼쪽 끝이 구근 형태로 뭉툭함.
   ⑥ 초기 : 가죽으로 된 소켓과 금속 지주, 의지의 발목관절로 이루어져 있었음.
      - 캐나다 : 플라스틱 소켓과 SACH 의족으로 되어 있음.
      - 미국 : 의지 소켓의 안쪽면의 일부를 잘라 창문처럼 열고 닫을 수 있도록 만들어 스탐프를 소켓에 삽입 한 다음 플라스틱 윈도우를 달고 두 개의 끈으로 묶어 스탐프가 소켓에서 빠지지 않도록 한 것

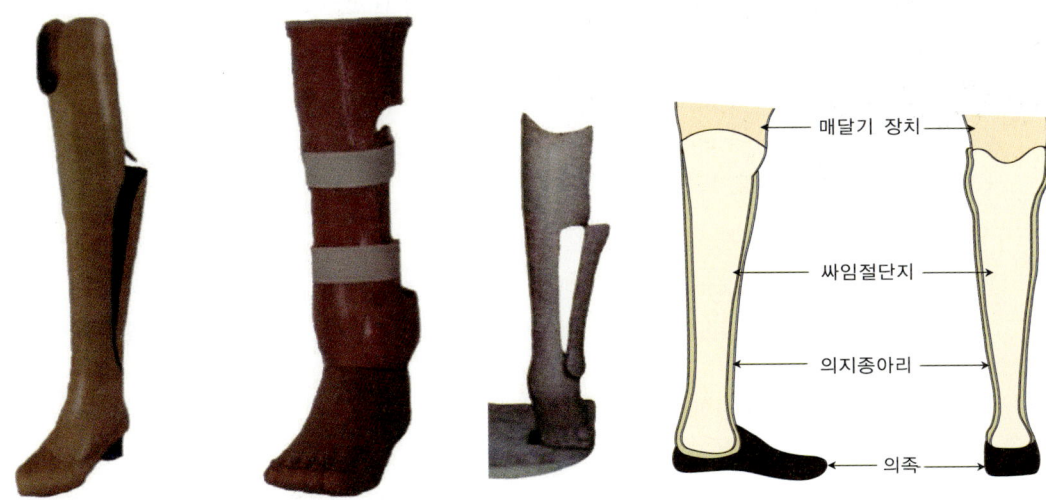

【 캐나다식 싸임의지와 VAPC 싸임의지 】 　　　　【 VAPC 싸임의지와 싸임의지의 구성 】

5 무릎관절 이단의지 (knee disarticulation prosthesis)

(1) 스탐프의 길이가 길어서 의지를 자유롭게 조정 가능
(2) 넙다리에 체중부하가 되기 때문에 별도로 궁둥뼈 거친면에 체중부하를 줄 필요 없음.
(3) 절단부 안/가쪽 관절융기가 두드러져 나와 의지를 매달기 쉽고, 돌림되는 것을 방지함.
(4) 사변형 (Quadrilateral) 소켓 사용

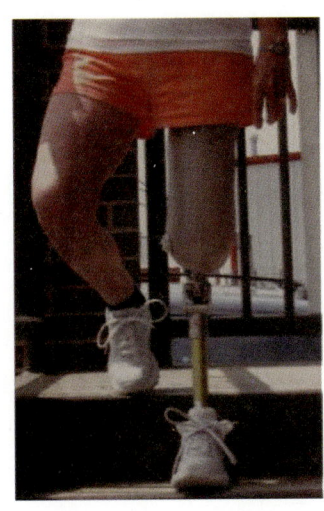 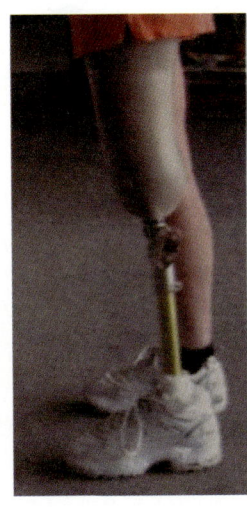

【 무릎관절 이단의지 】

6 엉덩관절 이단의지(hip disarticulation prosthesis)

- 매우 짧은 넙다리 절단(very short above-knee amputation)
- 엉덩관절 이단(hip disarticulation)
- 골반 절반 절단(hemipelvectormy)일 때 적용
- 대부분 외상이나 악성 종양, 드물게는 질병에 의해서도 절단

(1) 엉덩관절 이단의지의 소켓

① 기본형 소켓(basic socket)
  a. 스탬프를 감싸 허리까지 올라오며, 골반을 단단히 둘러싸고 있어서 스탬프와 소켓 사이에 일어나는 움직임을 최소화함.
  b. 체중부하 : 궁둥뼈거친면(좌골결절), 큰볼기근(대둔근)

② 사선형 소켓(diagonal socket)
  a. 넙다리의 작은돌기(소전자 ; lesser trochanter) 위치에 절단된 경우에 가장 적합함.
  b. 가볍고, 옷매무새가 좀 더 자연스럽게 보임.

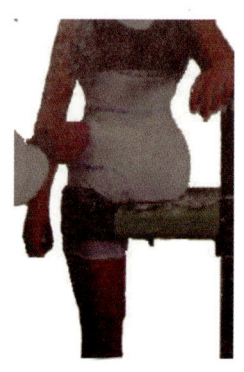
【 엉덩관절 이단에 대한 기본형 소켓 】

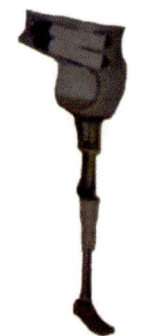
【 사선형 소켓 】

③ 골반 절반 절단형 소켓(hemipelvectomy socket)
  a. 배안(복강)을 받쳐주고 골반을 절제했기 때문에 절단부의 배와 몸통은 물주머니처럼 되어 있음.
  b. 10번째 갈비뼈의 높이까지 올라옴(몸통 굽힘이 제한됨).

(2) 스탬프와 소켓의 제어(Stump-socket control)

① 앞뒤의 제어
  a. 앞뒤의 움직임을 제어하지 못하면 골반은 소켓 내에서 돌림함.
  b. 앞으로 돌림 → 불편함, 엉덩관절의 안정성 유지가 어려움.
  뒤로 기울어짐 → 의지에 가해지는 힘은 앞 몸쪽과 뒤 먼쪽으로 가하는 것이 효과적

② 안쪽과 가쪽의 제어
  - 과도한 샅굴의 압력을 피하고 안정성을 갖게 하려면 소켓 내 스탬프의 안/가쪽 움직임 제어

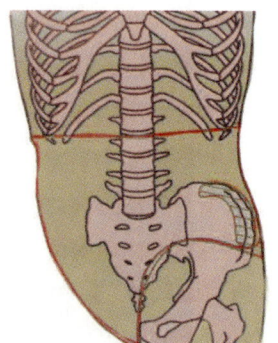
【 골반 절반 절단형 소켓 】

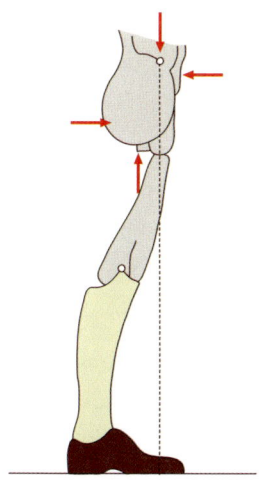
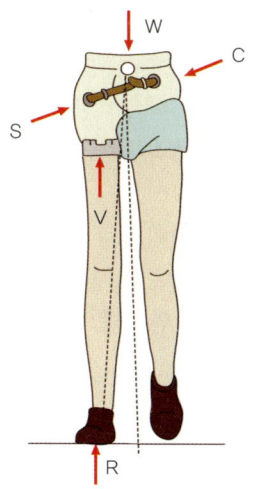

【 골반의 안정성을 유지하기 위하여 의지에 주어지는 힘의 방향 】 　　【 의지의 입각기에서의 균형 】

(3) 의지와 정렬 (alignment)

　① 시상면에서의 안정성

　　a. 엉덩관절은 체중부하선의 앞에 위치

　　b. 무릎관절은 체중부하선의 뒤에 위치하여 무릎관절과 엉덩관절을 안정시킴.

　　c. 무릎관절의 안정성은 엉덩관절의 위치에 따라 영향을 받게 됨.

　② 이마 (전두)면에서의 안정성

　　- 엉덩관절 이단의지를 뒤에서 볼 때 뒤꿈치 사이의 약 7.5cm의 좁은 바닥면 위에서 의지의 안정성이 이루어짐.

(4) 카나디안 엉덩관절 이단의지

　① 자체 현수 능력이 있음.

　② 체중지지는 환측의 ischial tuberosity와 엉덩이

　③ 앞면 접촉식 socket

　④ 비만자는 사용 못함.

　⑤ 굽힘 제한용 bend 부착해 hip flexion 15° 제한

　⑥ 앞/뒤 안정성 확실

　⑦ 안/가쪽 안정성 확보

　⑧ 카나디안 의지 착용 시 엉덩관절 안정성을 해 줘야 할 위치 : lateral

7 하반신 절단의지 (hemicorporectomy prosthesis)

(1) 허리 부위 가로단면절단술이라고도 함.

(2) 골반, 골반 내의 모든 장기, 다리 외부생식기 및 허리와 요수를 가로 절단하여 제거하는 것

(3) 골반 내의 장기, 피부, 근골격계의 악성 종양일 경우 이 절단술을 감행함.

8 의지착용 후 균형 연습
   (1) 체중부하와 밸런스
   (2) 체중부하 : 왼/오른쪽으로
   (3) 체중 이동 : 체중을 앞과 뒤로 쏠리게 함.
   (4) 다리를 앞뒤로 흔듦.
   (5) 다리를 왼쪽과 오른쪽 (모음·벌림)으로 흔듦.
   (6) 뒤꿈치를 축으로 하여 발가락으로 안·밖으로 돌리기
   (7) 발가락을 축으로 하여 뒤꿈치를 안·밖으로 돌리기

9 돌림보행 (circumduction)의 원인
   (1) 의지가 너무 김.
   (2) 무릎관절 배열에 의한 안정성이 너무 좋음.
   (3) 소켓의 매달기 장치가 부적절
   (4) 안쪽 벽이 너무 두꺼움
   (5) 유각기 시 굽힘이 제한
   (6) 절단 넙다리 부위가 벌림 구축이 있을 때

10 몸통 가쪽굽힘 보행
   (1) 트렌데렌버그 보행 (Trendelenburg gait), 중간볼기근 파행 (gluteus medius limp)이라고 함.
   (2) 왼/오른 양쪽으로 몸통이 기울어지면 weddling gait라고 함.
   (3) Hip abductor weakness
   (4) 엉덩관절 탈구, 굽은넙다리뼈, 넙다리머리뼈끝분리증 (대퇴골두골단분리증 ; slipped capital femoral epiphysis)
   (5) 엉덩관절의 통증
   (6) 보조기의 넙다리 밴드가 회음부에 닿게 되어 압박을 줄 때
   (7) 환측다리가 짧아져 있는 경우
   (8) 엉덩관절 벌림 보행의 보상

11 다리의지 착용자의 동작
   (1) 의자에 앉기 : 건측발을 축으로 하여 건측다리의 뒤쪽이 의자에 닿게 함.
   (2) 의자에서 일어나기 : 건측다리를 의자 안쪽으로 약간 구부려 넣음.
   (3) 계단 올라가기 : 건측다리 먼저 계단에 올려 놓음.
   (4) 계단 내려가기 : 의지다리 먼저 내려 놓음.
   (5) 물건을 주워 올릴 때 : 건측발을 의지 발의 앞에 놓음.

CHAPTER 06 단원정리문제

01 다음 설명에 맞는 것은?

> • 종아리의지에 가장 많이 사용된다.
> • 관절 장치 없다.
> • 발목관절운동이 제한되어 있다.
> • 굽 높은 구두도 신을 수 있다.

① SACH 의족 ② PTS 소켓
③ 다축 발목관절 ④ 단축 발목관절
⑤ PTB 소켓

02 다리의지의 발목관절 중 발바닥 굽힘 15°, 발등 굽힘 5°을 허용하는 것은?

① 다축 발목관절 ② SACH 의족
③ 단축 발목관절 ④ 에너지 저장 의족
⑤ socket

03 A/K prosthesis와 B/K prosthesis의 연결이 맞는 것은?

> 가. A/K prosthesis – PTB socket
> 나. B/K prosthesis – non-total contact socket
> 다. A/K prosthesis – plug fit socket
> 라. B/K prosthesis – supracondylar socket

① 가, 나, 다 ② 가, 다 ③ 나, 라
④ 라 ⑤ 가, 나, 다, 라

단원정리문제 해설

▶ SACH 의족
 - 종아리의지에 가장 많이 사용
 - 쿠션힐이 있어 충격을 heel strike~입각기까지 완화
 - 관절 장치 없음 : 이동이 자연스러우며, 원활한 보행이 가능
 - Heel 쪽의 쿠션작용(발 뒤꿈치를 닿을 때 충격 흡수, 입각기에는 발바닥의 반동력을 이용)
   → 단순하고, 조용함, 안정성이 좋음, 외형상 보기 좋음, 굽 높은 구두도 신을 수 있음.
 - 발목관절운동의 제한
   → 고령의 환자, 의족의 뒤꿈치가 불충분하게 눌리면 보행이 어려움, 쿠션힐의 탄성을 잃으면 구두 전체를 바꿈.

▶ 단축 발목관절 (single axis foot-ankle asembly)
 - 한 개의 축을 이루며, 의족의 발바닥 굽힘(15°), 발등 굽힘(5°) 허용

정답 : 1.① 2.③ 3.②

04 Patella tendon bearing socket에 대한 설명으로 맞는 것은?

> 가. 종아리 스탐프의 모양을 그대로 본을 떠서 제작한다.
> 나. 뒤쪽벽 : 넙다리 뒤근의 힘줄이 위치하는 부위가 압박받지 않도록 한다.
> 다. 가쪽벽 : 종아리신경이 압박되지 않게한다.
> 라. 체중부하는 무릎뼈 힘줄에 지지한다.

① 가, 나, 다　　② 가, 다　　③ 나, 라
④ 라　　　　　　⑤ 가, 나, 다, 라

단원정리문제 해설

▶ PTB 소켓(patella tendon bearing socket)
 - PTB 소켓은 종아리 스탐프의 모양을 그대로 본을 떠서 제작
 - 체중부하는 무릎뼈 힘줄(슬개건)에 지지
 - 앞쪽벽 : 대부분의 체중이 여기에서 걸림.
   뒤쪽벽 : 스탐프를 뒤쪽에서 앞쪽으로 밀어 무릎뼈 받침에 체중이 부하되도록 넙다리 뒷근(hamstrings)의 힘줄이 위치하는 부위가 압박받지 않도록
   안쪽벽 : 안정성 유지
   가쪽벽 : 종아리신경이 압박되지 않게
 - 소켓의 정렬과 체중부하 : 앞쪽으로 약 5~15° 정도 기울어지게 해야 함.

05 SACH 의족에 대한 설명으로 맞지 않는 것은?

① 쿠션힐이 있어 충격을 heel strike~입각기까지 완화한다.
② 다축관절 장치이다.
③ 단순하고 조용하다.
④ 외형 상 보기 좋다.
⑤ 의족의 뒤꿈치가 불충분하게 눌리면 보행이 어렵다.

▶ 1번 해설 참조

06 다음 설명에 맞는 장치는?

> • Heel rise를 제어할 필요가 있을 때 사용한다.
> • 앞으로 의지를 내밀 때, 의지종아리를 가속화할 필요가 있을 때 사용한다.
> • kick strap, extension lever와 같은 종류가 있다.

① quadrilateral socket
② thigh corset
③ Syme's prosthesis
④ suction suspension socket
⑤ extension aid

▶ 익스텐션 에이드(extension aid)
 • 사용 필요성
  - 뒤꿈치 올리기를 제어할 필요가 있을 때
  - 앞으로 의지를 내밀 때
  - 의지종아리를 가속화할 필요가 있을 때
 • 킥 스트랩(kick strap)
 • 익스텐션 레바(extension lever)

정답 : 4_⑤ 5_② 6_⑤

07 다음 설명에 적합한 것은?

> • 가격이 싸고 가볍다.
> • 소음이 적다.
> • 조절하기가 쉽다.
> • 보행속도에 따라 변화를 줄 수 없다.

① kick strap
② hydraulic or pnumatic control knee
③ constant friction device
④ variable friction device
⑤ extension lever

08 Kneeling을 원하는 환자에게 사용하는 소켓과 매달기 장치로 맞는 것은?

① KBM, supracondylar (SC) system
② KBM, supracondylar cuff
③ PTS, supracondylar/suprapatellar suspension
④ PTS, supracondylar (SC) system
⑤ PTB, supracondylar/suprapatellar suspension

09 Knee joint의 media/lateral instability에 사용하기에 적절한 것은?

① supracondylar/suprapatellar suspension
② PTB
③ thigh corset
④ KBM
⑤ Syme's prosthesis

▶ 무릎관절의 제어 (knee control)
- 보행의 유각기 때 의지의 종아리 동작을 제어하기 위해
- 입각기 때 의지의 안정성을 주기 위해
- 지속성 마찰 장치(constant friction device) 또는 정마찰 장치 : 가격이 쌈. 가벼움. 소음이 적음. 조절하기 쉬움. 보행속도에 따라 변화를 줄 수 없음.
- 가변성 마찰 장치 (variable friction device) : 의지 무릎관절의 마찰 정도를 다변화 할 수 있음. 유각기 동안 브레이크 작용 변화 가능, 에너지 소모가 적게 됨. 소음이 많음. 유지비가 듦.
- 유압 조절 무릎관절 : 주로 활동량이 많은 사람들에게 적합
- 공기압 조절 무릎관절 : 활동량이 적거나 중등도의 활동량을 가진 사람들에게 적당

▶ 넙다리 관절융기위 소켓 (supracondylar (SC) system)
- PTB 소켓보다 소켓의 안쪽과 가쪽면을 높여 넙다리 관절융기 위에 걸려 밑으로 미끄러져 내려가지 않도록 하여 종아리 의지를 매는 방법
- wedge를 이용하여 소켓 안에 스탐프를 쉽게 삽입할 수 있음.
- 무릎뼈를 덮고 있지 않음.
- KBM (Kondylen Bettung Munster socket) 의족에서 처음 사용
- 무릎 꿇기를 많이 하거나 넙다리 네갈래근 바의 압력을 견디지 못할 때 사용
  * 넙다리 네갈래근 바 : 무릎뼈 위에서 매달기 장치를 보조하고 무릎이 과다 폄 되는 것을 방지
- SCSP 소켓보다 무릎 꿇기가 용이, 외관 상 좋음.
- 안/가쪽의 안정성 감소, 무릎 폄 정지가 없음. 현수 기능이 다소 떨어짐.
- kneeling을 원하는 환자
- quadriceps bar를 원하지 않는 환자

정답 : 7_③ 8_① 9_①

10 다음 설명하는 것으로 맞는 것은?

> • 종아리의지를 가장 견고하게 매달아 준다.
> • 스탬프가 짧은 절단자나 고령자의 절단지에 가장 적합하다.

① 넙다리 코르셋(thigh corset)에 의한 매달기 장치
② supracondylar (SC) system
③ supracondylar cuff
④ SC/SP 매달기 장치
⑤ silicon suction suspension

11 다음 설명하는 것으로 맞는 것은?

> • Wedge를 이용하여 소켓 안에 스탬프를 쉽게 삽입할 수 있다.
> • 넙다리네갈래근 바의 압력을 견디지 못할 때 사용한다.
> • 무릎뼈를 덮고 있지 않다.
> • PTB 소켓보다 소켓의 안쪽과 가쪽면을 높여 넙다리관절융기 위에 걸려 밑으로 미끄러져 내려가지 않도록 하여 종아리의지를 매다는 방법이다.

① supracondylar (SC) system
② silicon suction suspension
③ supracondylar cuff
④ PTB
⑤ plug fit socket

단원정리문제 해설

▶ 넙다리 코르셋(thigh corset)에 의한 매달기 장치
 - 종아리의지를 가장 견고하게 매달아 줌.
 - 스탬프가 짧은 절단자나 고령자의 절단지에 가장 적합
 - 의지의 부피가 커지고 무게가 증가되며, 코르셋으로 인하여 넙다리의 근육이 위축되고 부종이 생길 수 있음.

▶ 넙다리 관절융기위 소켓 (supracondylar (SC) system)
 - PTB 소켓보다 소켓의 안쪽과 가쪽면을 높여 넙다리 관절융기 위에 걸려 밑으로 미끄러져 내려가지 않도록 하여 종아리 의지를 매다는 방법
 - wedge를 이용하여 소켓 안에 스탬프를 쉽게 삽입할 수 있음.
 - 무릎뼈를 덮고 있지 않음.
 - KBM (Kondylen Bettung Munster socket) 의족에서 처음 사용
 - 무릎 꿇기를 많이 하거나 넙다리 네갈래근 바의 압력을 견디지 못할 때 사용
 * 넙다리 네갈래근 바 : 무릎뼈 위에서 매달기 장치를 보조하고 무릎이 과다 폄 되는 것을 방지
 - SCSP 소켓보다 무릎 꿇기가 용이, 외관 상 좋음.
 - 안/가쪽의 안정성 감소, 무릎 폄 정지가 없음. 현수 기능이 다소 떨어짐.
 - kneeling을 원하는 환자
 - quadriceps bar를 원하지 않는 환자

정답 : 10_① 11_①

12 PTS 매달기 장치에 대한 설명으로 맞는 것은?

> 가. 커프나 코르셋 없이도 확실하게 의지가 잘 매달려 있도록 고안하였다.
> 나. PTB 소켓보다 앞벽과 안/가쪽벽이 좀 더 높다.
> 다. 짧은 스탐프, 무릎관절의 안/가쪽 불안정성, 혈액 순환장애로 커프나 코르셋을 하기 어려울 경우 사용한다.
> 라. 의복 손상이 있다.

① 가, 나, 다　　② 가, 다　　③ 나, 라
④ 라　　⑤ 가, 나, 다, 라

13 넙다리의 해부학적 구조에 맞도록 만들어진 socket은?

① non-total contact socket
② plug fit socket
③ KBM socket
④ quadrilateral socket
⑤ supracondylar (SC) scoket

14 다음 중 넙다리의지(AK prosthesis)의 매달기 장치로 맞지 않는 것은?

① patella tendon bearing socket
② suction suspension
③ pelvic belt
④ silesian bandage
⑤ speicial device

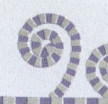

▶ PTS 소켓 또는 SC/SP 매달기 장치
- 커프나 코르셋 없이도 확실하게 의지가 잘 매달려 있도록 고안한 것
- PTS에 처음 사용
- PTB 소켓보다 앞벽과 안/가쪽벽이 좀 더 높고 양쪽 넙다리뼈와 무릎뼈를 완전히 감싸고 있음.
- 짧은 스탐프, 무릎관절의 안/가쪽 불안정성, 혈액 순환장애로 커프나 코르셋을 하기 어려울 경우 선택
- 소켓의 디자인 자체로서 매달기 장치 시스템
  혈액 순환장애가 적음, 과다폄 방지, 피스톤 작용 감소, 무릎의 안정성
- 무릎 꿇기 제한, 가쪽벽이 높아 외관 문제, 의복 손상, 비만이거나 근육이 매우 발달한 환자는 부적합, PTB 소켓보다 제작하기 어려움, 부피가 크고 무거움

▶ 사변형 소켓(quadrilateral socket)
- 넙다리의 해부학적 구조에 맞도록 본뜸 (사각형의 형태).
- 스탐프의 전체 표면이 소켓과 완전히 일치되도록 됨.
- 체중부하는 주로 궁둥뼈와 둔부 근육에서 지탱하게 됨.
- 왼/오른쪽의 길이가 길고, 앞뒤의 길이는 짧음.
- 가장 안정성 있게 작용하는 근육 : Hamstring

▶ 매달기 장치(suspension device)
- 흡인 매달기 장치(suction suspension)
- 부분 흡입 매달기 장치(partial suction with axiliary suspension)
- 실레지안 밴드(silesian bandage)
- 골반 벨트(pelvic belt)
- 특수 장치(speicial device)

정답 : 12_⑤　13_④　14_①

15 넙다리의지의 plug fit socket에 대한 설명으로 맞지 않는 것은?

① 소켓의 내부는 위/옆에서 보면 원통형으로 생겼다.
② 말단 근육에 weight bearing하게 된다.
③ 잔여 근육은 능력을 충분히 발휘할 수 없다.
④ 사변형 소켓보다 많이 사용된다.
⑤ A/K prosthesis이다.

16 다음 중 종아리의지(AK prosthesis)의 소켓으로 맞는 것은?

① plug fit socket
② quadrilateral socket
③ ischial containment socket
④ patella tendon bearing socket
⑤ non-total contact socket

17 넙다리의지에서 shoulder suspension strap의 사용으로 맞는 것은?

① 근력이 약한 경우
② 협응 능력이 저하된 경우
③ 고령인 경우
④ 외관 상 보기 좋게 할 경우
⑤ 지나치게 뚱뚱할 경우

▶ 원형 소켓 (plug fit socket)
- 넙다리의 형태에 따라 원통형으로 생겼고, 스탬프의 모양과 일치
- 넙다리 스탬프의 말단 근육에 체중부하를 받게 됨.
- 잔여 근육은 그 능력을 발휘할 수 없음.
- 사변형 소켓의 출현으로 점차 밀려나고 있음.

▶ AK prosthesis의 socket
- 원형 소켓 (plug fit socket)
- 사변형 소켓 (quadrilateral socket)
- 궁둥뼈 수납형 소켓 (ischial containment socket)
- 비완전 접촉 소켓 (non-total contact socket)

▶ 특수 장치 (speicial device)
- 지나치게 뚱뚱하든지, 임신 중이라든지, 장애가 심하든지, 반흔이나 피부 질환이 있을 때 특수하게 매다는 장치를 해야 함(shoul der suspension strap으로 의지를 매달아주면 됨.).

정답 : 15_④ 16_④ 17_⑤

18 Syme's prosthesis에 대한 설명으로 맞는 것은?

① 보행 시 입각기 말기에 push off를 할 수 없다.
② 스탐프에 바로 체중지지하는 것이 불가능하다.
③ 의지를 조절하기 어렵다.
④ 절단부의 치유가 좋다.
⑤ 미관 상 보기가 좋지 않다.

19 다음 중 절단 부위와 의지의 연결이 맞는 것은?

| 가. 발목관절 – 싸임의지 |
| 나. 종아리 – PTB |
| 다. 넙다리 – 사변형 소켓 |
| 라. 엉덩관절 – 카나디안 |

① 가, 나, 다　　② 가, 다　　③ 나, 라
④ 라　　　　　⑤ 가, 나, 다, 라

20 양쪽 넙다리 절단자에 대한 의지에 대한 설명으로 맞지 않는 것은?

① 엉덩관절 굽힘과 벌림 구축이 될 수 있으므로 주의해야 한다.
② 균형을 잘 취할 수 있는 사람은 유압식 무릎 장치를 적용한다.
③ SACH 의족이나 단축 의족의 사용은 피한다.
④ 의지의 길이는 본래 다리 길이보다 5~7cm 짧게 만든다.
⑤ 안정성은 있으나 외관 상 보기 흉하다.

단원정리문제 해설

▶ 싸임의지 (Syme's prosthesis)
- 정강뼈와 종아리뼈의 관절면에서 바로 몸쪽 부위를 절단하고 발뒤꿈치 조직을 부착함.
- 발의 심한 외상, 감염, 기형, 혈관 질환이 있을 때 시행
- 의지가 길기 때문에 충분한 지렛대의 역할로 의지를 조절하기 쉬움.
- 의지 없이도 보행이 가능함.
- 절단부의 치유가 좋지 못하고 뼈가시(골극; spur)가 생길 수 있음.
- 미관 상 보기 좋지 않음. 먼쪽끝이 구근 형태로 뭉툭함.
①은 발가락 절단과 발의지에 관련된 내용임.

▶ 모두 바르게 연결됨.

▶ - 엉덩관절 굽힘과 벌림 구축이 될 수 있으므로 주의
- 의지의 무릎관절은 extension aid가 달린 두 개의 단축 지속성 마찰 무릎 장치를 사용(가볍고, 안정감이 있음, 정렬상태 좋은 편, 부주의로 무릎이 구부러지는 것을 방지할 수 있음.)
- 유압식 무릎 장치 (hydraulic knee unit)는 일반적으로 양쪽 다리절단자에게 적용되지는 않음(균형을 잘 취할 수 있는 젊은 사람에게는 적용).
- SACH 의족이나 단축 의족 사용
- 의지의 길이는 본래 다리 길이보다 5~7cm 정도 짧게 만들어 중심 낮춤(균형 유지에 도움).
- 완전 접촉 사변형 소켓으로 되어 있음.
- 무릎관절 부위에는 둥근 밑받침이 부착되어 뒤로 넘어가지 않도록 되어 있음.
- 안정성은 있으나 외관 상 보기 흉함(절단자가 받아들여야 사용할 수 있음.).

정답 : 18_⑤　19_⑤　20_③

Chapter 06 다리보조기 (lower Limb prostheses) | **173**

21 카나디안 의지 착용 시 엉덩관절의 안정성을 확보해줘야 할 위치는?

① 앞　　② 뒤　　③ 밖
④ 위　　⑤ 아래

▶ 카나디안 의지 착용 시 엉덩관절 안정성을 해줘야 할 위치 : lateral

22 리스후랑 절단의지에 대한 설명으로 맞지 않는 것은?

① Equinus position을 취한다.
② 발허리뼈를 가로질러 절단한다.
③ 발끝떼기 (push off)를 전혀 못한다.
④ 스탐프가 앞으로 미끄러지는 것을 방지하기 위해 낮은 구두를 사용한다.
⑤ 발허리뼈 바 (metatarsal bar)를 대주면 효과적이다.

▶ ④는 쇼파르 절단에 대한 의지 설명임.

23 양다리 절단자 (넙다리, 종아리 절단자)가 의지를 착용한 후 계단을 내려갈 때 먼저 내려가는 부분은?

① 종아리의지　　② 넙다리의지
③ 오른쪽의지　　④ 왼쪽의지
⑤ 편한 대로

▶ 한쪽은 넙다리 절단자, 다른 한쪽은 종아리 절단자에 대한 의지
- 본래의 다리 길이보다 5cm (2inch) 정도 짧게 의지를 맞추어야 안정감이 있음.
- 넙다리의지는 종아리의지보다 0.7~1.4cm($\frac{1}{4}$~$\frac{1}{2}$) 정도 짧게 만들어야 쉽게 발끝을 뗌.
* 계단을 오를 때 종아리의지가 먼저 올라감, 계단을 내려갈 때는 넙다리 의지가 먼저 내려감.

정답 : 21_③　22_④　23_②

24 카나디안 엉덩관절 이단의지에 대한 설명으로 맞는 것은?

> 가. 자체 현수 능력이 있다.
> 나. 비만자는 사용 못한다.
> 다. 앞/뒤 안정성 확실, 안/가쪽 안정성이 확보된다.
> 라. 체중지지는 환측의 ischial tuberosity와 엉덩이다.

① 가, 나, 다   ② 가, 다   ③ 나, 라
④ 라   ⑤ 가, 나, 다, 라

▶ 카나디안 엉덩관절 이단의지
- 자체 현수 능력이 있음.
- 체중 지지는 환측의 ischial tuberosity와 엉덩이
- 앞면 접촉식 socket
- 비만자는 사용 못함.
- 굽힘 제한용 bend 부착해 hip flexion 15° 제한
- 앞/뒤 안정성 확실
- 안/가쪽 안정성 확보
- 카나디안 의지 착용 시 엉덩관절 안정성을 해줘야 할 위치 : lateral

25 넙다리의지 착용 후 돌림보행(circumduction gait)의 원인으로 맞지 않는 것은?

① 의지가 너무 길다.
② 안쪽벽이 너무 두껍다.
③ 유각기 시 굽힘이 제한된다.
④ 절단 넙다리 부위가 모음 구축이 있을 때이다.
⑤ 소켓의 매달기 장치가 부적절하다.

▶ 돌림보행(circumduction)의 원인
- 의지가 너무 김.
- 무릎관절 배열에 의한 안정성이 너무 좋음.
- 소켓의 매달기 장치가 부적절
- 안쪽 벽이 너무 두꺼움.
- 유각기 시 굽힘이 제한
- 절단 넙다리 부위가 벌림 구축이 있을 때

26 넙다리의지 착용자의 보행 중 유각기 시 flexion의 제한으로 발생되는 보행의 문제점은?

① 몸통의 가쪽굽힘   ② 허리척추 앞굽음
③ 돌림보행   ④ 고르지 못한 뒤꿈치 들림
⑤ 발이 처짐

▶ 보행의 유각기 때 의지의 종아리 동작을 제어하기 위해

정답 : 24_⑤ 25_④ 26_③

27 다리의지 착용 후 가장 먼저 해야 할 연습훈련은?

① 의자에서 일어나기 훈련
② 균형훈련과 체중 이동훈련
③ 계단 오르내리기 훈련
④ 의자에 앉고 서기
⑤ 바닥에 앉고 일어서기

28 몸통 가쪽굽힘 보행에 대한 설명으로 맞지 않는 것은?

① Trendelenburg gait라고 함.
② Hip abductor weakness
③ 엉덩관절 벌림 보행의 보상
④ 환측다리가 길어져 있는 경우
⑤ 넙다리 밴드가 회음부에 닿게 되어 압박을 줄 때

29 다리의지 착용자의 동작으로 맞는 것은?

① 물건을 주워 올릴 때 : 건측발을 의지 발의 뒤에 놓는다.
② 의자에 앉기 : 의지를 축으로 하여 의자의 뒤쪽이 의자에 닿게 한다.
③ 의자에서 일어나기 : 건측다리를 의자 안쪽으로 약간 구부려 넣는다.
④ 계단 올라가기 : 의지다리 먼저 계단에 올려 놓는다.
⑤ 계단 내려가기 : 건측다리 먼저 내려 놓는다.

단원정리문제 해설

▶ 의지 착용 후 균형 연습
 - 체중부하와 밸런스
 - 체중부하 : 왼/오른쪽으로
 - 체중 이동 : 체중을 앞으로 뒤로 쏠리게 함.
 - 다리를 앞뒤로 흔듦.
 - 다리를 왼/오른쪽(모음·벌림)로 흔듦.
 - 뒤꿈치를 축으로 하여 발가락으로 안·밖으로 돌리기
 - 발가락을 축으로 하여 뒤꿈치를 안·밖으로 돌리기

▶ 몸통 가쪽굽힘 보행
 - 트렌데렌버그 보행 (Trendelenburg gait), 중간볼기근 파행 (gluteus medius limp)이라고 함
 - 왼/오른 양쪽으로 몸통이 기울어지면 wed dling gait라고 함.
 - Hip abductor weakness
 - 엉덩관절 탈구, 굽은넙다리뼈, 넙다리머리뼈끝분리증
 - 엉덩관절의 통증
 - 보조기의 넙다리 밴드가 회음부에 닿게 되어 압박을 줄 때
 - 환측다리가 짧아져 있는 경우
 - 엉덩관절 벌림 보행의 보상

▶ - 의자에 앉기 : 건측발을 축으로 하여 건측다리의 뒤쪽이 의자에 닿게 함.
 - 의자에서 일어나기 : 건측다리를 의자 안쪽으로 약간 구부려 넣음.
 - 계단 올라가기 : 건측다리 먼저 계단에 올려 놓음.
 - 계단 내려가기 : 의지다리 먼저 내려 놓음.
 - 물건을 주워 올릴 때 : 건측발을 의지 발의 앞에 놓음.

정답 : 27_② 28_④ 29_③

Chapter 7
보조장구

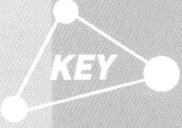

- 누워만 있는 환자는 앉을 수 있도록, 앉을 수 있는 환자는 설 수 있도록, 설 수 있는 환자는 걸을 수 있도록 기능훈련을 하여 환자 스스로가 가능한 모든 동작을 할 수 있도록 유도해야 합니다.

- 이러한 과정을 진행하기 위해서는 여러 가지 보조장비들이 필요하게 되는데, 이것들을 기립, 보행, 이동의 세 단계로 나누어서 알아보도록 합니다.

- 병원에서 환자를 기립하는데 사용되는 대표적인 장비로 tilt table이 있으며, 보행을 위해 사용되는 장비로 parallel bar, walker, crutch, cane이 있습니다. 마지막으로 환자의 이동수단으로 사용되는 wheel chair가 있습니다.

- 이 단원에서는 각각의 장비들의 정확한 명칭과 목적 및 기능에 대해 자세히 다뤄 볼 것입니다.

꼭! 알아두기

1. Tilt table 목적과 고려할 점
2. 보행을 위한 보조장비(parallel bar, walker, crutch, cane)의 특징과 적용환자
3. Crutch 측정과 보행방법
4. Wheel chair 구성명칭

CHAPTER 07 기립, 보행, 이동을 위한 보조장비

1 기립을 위한 보조장비 (standing aid)

(1) 틸트 테이블(tilt table)
- 기계나 전동을 이용하여 테이블 자체가 수평에서 수직으로 움직일 수 있게 되어 있음.

① 틸트 테이블에 환자를 세우는 목적
   a. 다리근육에 긴장이 생겨 운동감각이 증가됨.
   b. 기립성 저혈압 방지
   c. 다리의 혈액 순환을 도움.
   d. 요로 결석 방지
   e. 뼈연화증(osteoporosis) 방지
   f. 구축이나 기형 방지

② 틸트 테이블의 종류
   a. 수동 틸트 테이블(manual tilt table)
   b. 전동 틸트 테이블(electric tilt table)
   c. 체위 배담 틸트 테이블(postural drainage tilt table)
      - 호흡기 질환자의 체위배담 시 필요한 여러 가지 자세를 쉽게 변화해 줄 수 있도록 테이블이 수평 상태에서 반대쪽으로도 기울어지게 되어 있음.
   d. 프론 보드(prone board, prone stander)
      - 어린아이나 청소년 환자를 기립시키기 위한 것

③ 틸트 테이블에 환자를 세울 때 고려할 점
   a. 20~30° 정도 세운 다음 환자의 상태를 확인하고 각도 조절
   b. 혈압과 맥박수를 틸트 테이블에 세우기 앞·뒤 각각 측정하여 비교함.
   c. 환자의 상태에 따라 스트랩을 묶음.
      - 팔다리 마비환자 : 무릎관절, 골반, 가슴을 묶음.
      - 다리 마비환자 : 양쪽 무릎관절, 골반을 묶음.
      - 편마비 환자 : 건측 다리의 근력이 정상이라면 골반, 환측 무릎관절만 묶음.

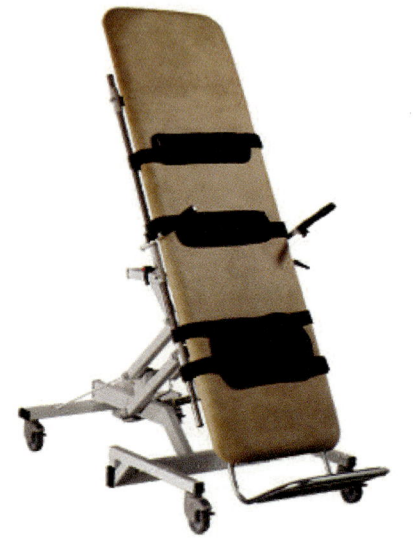

【 틸트 테이블 】

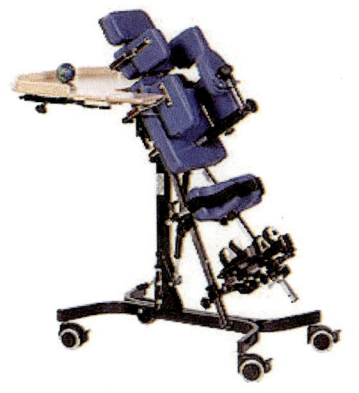
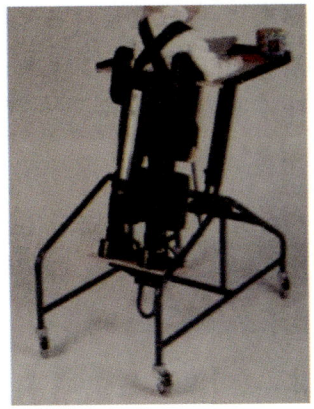
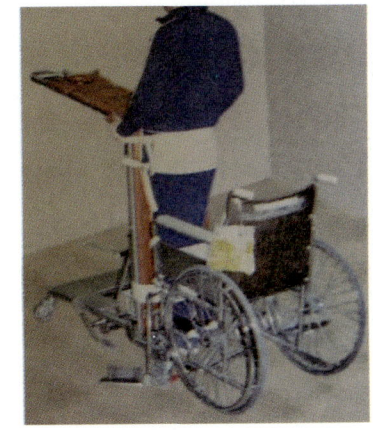

【 프론 보드 】   【 스탠딩 테이블 】

2 보행을 위한 보조장비 (walking aid)

(1) 파라렐 바 (평행봉, parallel bar)
① 가장 안정성이 있으며 견고함.
② 워커나 크러치를 사용하기 전 실시 (균형, 보행연습을 위해)

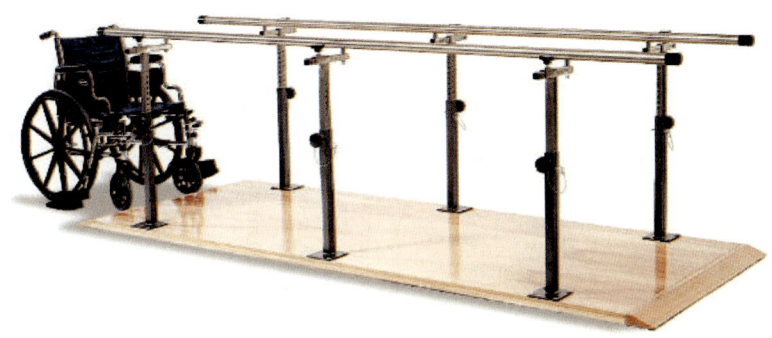

【 파라렐 바에서의 보행연습 】

(2) 워커(walker) : 보행기
　① 안정성은 있으나 고정되어 있지 않아 넘어질 수 있음.
　② 파라렐 바에서 균형을 잘 잡으나, 크러치 사용에 미숙한 환자에게 사용
　③ 삼각보행(tripod gait), 뛰기보행(swing to gait), 2점 보행(two point gait) 가능
　④ 성인용, 소아용, 유아용이 있음.

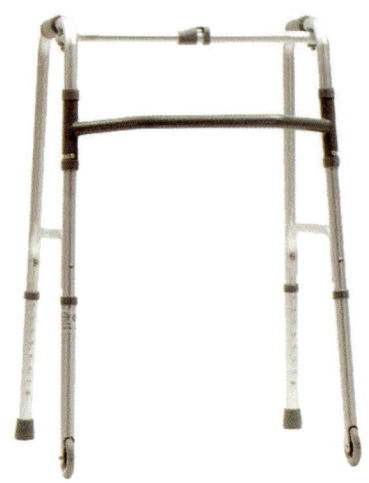

【 워커를 이용한 보행연습 】

(3) 크러치(crutch)
　= 목발
　- 보행 보조장비 중 가장 널리 쓰임.
　- 크기에 따라 성인용, 소아용으로 나눔.

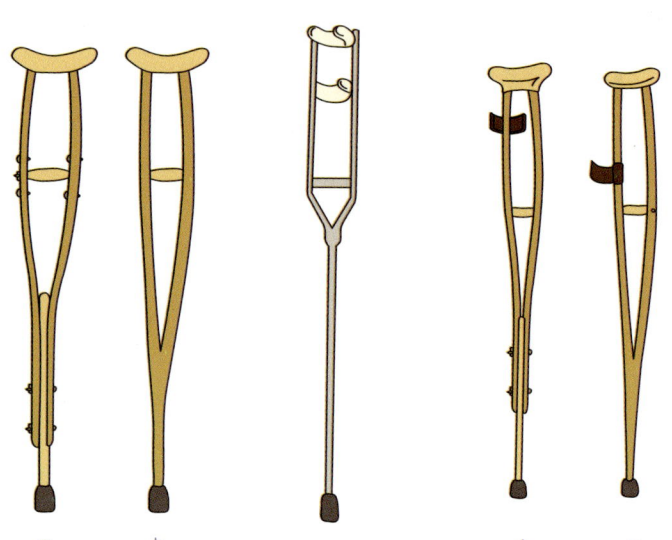

a. 다리 길이를 조절할 수 있는 표준형 크러치
b. 붙박이 표준형 크러치
c. 캐나다 식 크러치
d.와 e. 밴드 달린 크러치

① 크러치의 종류
   a. 표준형 겨드랑 크러치 (standard axillary crutch of standard underarm crutch)
      - 지주(2) + 손잡이 + 겨드랑 받침 + 길이조절대
      - 높이가 고정된 것 : 장애가 영구적인 성인에게 사용
      - 높이가 조절 가능한 것 : 일반적으로 널리 사용
   b. 캐나다 식 크러치 (Canadian crutch, elbow extension crutch, triceps crutch)
      - 겨드랑 아래와 팔꿉관절 위를 받쳐주도록 두 개의 cuff가 부착됨.
      - Triceps의 근력이 약하여 지지 능력이 없을 때 사용
      - 겨드랑 받침이 없어 체중을 받칠 수 없음.
      - 크러치를 짚은 채로 문을 여닫을 때 불편함.
      - 장거리 보행 시 지구력을 갖고 걷기가 어려우며, 계단을 올라갈 때 불안정함.
   c. 밴드 달린 크러치 (axillary crutch with band)
      - 표준형 겨드랑 크러치 + 금속 밴드
      - 팔꿉관절 폄근이 약할 때 받쳐주는 역할
      - 표준형 겨드랑 크러치와 캐나다 식 크러치의 장점을 취한 것

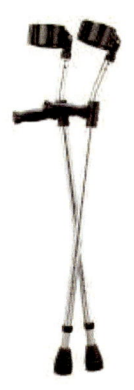 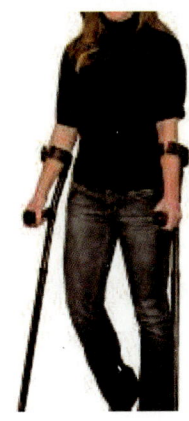

【 앞팔 크러치 】　　　【 보행연습 】

   d. 플레트홈 크러치 (platform crutch)
      - 팔꿉관절 굽힘 구축으로 크러치를 잘 붙잡지 못하는 환자에게 사용
      - 계단이나 비탈길을 오르내릴 때 힘듦.
   e. 앞팔 크러치 또는 로프스트랜드 크러치 (forearm crutch, Lofstand crutch, elbow crutch)
      - 앞팔 커프와 손잡이에 의해 체중지지 가능
      - 표준형 겨드랑 크러치보다 간편함.
      - 팔기능이 좋고, 몸통 균형 유지가 잘 되는 환자에게 사용
      - 4점 보행, 2점 보행에 사용 (숙련된 환자는 swing through gait도 가능)

② 크러치의 부품
  a. 고무로 된 겨드랑 받침과 손잡이
  b. 크러치 팁 : 음압흡입식의 고무로 되어 있어 지면에 미끄러지지 않도록 되어 있음.

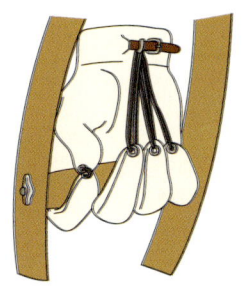 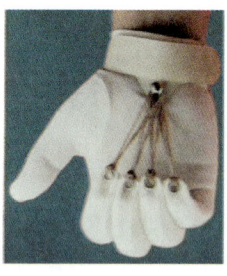 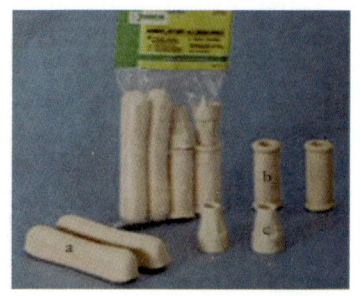

【 쥐는 힘이 약한 환자를 위한 보조장갑 】   【 표준형 크러치의 고무겨드랑 받침, 손잡이, 크러치 팁 】

③ 크러치의 측정 방법
  a. 일반적인 관점
    - 크러치의 전체 길이와 손잡이의 높이 결정
    - 긴 크러치 : 발을 떼기가 어려움
            온신경얼기 (상완신경총) 압박 → 크러치 마비 유발함.
    - 짧은 크러치 : 상체가 앞으로 기울어지게 되어 구부정한 자세가 됨.
  b. 측정 방법
    - 키에서 40cm (16인치)를 뺌.
    - 크러치의 길이 = 키의 77%
    - 겨드랑에서 구두 뒤꿈치의 아래단까지의 길이 (구두 미착용 시, 남자는 2~3cn, 여자는 4cm 더 함.)
    - 선자세에서 측정할 때는 겨드랑 아래 3cm 떨어진 곳에서부터 제5 발가락에서 옆으로 15cm (6인치) 떨어진 곳까지 길이
    - 임상에서 가장 손쉽게 측정하는 방법, 똑바로 선 자세에서 겨드랑~구두 뒤꿈치까지
    - 손잡이의 위치는 똑바로 선자세에서 자뼈 (척골)의 붓돌기 (경상돌기)의 높이에 맞춤.
    - 앞팔 크러치는 제5 발가락에서 옆으로 15cm (6인치) 떨어진 곳에 크러치 팁이 놓이게 하고, 팔꿉 관절을 20~30° 굽힘
④ 크러치의 바로 선자세
  a. 이상적인 바로 선자세 (ideal stance)
    - 머리는 똑바로, 몸통과 양쪽다리는 수직, 골반도 다리 길이와 같게 함.
    - 크러치를 양쪽 겨드랑 아래의 갈비뼈부에 두며, 팔꿉은 25~30° 구부림.
    - 손목은 뒤로 젖히고 손가락으로 크러치의 손잡이를 잡음.
    - 크러치 팁은 앞·옆 15~20cm 떨어진 곳에 놓이게 함.

b. 삼각 바로 선자세 (tripod stance)
- 상체를 발의 위치보다 약간 앞으로 숙이고 엉덩관절을 뒤로 젖힘.
- 골반도 발의 위치보다 앞으로 오게 함.
- 머리와 몸통은 똑바로 함.
- 크러치 잡는 방법은 같음.
- 양쪽 크러치에 걸리는 체중이 발에 걸리는 체중보다 많이 걸림.
- 균형을 유지 못하거나, 다리 근력이 약한 환자에게 좋음.

c. 과도한 삼각 바로 선자세 (exaggerated tripod stance)
- 삼각자세 때 보다 좀 더 상체를 앞으로 기울임.
- 체중은 거의 크러치에 의존함.
- 크러치 잡는 방법은 같음.
- 크러치 놓는 장소는 훨씬 앞쪽에 놓음.
- 균형을 잡기 어려운 환자일 때 적용

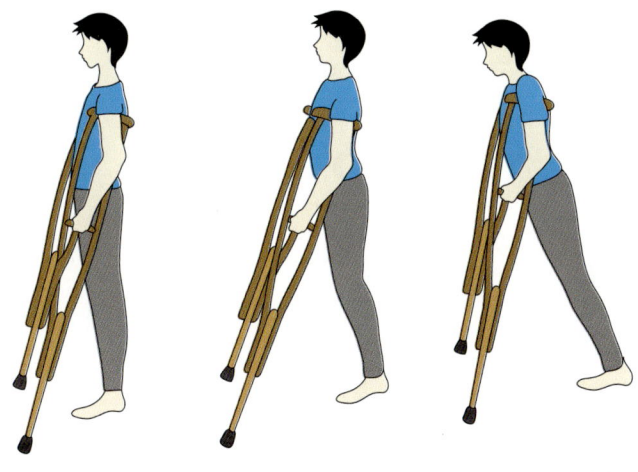

이상적인 바로 선자세   삼각 바로 선자세   과도한 삼각 바로 선자세

【 크러치의 바로 선자세 】

⑤ 크러치 보행

a. 크러치의 보행 종류
- 4점 보행 (four point gait) : 4박자
• 왼쪽 크러치 → 오른쪽 발 → 오른쪽 크러치 → 왼쪽 발
• 가장 안전한 보행이지만, 빨리 걸을 수 없음.
• 혼잡한 거리, 작은 공간에서 보행할 때 적합함.
- 2점 보행 (two point gait) : 2박자
• 왼쪽 크러치와 오른쪽 발 → 오른쪽 크러치와 왼쪽 발
• 정상에 가까운 크러치 보행이며, 빨리 걸을 수 있음.

- 3점 보행(three point gait) : 4박자, 3박자, 2박자
  • 양쪽 크러치와 환측 다리 → 정상쪽 다리
  • 훈련이 익숙치 않을 때 – 양쪽 크러치 → 환측 → 건측
  • 부분적인 체중부하 줄 때 적용
- 삼각보행(tripod gait) : 느린 3박자
  • 왼쪽 크러치 → 오른쪽 크러치 → 양발 모아 끌어놓기
  • 양쪽 크러치 → 양발을 끌어 놓기
  • 하반신 마비환자가 건너뛰기 보행이 익숙하지 않을 때 적용
- 뛰기보행(swing to gait) : 2박자
  • 양쪽 크러치 → 크러치를 이은 가상의 선을 넘지 못하는 점까지 몸을 들어 양 발을 놓음.
- 건너뛰기 보행(swing through gait) : 2박자
  • 양쪽 크러치 → 껑충 뛰어 크러치 사이 통과
  • 가장 빨리 걸을 수 있으며, 장애물을 넘을 수 있음.
- 목발을 사용하여 계단 오르내리기
  • 계단 오를 때 : 건측 다리 → 환측 다리와 크러치를 동시에 올려 놓음.
  • 계단 내려갈 때 : 환측 다리와 크러치를 동시에 내림 → 건측 다리

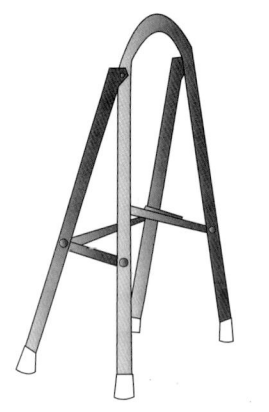 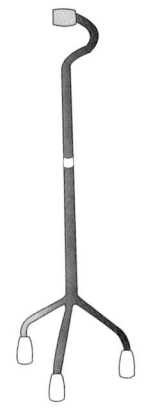

【 사발보조 캐인 】   【 삼발이 캐인 】

(4) 캐인(cane)

= 지팡이

① 천천히 걷는 환자에게 적합함.
② 4점 보행, 2점 보행, 3점 보행으로 걸음
③ 환측의 반대쪽에 잡도록 해야 함(팔과 발이 교대로 나가기 때문에 보행할 때에 아주 자연스럽게 보임).
④ 안정감이 있게 되어 균형을 잘 잡을 수 있음.
⑤ 캐인의 높이는 환자의 greater trochanter의 위치에 맞추는 것이 가장 적당함.

3 이동을 위한 보조기(transfer aid)

(1) 휠체어 (wheel chair)
- 실내형 : 큰 앞바퀴, 작은 뒷바퀴, 돌림 용이, 좁은 공간에서 편리, 약간 상체를 구부려야 함.
- 실외형 : 큰 뒷바퀴, 작은 앞바퀴, 안정감, 턱이나 장애물을 쉽게 넘음.
- 절단자 : 넙다리 절단자, 발받침 없음, 큰 바퀴가 실외형보다 약간 뒤쪽에 달려 있음 (휠체어가 뒤로 넘어지려는 것을 방지해 주기 위해).

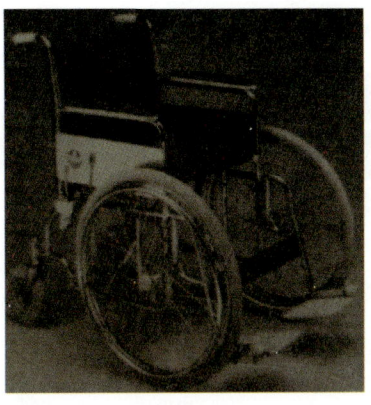 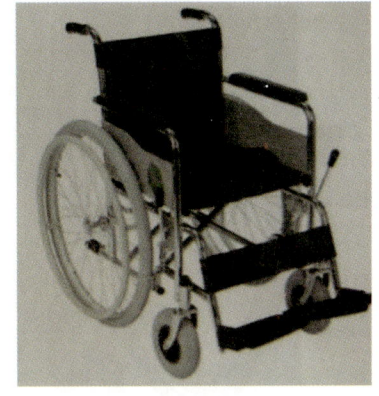

【 실내형 휠체어 】　　　　　【 실외용 휠체어 】

① 휠체어의 구성과 명칭
   a. 큰 바퀴 : 지름 60cm (24인치)
   b. 작은 바퀴 : 지름 13~20cm
   c. 핸드림 : 큰바퀴의 바깥쪽에 있는 원형의 금속테, 환자는 이것을 손으로 돌려 휠체어를 조종함.
   d. 브레이크 : 큰바퀴 고정
   e. 등받이 : 앉은 상태의 겨드랑이 높이에서 10cm 아래
   f. 좌석 : 앞/뒤/왼쪽/오른쪽 충분한 간격이 있어 압박받는 곳이 없어야 함.
      • 넓이 : 엉덩관절, 엉덩이의 가장 넓은 부위 + 5cm (의지 착용 시 + 10m)
      • 깊이 : 무릎관절 뒤에서 엉덩이 뒤까지 길이에서 − 5~8cm
   g. 팔걸이 : 좌석 높이에서 위팔뼈 가쪽 위관절융기까지 길이 + 2.5cm
   h. 다리걸이 : 다리 마비환자에게 반드시 필요
   i. 발받침 : 지면에서 5cm
   j. 스커트 가드
   k. 하브
② 특수한 휠체어
   - 스탠드 업 휠체어

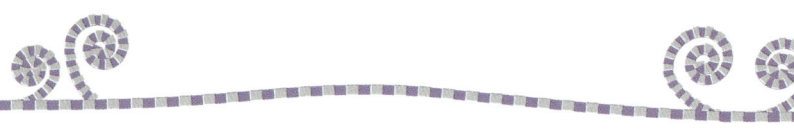

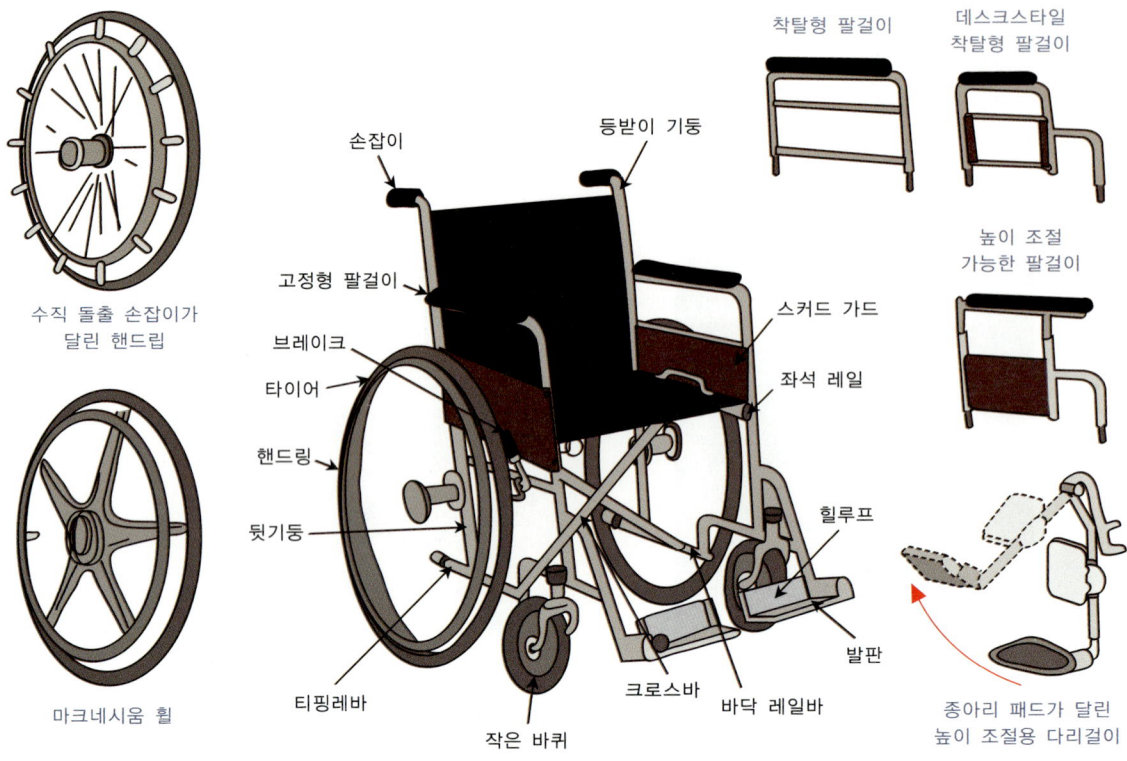

【 휠체어의 구성과 명칭 】

(2) 스트레처(stretcher)
- 병원 내에서 주로 기동할 수 없는 환자를 누운 채로 이동할 때 사용되는 환자 운반용 장비

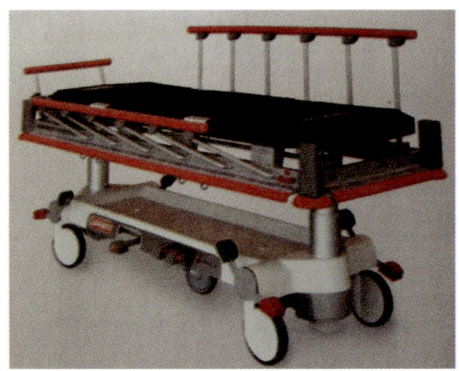

【 일반용 스트레처 】

CHAPTER 07 단원정리문제

01 Tilt table에 대한 설명으로 맞는 것은?

> 가. 기립성 저혈압 방지
> 나. 뼈연화증 (osteoporosis) 방지
> 다. 구축이나 기형 방지
> 라. 요로 결석 방지

① 가, 다 ② 나, 다 ③ 가, 나, 다
④ 가, 다, 라 ⑤ 가, 나, 다, 라

02 Tilt table에 대한 설명으로 잘못된 것은?

① 운동 감각이 증가된다.
② 20~30° 정도 세운 다음 환자의 상태를 확인하고 각도 조절한다.
③ 팔다리 마비환자는 스트랩을 양쪽 무릎관절, 골반을 묶는다.
④ 편마비환자에서 건측 다리의 근력이 정상이라면 스트랩은 골반, 환측 무릎관절만 묶는다.
⑤ 다리의 혈액 순환을 도움을 준다.

03 체위배담 틸트 테이블(postural drainage tilt table)의 특징으로 맞는 것은?

① 호흡기 질환자에게는 사용해선 안 된다.
② 테이블이 수평 상태에서 반대측으로도 기울어진다.
③ 어린아이나 청소년 환자를 기립시키는데 적합하다.
④ 노인환자를 기립시키는데 적합하다.
⑤ 척추를 traction하는데 있어 효과적이다.

단원정리문제 해설

▶ 틸트 테이블에 환자를 세우는 목적
- 다리 근육에 긴장이 생겨 운동감각이 증가됨.
- 기립성 저혈압 방지
- 다리의 혈액 순환을 도움.
- 요로 결석 방지
- 뼈연화증 (osteoporosis) 방지
- 구축이나 기형 방지

▶ 틸트 테이블에 환자를 세울 때 고려할 점
- 20~30° 정도 세운 다음 환자의 상태를 확인하고 각도 조절
- 혈압과 맥박수를 틸트 테이블에 세우기 앞·뒤 각각 측정하여 비교함.
- 환자의 상태에 따라 스트랩을 묶음.
  • 팔다리 마비환자 : 무릎관절, 골반, 가슴을 묶음
  • 다리 마비환자 : 양쪽 무릎관절, 골반을 묶음.
  • 편마비환자 : 건측 다리의 근력이 정상이라면 골반, 환측 무릎관절만 묶음.

▶ 체위배담 틸트 테이블은 호흡기 질환자의 체위배담 시 필요한 여러 가지 자세를 쉽게 변화해 줄 수 있도록 테이블이 수평 상태에서 반대쪽으로도 기울어지게 되어 있다.

정답 : 1_⑤ 2_③ 3_②

04 Walker에 대한 설명으로 맞는 것은?

> 가. 안정성은 있으나 고정되어 있지 않다.
> 나. 크러치 사용에 미숙한 환자에게 사용한다.
> 다. tripod gait, swing to gait, two point gait 가능하다.
> 라. 보행기에 적응된 환자는 swing through gait도 가능하다.

① 가, 나, 다   ② 가, 다   ③ 나, 라
④ 라   ⑤ 가, 나, 다, 라

▶ walker : 보행기
- 안정성은 있으나 고정되어 있지 않아 넘어질 수 있음.
- 파라렐 바에서 균형을 잘 잡으나, 크러치 사용에 미숙한 환자에게 사용
- 삼각보행(tripod gait), 뛰기보행(swing to gait), 2점 보행(two point gait) 가능
- 성인용, 소아용, 유아용이 있음.

05 보행 보조장비로 맞는 것은?

> 가. 지팡이(cane)
> 나. 틸트 테이블(tilt table)
> 다. 평행봉(parallel bar)
> 라. 의자차(wheel chair)

① 가, 나, 다   ② 가, 다   ③ 나, 라
④ 라   ⑤ 가, 나, 다, 라

▶ 보행 보조장비로는 parallel bar, walker, crutch, cane이 있다.

06 보행훈련을 위해 평행봉 다음 단계에 사용하는 보행장비는?

① walker
② cane
③ platform crutch
④ spreader bar
⑤ axillary crutch with band

▶ parallel bar에서 균형과 보행연습을 마치면 walker나 crutch를 사용할 수 있다.

정답 : 4_① 5_② 6_①

07 보행보조 장비 중 안정성이 가장 뛰어난 것은?

① parallel bar ② crutch
③ tilt table   ④ cane
⑤ wheel chair

08 Triceps의 근력이 약하여 지지능력이 없을 때 사용하는 크러치는?

① 표준형 겨드랑 크러치   ② axillary crutch with band
③ platform crutch   ④ Canadian crutch
⑤ forearm crutch

09 팔꿉관절의 굽힘 구축이 심한 환자에게 사용되는 크러치는?

① platform crutch
② elbow crutch
③ axillary crutch with band
④ elbow extension crutch
⑤ 표준형 겨드랑 크러치

10 키가 170cm인 환자에게 적합한 크러치의 길이는?

① 약 125cm   ② 약 127cm
③ 약 129cm   ④ 약 131cm
⑤ 약 133cm

▶ parallel bar
 - 가장 안정성이 있으며 견고함.
 - 워커나 크러치를 사용하기 전 실시 (균형, 보행연습을 위해)

▶ 캐나다식 크러치
 - 겨드랑 아래와 팔꿉관절 위를 받쳐주도록 두 개의 cuff가 부착됨.
 - Triceps의 근력이 약하여 지지능력이 없을 때 사용
 - 겨드랑 받침이 없어 체중을 받칠 수 없음.
 - 크러치를 짚은 채로 문을 여닫을 때 불편함.
 - 장거리 보행 시 지구력을 갖고 걷기가 어려우며, 계단을 올라갈 때 불안정함.

▶ 플랫홈 크러치 (platform crutch)
 - 팔꿉관절 굽힘 구축으로 크러치를 잘 붙잡지 못하는 환자에게 사용
 - 계단이나 비탈길을 오르내릴 때 힘듦.

▶ 크러치의 길이 = 170cm x 0.77 = 130.9cm

정답 : 7_① 8_④ 9_① 10_④

11 로프스트랜드 크러치에 대한 설명으로 맞지 않는 것은?

① 팔 기능이 좋고, 몸통 균형 유지가 잘 되는 환자에게 사용된다.
② 4점 보행, 2점 보행에 사용된다.
③ 숙련된 환자는 swing through gait도 가능하다.
④ Forearm crutch라고도 불린다.
⑤ 표준형 겨드랑 크러치와 캐나다 식 크러치의 장점을 취한 것이다.

12 Elbow extension이 약할 때 받쳐주는 크러치는?

① triceps crutch
② 표준형 겨드랑 크러치
③ axillary crutch with band
④ platform crutch
⑤ forearm crutch

13 Canadian crutch에 대한 설명으로 맞는 것은?

> 가. 크러치를 짚은 채로 문을 여닫을 때 불편한다.
> 나. 장거리 보행 시 지구력을 갖고 걷기가 어렵다.
> 다. elbow extension crutch라고도 불린다.
> 라. elbow extension이 약한 환자에게 사용된다.

① 가, 나, 다   ② 가, 다   ③ 나, 라
④ 라   ⑤ 가, 나, 다, 라

단원정리문제 해설

▶ 로프스트랜드 크러치 (forearm crutch, Lofstand crutch, elbow crutch)
- 앞팔 커프와 손잡이에 의해 체중지지 가능
- 표준형 겨드랑 크러치보다 간편함.
- 팔 기능이 좋고, 몸통 균형 유지가 잘 되는 환자에게 사용
- 4점 보행, 2점 보행에 사용 (숙련된 환자는 swing through gait도 가능)

▶ 밴드 달린 크러치 (axillary crutch with band)
- 표준형 겨드랑 크러치 + 금속 밴드
- 팔꿈관절 폄근이 약할 때 받쳐주는 역할
- 표준형 겨드랑 크러치와 캐나다 식 크러치의 장점을 취한 것

▶ 캐나다식 크러치
- 겨드랑 아래와 팔꿈관절 위를 받쳐주도록 두 개의 cuff가 부착됨.
- Triceps의 근력이 약하여 지지 능력이 없을 때 사용
- 겨드랑 받침이 없어 체중을 받칠 수 없음.
- 크러치를 짚은 채로 문을 여닫을 때 불편함.
- 장거리 보행 시 지구력을 갖고 걷기가 어려우며, 계단을 올라갈 때 불안정함.

정답 : 11_⑤ 12_③ 13_①

14 크러치에 대한 설명 중 맞는 것은?

> 가. 크러치 팁이 있어 지면에서 미끄러지지 않도록 되어 있다.
> 나. 긴 크러치는 온신경얼기 압박하여 크러치 마비를 유발한다.
> 다. 이상적인 바로 선자세 : 팔굽은 25~30° 구부리고, 크러치 팁은 앞/옆 15~20cm 떨어진 곳에 놓이게 한다.
> 라. 짧은 크러치는 상체가 앞으로 기울어지게 되어 구부정한 자세가 된다.

① 가, 나, 다 ② 가, 다 ③ 나, 라
④ 라 ⑤ 가, 나, 다, 라

15 Cane에 대한 설명으로 맞지 않는 것은?

① 지팡이이다.
② Cane은 환측 방향에 두어야 한다.
③ 바닥이 넓어서 안정감이 있게 균형을 잘 잡을 수 있다.
④ Cane의 높이는 환자의 greater trochanter에 위치해야 한다.
⑤ 4점 보행, 2점 보행, 3점 보행이 가능하다.

16 가장 빨리 걸을 수 있으며, 장애물을 넘을 수 있는 보행 방법은?

① three point gait
② four point gait
③ swing to gait
④ tripod gait
⑤ swing through gait

▶ 이상적인 바로 선자세 (ideal stance)
- 머리는 똑바로, 몸통과 양쪽 다리는 수직, 골반도 다리 길이와 같게 함.
- 크러치를 양쪽 겨드랑이 아래의 갈비뼈 부분에 두며, 팔꿈은 25~30° 구부림
- 손목은 뒤로 젖히고 손가락으로 크러치의 손잡이를 잡음.
- 크러치 팁은 앞·옆 15~20cm 떨어진 곳에 놓이게 함.

▶ 크러치의 부품
- 음압 흡입식의 고무로 되어 있어 지면에 미끄러지지 않도록 되어 있음.
- 고무로 된 겨드랑 받침과 손잡이

▶ 크러치의 측정 방법
- 긴 크러치는 발을 떼기가 어려움, 온신경얼기 압박 → 크러치 마비 유발함.
- 짧은 크러치는 상체가 앞으로 기울어지게 되어 구부정한 자세가 됨.

▶ 캐인 (cane) = 지팡이
- 천천히 걷는 환자에게 적합함.
- 4점 보행, 2점 보행, 3점 보행으로 걸음
- 환측의 반대쪽에 잡도록 해야 함 (팔과 발이 교대로 나가기 때문에 보행할 때에 아주 자연스럽게 보임).
- 안정감이 있게 되어 균형을 잘 잡을 수 있음.
- 캐인의 높이는 환자의 greater trochanter의 위치에 맞추는 것이 가장 적당함.

▶ 건너뛰기 보행 (swing through gait)
양쪽 크러치 → 껑충 뛰어 크러치 사이 통과 (가장 빨리 걸을 수 있으며, 장애물을 넘을 수 있음)

정답 : 14_⑤ 15_② 16_⑤

17 크러치의 측정 방법에 대해 맞는 것은?

> 가. 손잡이의 위치는 똑바로 선자세에서 자뼈의 붓돌기의 높이에 맞춘다.
> 나. 키에서 40cm (16인치)를 뺀다.
> 다. 겨드랑이에서 구두 뒤꿈치의 아래단까지의 길이 (남자는 2~3cm, 여자는 4cm 더함)를 말한다.
> 라. 크러치의 길이 = 키의 77%이다.

① 가, 나, 다　　② 가, 다　　③ 나, 라
④ 라　　　　　⑤ 가, 나, 다, 라

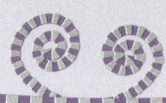

▶ - 키에서 40cm (16인치)를 뺌.
  - 크러치의 길이 = 키의 77%
  - 겨드랑이에서 구두 뒤꿈치의 아래단까지의 길이 (구두 미착용 시, 남자는 2~3cm, 여자는 4cm 더함)
  - 선 자세에서 측정할 때는 겨드랑 아래 3cm 떨어진 곳에서부터 제5 발가락에서 옆으로 15cm (6인치) 떨어진 곳
  - 임상에서 가장 손쉽게 측정하는 방법, 똑바로 선자세에서 겨드랑~구두 뒤꿈치까지
  - 손잡이의 위치는 똑바로 선 자세에서 자뼈 (척골)의 붓돌기 (경상돌기)의 높이에 맞춤.
  - 앞팔 크러치는 제5 발가락에서 옆으로 15cm (6인치) 떨어진 곳에 크러치 팁이 놓이게 하고, 팔꿈관절을 20~30° 굽힘

18 크러치를 사용하여 보행을 할 때 올바르지 않은 보행은?

① swing to gait : 양쪽 크러치 → 크러치를 이은 가상의 선을 넘도록 몸을 들어 양 발을 놓음.
② swing through gait : 양쪽 크러치 → 껑충 뛰어 크러치 사이를 통과
③ tripod gait : 왼쪽 크러치 → 오른쪽 크러치 → 양발 모아 끌어 놓기
④ two point gait : 왼쪽 크러치와 오른쪽 발 → 오른쪽 크러치와 왼쪽 발
⑤ four point gait : 왼쪽 크러치 → 오른쪽 발 → 오른쪽 크러치 → 왼쪽 발

▶ 양쪽 크러치 → 크러치를 이은 가상의 선을 넘지 못하는 점까지 몸을 들어 양 발을 놓는다.

19 하반신 마비환자에게서 나타나는 보행은?

① swing to gait　　② four point gait
③ two point gait1　④ three point gait
⑤ tripod gait

▶ 삼각보행 (tripod gait) : 느린 3박자
  - 왼쪽 크러치 → 오른쪽 크러치 → 양발 모아 끌어놓기
  - 양쪽 크러치 → 양발을 끌어 놓기
  - 하반신 마비환자가 건너뛰기 보행이 익숙하지 않을 때 적용한다.

정답 : 17_⑤　18_①　19_⑤

20 크러치를 이용하여 계단을 오르고 내릴 때 맞는 방법은?

① 계단오를 때 : 건측다리 → 환측다리와 크러치를 동시에 올려 놓음.
② 계단오를 때 : 환측다리 → 건측다리와 크러치를 동시에 올려 놓음.
③ 계단내려갈 때 : 건측다리와 크러치를 동시에 내림 → 환측다리
④ 계단내려갈 때 : 건측다리와 크러치를 따로 내림 → 환측다리
⑤ 계단내려갈 때 : 크러치를 먼저 올림 → 건측다리 → 환측다리

21 Wheel chair에 대한 설명 중 맞지 않는 것은?

① 실내형 휠체어는 좁은 공간에서 편리하다.
② 실외형 휠체어는 안정감이 있으며, 턱이나 장애물을 쉽게 넘는다.
③ 넙다리 절단자용 휠체어는 큰 바퀴가 실외형보다 약간 앞쪽에 달려 있다.
④ 특수한 휠체어로 스탠드 업 휠체어가 있다.
⑤ 휠체어는 크기나 중량에 따라 나뉘어지기도 한다.

22 Wheel chair 구성과 명칭에 대해 맞지 않는 것은?

① 큰바퀴 : 지름 60cm (24인치)
② 작은바퀴 : 지름 13~20cm
③ 좌석 : 앞/뒤/왼쪽/오른쪽 환자의 몸에 일치해야 함.
④ 팔걸이 : 좌석높이에서 위팔뼈가쪽상과까지 길이 + 2.5cm
⑤ 발받침 : 지면에서 5cm

▶ 목발을 사용하여 계단오르내리기
 - 계단오를 때 : 건측다리 → 환측다리와 크러치를 동시에 올려 놓음.
 - 계단내려갈 때 : 환측다리와 크러치를 동시에 내림 → 건측다리

▶ 넙다리 절단자를 위한 휠체어는 발받침 없으며, 큰 바퀴가 실외형보다 약간 뒤쪽에 달려 있다(휠체어가 뒤로 넘어지려는 것을 방지해 주기 위해).

▶ - 큰바퀴 : 지름 60cm (24인치)
 - 작은바퀴 : 지름 13~20cm
 - 좌석 : 앞/뒤/왼쪽/오른쪽 충분한 간격이 있어 압박받는 곳이 없어야 함.
 • 넓이 : 엉덩관절, 엉덩이의 가장 넓은 부위 + 5cm (의지 착용 시 + 10m)
 • 깊이 : 무릎관절 뒤에서 엉덩이 뒤까지 길이에서 - 5~8cm
 - 팔걸이 : 좌석 높이에서 위팔뼈 가쪽 위관절융기까지 길이 + 2.5cm
 - 발받침 : 지면에서 5cm

정답 20_① 21_③ 22_③

MEMO

Chapter 8

절단

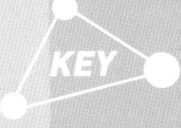

- 인간의 신체의 일부가 어떠한 원인으로 절단되었을 때 그 절단부 이하를 대치하여 기능의 일부를 대신하려는 노력은 아주 오래 전부터 시작되었을 것입니다.
- 이 단원에서는 절단이 일어 날 수 있는 원인은 무엇인지, 팔·다리절단 부위는 어떻게 나눌 것인지, 수술 후 스탬프의 관리는 어떻게 해야 할 것인지에 대해 다룰 것입니다.
- 절단부가 팔일 때를 팔 절단, 다리일 때를 다리 절단이라고 하며, 팔이나 다리의 각 관절에서 절단할 때는 관절 이단이라고 합니다.
- 각 절단부의 명칭과 특징에 대해 자세히 알아두도록 하며, 다리절단에서 Lisfranc amputation, Chopart amputation, Syme amputation, Pirogoff amputation, Boyd amputation을 나누는 부위와 절단부의 특징에 대해서는 구별하도록 합니다.
- 이 후 절단된 절단 부위의 관리 방법과 절단단에서 일어날 수 있는 합병증에 대해서 살펴보도록 할 것입니다.
- 절단된 부위에 임시의지는 어느 시점에서 착용할 것이며, 임시의지의 목적과 기능에 대해서도 알아보도록 합니다.

꼭! 알아두기

1. 절단 원인과 phantom pain의 관계
2. 팔의 절단 부위의 명칭과 특징
3. 다리의 절단 부위의 명칭과 특징
4. 스탬프의 관리와 절단단의 합병증
5. 임시의지의 착용 시점, 목적 및 기능

CHAPTER 08 절단 (Amputation)

1 절단의 원인

(1) 사고
  ① 외상
  ② 열상, 화학적 화상, 감전
  ③ 동상

(2) 질병
  ① 동맥의 폐쇄성 질환
  ② 종양
  ③ 감염

(3) 선천성 기형
  - 선천적으로 절단된 경우

2 절단하기 위한 환자의 준비

(1) 수술 후 스탐프의 관리, 의수족 설명, 사회적인 적합, 경제적 도움 설명
(2) 절단 후 환각통(phantom pain)에 대해 미리 알려줘야 함.

3 절단의 종류

- 개방성 절단(open amputation) : 절단하고 개방창으로 두는 것
- 폐쇄성 절단(closed amputation) : 의지를 착용할 수 있도록 절단부를 폐쇄한 경우

(1) 팔절단(upper limb amputation)
  - 스탐프의 길이가 길수록 좋음(감각이 많이 보존되기 때문).
  ① 손가락(수지) 절단(finger amputation)
    a. 손허리뼈의 2/3 지점에서 절단
    b. 손바닥의 피부를 스탐프의 끝 부분에 덮어 놓는 것이 좋음.
    c. 엄지손가락의 역할이 가장 중요함.
    d. 엄지손가락은 각 손가락 상대면으로 물건을 집을 수 있음(prehension).
    e. Opposition 기능

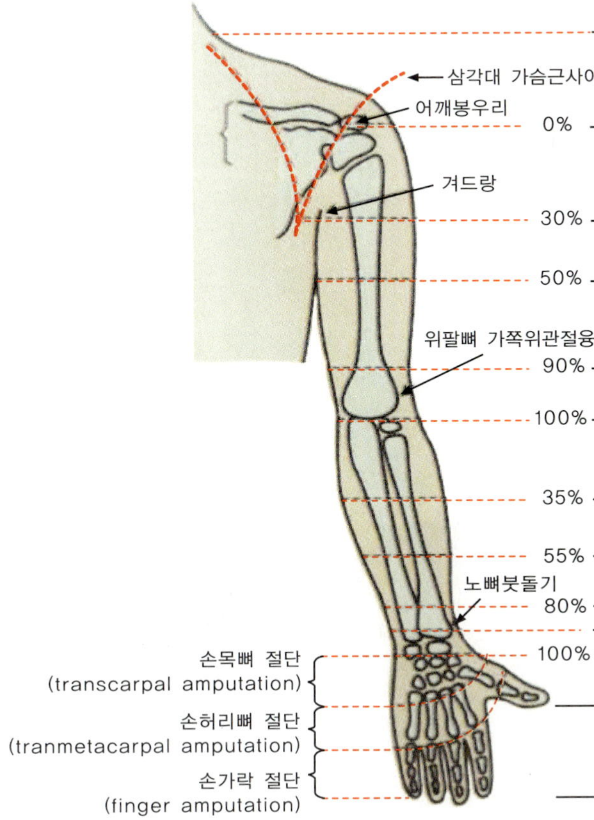

	절단 부위	착용할 의지
0%	전사반부 절단 (forequarter amputation)	전사반부 절단의지
30%	어깨관절 이단 (shoulder disarticulation)	어깨관절 이단의지
50% Short stump / Standard stump	위팔 절단 (above-elbow amputation)	위팔의지
90% / 100%	팔꿈관절 이단 (elbow disarticulation)	팔꿈관절 이단의지
35% Very short stump / Short stump / 55% Medium stump / 80% Long stump	앞팔 절단 (below-elbow amputation)	앞팔의지
100%	손목관절 이단 (wrist disarticulation)	손목관절 이단의지
손목뼈 절단 (transcarpal amputation) / 손허리뼈 절단 (tranmetacarpal amputation) / 손가락 절단 (finger amputation)	손가락 절단	손가락의지

【 팔의 절단 부위에 따른 분류 】

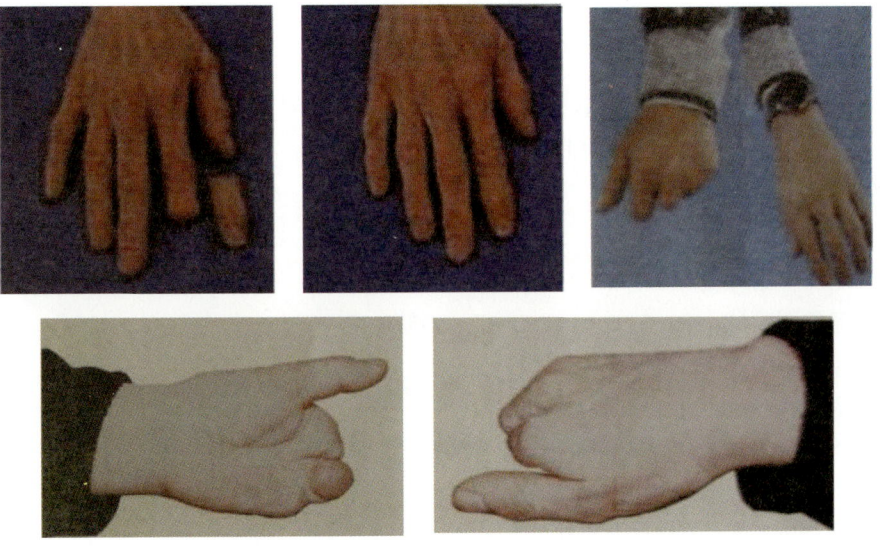

【 손가락 절단 】

Chapter 08 절단 (Amputation) | 197

② 손목관절 이단 (wrist disarticulation)
   a. 손목관절 부위에서 절단
   b. 앞팔의 pronation, supination 가능
③ 앞팔 절단 (below elbow amputation, BE amputation)
   a. 스탐프의 길이에 따라 분류
      - 긴 앞팔 (long below elbow (90~55%))
      - 짧은 앞팔 (short below elbow (55~33%))
      - 매우 짧은 앞팔 (ver hort below elbow (35% 이하))
   b. 스탐프의 길이가 길수록 pronation, supination 기능이 좋음.
   c. 스탐프의 길이가 짧을수록 pronation, supination, flexion, extension 기능 제한

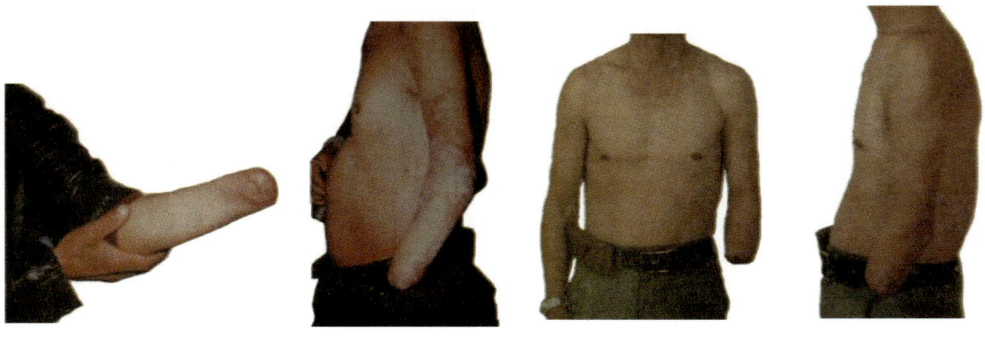

【 손목이 절단된 손목관절 이단 】　　　　【 앞팔 절단 】

④ 팔꿈관절 이단 (elbow disarticulation)
   a. 팔꿈관절에서의 절단
   b. 위팔뼈 안쪽과 가쪽 융기의 돌출로 말단부가 팽대되어 의지 제작 상 문제가 됨.
   c. 의지 부착, 체중부하 시 장점이 되기도 함.
⑤ 위팔 절단 (팔꿈관절 상부 절단) (above elbow amputation, AE amputation)
   a. 위팔에서 절단된 경우
   b. 스탐프의 길이에 따라 분류
      - 표준 위팔 (standard above elbow(90~50%))
      - 짧은 위팔 (short above elbow(50~30%))
      - 위팔목 (humeral neck (30% 이하))
      - 90% 이상 : 팔꿈관절 이단
      - 30% 이하 : 어깨관절 이단으로 취급
   c. 상부 절단은 위융기(과상) 부위가 가장 좋음.

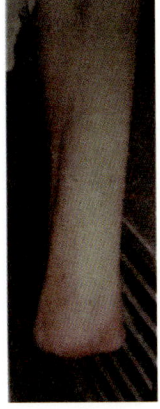
【 팔꿈관절 이단 】

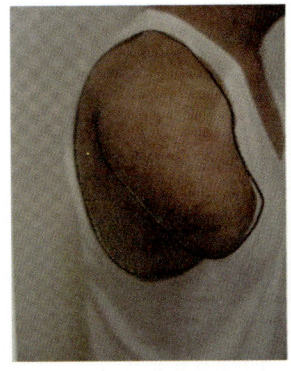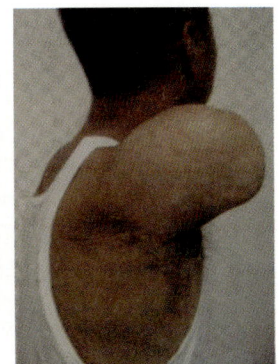
【 위팔 절단 】

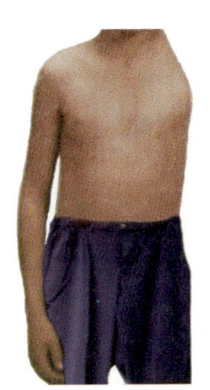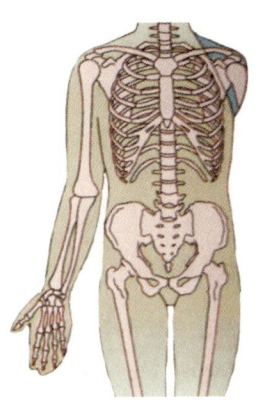
【 결관절 이단의 실제와 도해 】

⑥ 어깨관절 이단 (shoulder disarticulation)
    a. 어깨관절에서 절단되어 팔이 완전 제거된 경우
    b. 외형의 손상을 적게 하기 위하여 위팔뼈머리와 목을 남겨 둠.

⑦ 전사반부 절단 (forequarter amputation)
    a. 어깨뼈와 빗장뼈 (clavicle) 부분을 제거
    b. 외형을 흉하게 만드는 수술
    c. 악성 종양 치료에 시행됨.

(2) 다리절단 (lower limb amputation)
  - 팔절단보다 5배 많음.
  - 스탐프가 체중지지를 받음.

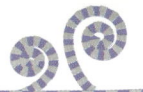
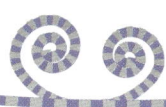

	절단 부위	착용할 의지
	골반 절반 절단 (hemipelvectomy)	골반 절반 절단의지 (hemipelvectomy prosthesis)
	엉덩관절 이단 (hip disarticulation)	엉덩관절 이단의지 이단 — (Canada식) (hip disarticulation prosthesis)
Short / Medium / Long	넙다리 절단 (above-knee amputation)	넙다리 이단 (above-knee prosthesis)
	무릎관절 이단 (knee amputation)	무릎관절 이단의지 (knee amputation prosthesis)
Short / Medium / Long	종아리 절단 (below-knee amputation)	종아리의지 (below-knee prosthesis)
	싸임 절단 (Syme's amputation)	싸임의지 (Syme prosthesis)
	Chopart 이단 Lisgrane 이단	ankle-foot prosthesis 발목/발의지
	발허리뼈 절단 발가락 절단	

【 절단 부위 착용할 의지 】

① 발가락 절단 (toe amputation)
② 발허리뼈 절단 (tarsometatarsal amputation)
  - 발허리뼈 가로 절단
③ 리스후랑 절단 (Lisfranc amputation)
  - 발목 발허리관절 (tarsometatarsal joint)에서 이단
④ 쇼파르 절단 (Chopart amputation)
  a. 목발뼈 (talus) - 발배뼈 (navicular) 및 발뒤꿈치뼈 (calcaneus) - 입방뼈 사이의 발목뼈 중간관절 (midtarsal joint)을 이단
  b. 목말뼈와 발뒤꿈치뼈만 남는 절단
  c. 첨족 변형을 일으키기 쉬움.
  d. 의지 제작이 힘이 들며, 미관 상 좋지 않음.
  e. 거의 시행하지 않음.

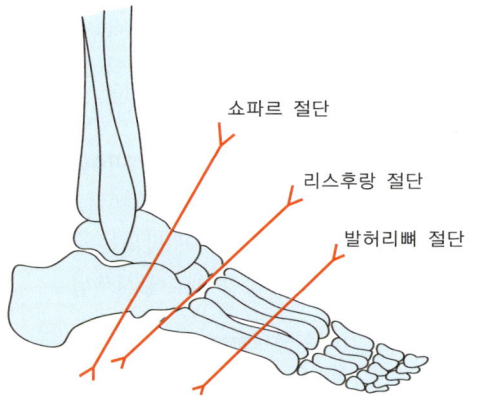

⑤ 싸임 절단 (Syme amputation)
   a. 발허리뼈의 먼쪽 부위와 종아리 1/3 부위의 먼쪽부 사이의 절단은 싸임 절단이 가장 좋음.
   b. tibia & fibula를 발목관절보다 0.5cm 위에서 절단한 뒤 발뒤꿈치 피부로 정강뼈끝을 덮음.
   c. 체중부하 즉시 가능
   d. 다리 길이가 5~7cm 짧아짐.
   e. SACH 발꿈치로 되어 있음.
   f. 외견 상 투박, 여성에게 적합하지 않음.
⑥ 필로고프 절단 (Pirogoff amputation)
   a. 체중부하 즉시 가능
   b. 의지 없이도 보행 가능
   c. 막대기 걸음 (stomping)
   e. 다리 길이의 단축 없음.
⑦ 보이드 절단 (Boyd amputation)
   - 가쪽복사뼈 바로 밑에서부터 안쪽복사뼈 바로 밑까지 절단 (calcaneus을 제외한 모든 발 뼈가 절단)

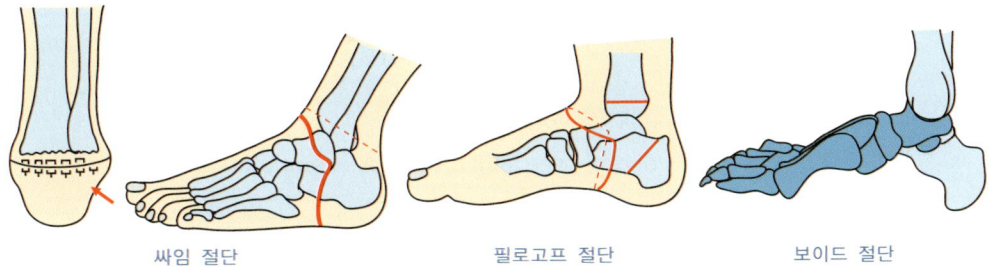

【 발 뒤쪽 부위의 절단 】

⑧ 종아리 절단 (무릎 아래 절단 ; below knee amputation, B-K amputation)
   a. 싸임 절단보다 몸쪽의 무릎 아래 절단을 말함.
   b. Tibia의 중간 1/3 부위와 위 1/3 부위에서 절단하는 것이 가장 이상적
   c. 스탐프의 길이는 15cm (6인치)
   d. 종아리뼈 (fibula)는 정강뼈 (tibia)보다 2~3cm 정도 짧아야 함.
   e. 주로 PTB (patella tendon bearing) 의지 착용

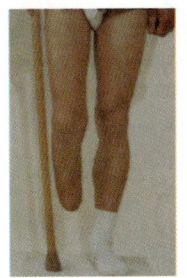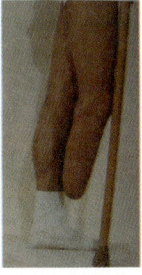

【 종아리 절단 】

⑨ 무릎관절 이단 (knee disarticulation)
- 무릎관절에서 종아리를 절단
- 말단 체중부하 가능
- 긴 넙다리뼈와 말단 팽대부가 의지 제작에 단점이 됨.

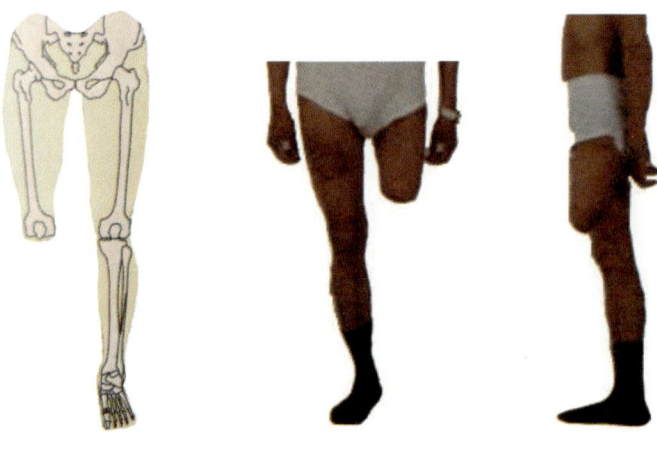

【 무릎관절 이단 】　　　　　【 넙다리 절단 】

⑩ 넙다리 절단 (무릎 위 절단 ; above-knee amputation, A-K amputation)
　　a. 무릎 위 절단
　　b. 넙다리의 중간 1/3이 가장 이상적 (무릎관절에서 8~10cm 위에서 시행하는 것이 좋음.)
⑪ 엉덩관절 이단 (hip disarticulation)
　　a. 넙다리뼈를 엉덩관절에서 완전히 제거
　　b. 악성 종양 (넙다리 몸쪽의 골육종, 연골 육종)이 있을 때 시행

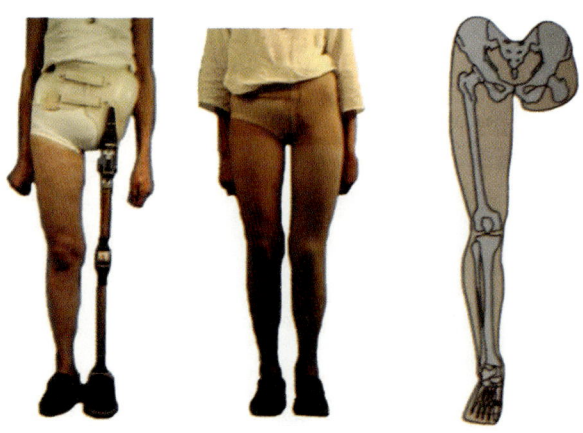

【 엉덩관절 이단의 실제와 도해 】

⑫ 골반 절반 절단 (hemipelvectomy)
   a. 골반의 한쪽과 다리 전체를 절단
   b. 악성 종양 시 시행
⑬ 하반신 절단 (hemicorporectomy)
   - 허리 3~4번 위치 이하의 하반신 모두 절단

4 스탬프의 관리 (stump care)

- 환부의 통증이 없고, 적당한 절단 길이를 갖고 있어야 함.
- 반흔, 피부 유착, 신경종의 형성이 없어야 함.
- 잔여 관절에 정상 가동성 유지
- 스탬프의 적당한 성숙과 수축으로 좋은 모양을 갖추어야 함.
- 관절을 움직일 수 있는 적당한 근력이 유지되어야 함.

절단단의 합병증

- 궤양
- 관절 구축
- 신경종
- 환상지 (phantom limb), 환상지통 (phantom limb pain)

(1) 스탬프를 수축하기 위한 붕대 감는 방법
   ① 스탬프의 감각이 둔해지도록 스탬프를 찰싹찰싹 때리거나 두드림.
   ② 이상적인 스탬프의 모양을 만들기 위해 탄력붕대를 이용 (건조하고 깨끗한 것 사용)
   ③ Distal 부위는 단단히 감고 proximal는 약간 느슨하게 감아야 함.
   ④ 너무 꼭 감아서 혈액 순환장애를 초래해서는 안 됨.
   ⑤ 스탬프가 완전히 성숙되어 의지를 착용할 때까지 계속해야 함.

(2) 구축 방지를 위한 자세

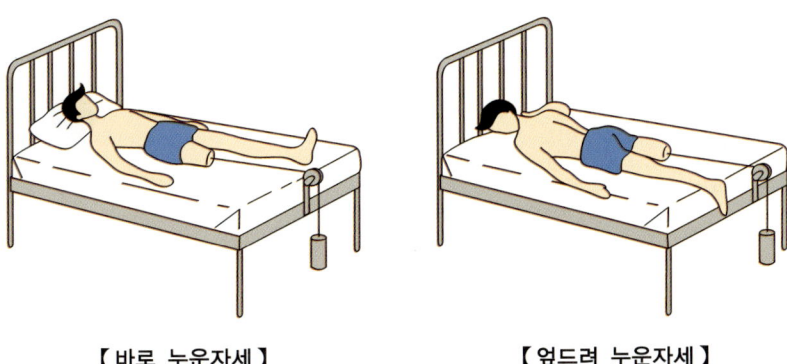

【 바로 누운자세 】　　　　【 엎드려 누운자세 】

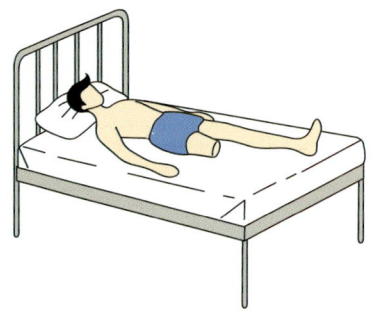

【 바로 누운자세 】

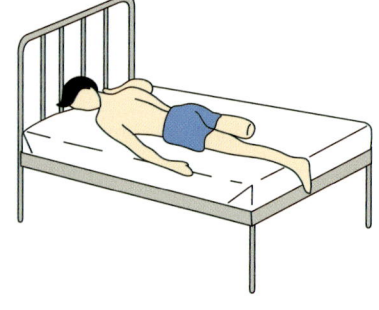

【 엎드려 누운자세 】

① 발목관절의 절단 : 첨족이 되기 쉬움.
   a. 종아리의 절단 : 무릎관절 굽힘 구축이 될 수 있음.
   b. 넙다리 절단 : 엉덩관절 벌림, 가쪽돌림, 굽힘 변형이 되기 쉬움.
   c. 위팔 절단 : 어깨관절 굽힘, 모음, 안쪽돌림 되기 쉬움.
   d. 앞팔 절단 : 팔꿉관절 굽힘이 되기 쉬움.
② 주의 자세 : 환자의 스탐프 밑에 베개 등을 놓아선 안 됨.
   a. Prone을 자주 취하고 엉덩관절 폄으로 유지함.
   b. Sidelying에서 건측은 아래, 스탐프는 안쪽돌림, 폄을 취함.
   c. 엉덩관절의 바깥돌림의 구축을 방지하기 위해 골반을 수평으로 유지하도록 함.
   d. 장시간 앉아 있거나 휠체어를 사용하면 안 됨.

(3) 정상
  - 절단술을 한 다음 1주일부터는 견딜 수 있는 범위 내에서 관절 운동 및 등척성 운동 실시

(4) 임시의지
  ① 수술 직후부터 바로 의지를 착용하고 훈련 (스탐프의 완전한 성숙과 의지 제작 기간이 길기 때문)
  ② 환부 치유 촉진
  ③ 통증 감소
  ④ 환상통 예방
  ⑤ 심리적 문제점 감소
  ⑥ 심폐 기능 증진
  ⑦ 조기 기립 자세와 보행 훈련

(5) 스탐프의 위생 관리
  - 스탐프의 피부에 발생될 수 있는 문제
    a. 찰과상 (abrasions)
    b. 수포 (blister)
    c. 세균 감염 (bacterial infection)
    d. 진균 감염 (fungus infection)
    e. 부종 (edema)

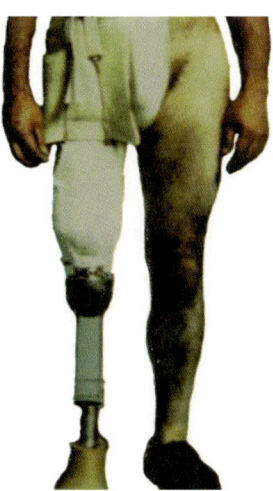

【 임시 의지 】

CHAPTER 08 단원정리문제

01 절단의 원인에서 사고에 관련된 것으로 맞는 것은?

① 감염
② 열상
③ 동맥의 폐쇄성 질환
④ 관절 구축
⑤ 종양

▶ 절단의 원인
 • 사고 - 외상
  - 열상, 화학적 화상, 감전
  - 동상
 • 질병 - 동맥의 폐쇄성 질환
  - 종양
  - 감염
 • 선천성 기형 - 선천적으로 절단된 경우

02 사고나 수술로 몸을 잘라낸 후에도 그 고통을 겪었던 부위가 계속 아프고 쑤셔 오는 것처럼 느끼는 현상은 무엇인가?

① phantom pain
② dull pain
③ pinching pain
④ stabbing pain
⑤ sharp pain

▶ 환각통(phantom pain)
 - 사고나 수술로 몸을 잘라낸 후에도 그 고통을 겪었던 부위가 계속 아프고 쑤셔 오는 것처럼 느끼는 현상

03 BE amputation에 대한 설명으로 옳지 않은 것은?

① 팔꿈관절 아래인 앞팔에서 절단된 경우를 말함.
② 긴 앞팔 (long below elbow (90~55%))
③ 짧은 앞팔 (short below elbow (55~33%))
④ 매우 짧은 앞팔 (ver hort below elbow (35% 이하))
⑤ 스탐프의 길이가 짧을수록 pronation/supination 기능이 좋음.

▶ 스탐프의 길이가 길수록 좋음(감각이 많이 보존되기 때문)
 - 스탐프의 길이가 길수록 pronation, supination 기능이 좋으며, 스탐프의 길이가 짧을수록 pronation, supination, flexion, extension 기능이 제한된다.

정답 : 1.② 2.① 3.⑤

04 다음 설명하는 amputation은?

> • 체중부하 즉시 가능하다.
> • 다리 길이가 5~7cm 짧아진다.
> • SACH 발꿈치로 되어 있다.
> • 외견 상 투박, 여성에게는 적합지 않다.

① Tarsometatarsal amputation
② Syme amputation
③ Boyd amputation
④ Lisfranc amputation
⑤ Chopart amputation

05 절단 후 목말뼈와 발뒤꿈치뼈만이 남으며, 첨족 변형을 일으키기 쉬운 amputation은?

① Chopart amputation
② Lisfranc amputation
③ Pirogoff amputation
④ Boyd amputation
⑤ Toe amputation

06 B-K amputation에 대한 설명으로 맞지 않는 것은?

① 싸임절단보다 몸쪽의 무릎 아래 절단을 말한다.
② 주로 PTS 의지 착용이다.
③ fibula는 tibia보다 2~3cm 정도 짧아야 한다.
④ 스탬프의 길이는 15cm (6인치)이다.
⑤ 가장 이상적인 절단 위치는 tibia의 중간 1/3 부위와 위 1/3 부위이다.

▶ 싸임절단 (Syme amputation)
- 발허리뼈의 먼쪽 부위와 종아리 1/3 부위의 먼쪽부분 사이의 절단은 싸임절단이 가장 좋음.
- tibia & fibula를 발목관절보다 0.5cm 위에서 절단한 뒤 발뒤꿈치 피부로 정강뼈 끝을 덮음.
- 체중부하 즉시 가능
- 다리 길이가 5~7cm 짧아짐.
- SACH 발꿈치로 되어 있음.
- 외견 상 투박, 여성에게 적합하지 않음.

▶ 쇼파르 절단 (Chopart amputation)
- 목말뼈와 발뒤꿈치뼈만 남는 절단
- 첨족 변형을 일으키기 쉬움.
- 의지 제작이 힘이 들며, 미관 상 좋지 않음.
- 거의 시행하지 않음.

▶ 주로 PTB (patella tendon bearing) 의지를 착용한다.

정답 : 4_② 5_① 6_②

07 Amputation에 대한 설명으로 맞는 것은?

> 가. A-K amputation : 넙다리의 중간 1/3이 가장 이상적
> 나. Tarsometatarsal amputation : 발허리뼈가 가로로 절단된 경우
> 다. Pirogoff amputation : 의지 없이도 보행 가능
> 라. Hip disarticulation : 악성 종양이 있을 때 시행

① 가, 나, 다　　② 가, 다　　③ 나, 라
④ 라　　⑤ 가, 나, 다, 라

08 스탐프의 관리로 맞지 않는 것은?

① 잔여 관절에 정상 가동성이 유지되어야 한다.
② 반흔, 피부 유착, 신경종의 형성이 없어야 한다.
③ 환부의 통증이 없고, 절단 길이는 짧을수록 좋다.
④ 관절을 움직일 수 있는 적당한 근력이 유지되어야 한다.
⑤ 스탐프의 적당한 성숙과 수축으로 좋은 모양을 갖추어야 한다.

09 구축 방지를 위한 자세로 맞지 않는 것은?

① 환자의 절단단 밑에 베개를 둔다.
② 장시간 앉아 있거나 휠체어를 사용하지 않는다.
③ 골반을 수평으로 유지한다 (내전근 강화).
④ Sidelying에서 건측은 아래, 스탐프는 안쪽돌림/폄을 취한다.
⑤ Prone을 자주 취하고, 엉덩관절 폄으로 유지한다.

▶ 필로고프 절단 (Pirogoff amputation)
- 체중부하 즉시 가능
- 의지 없이도 보행 가능
- 막대기 걸음 (stomping)
- 다리 길이의 단축 없음.

▶ 스탐프의 관리
- 환부의 통증이 없고, 적당한 절단 길이를 갖고 있어야 함.
- 반흔, 피부유착, 신경종의 형성이 없어야 함.
- 잔여관절에 정상 가동성 유지
- 스탐프의 적당한 성숙과 수축으로 좋은 모양을 갖추어야 함.
- 관절을 움직일 수 있는 적당한 근력이 유지되어야 함.

▶ - 환자의 스탐프 밑에 베개 등을 놓아선 안 됨.
- Prone을 자주 취하고 엉덩관절 폄으로 유지함.
- Sidelying에서 건측은 아래, 스탐프는 안쪽돌림, 폄을 취함.
- 엉덩관절의 바깥돌림의 구축을 방지하기 위해 골반을 수평으로 유지하도록 함.
- 장시간 앉아 있거나 휠체어를 사용하면 안 됨.

정답 : 7_⑤ 8_③ 9_①

10 스탐프를 위한 붕대 감는 방법으로 맞지 않는 것은?

① 스탐프가 완전히 성숙되어 의지를 착용할 때까지 계속해야 한다.
② 이상적인 스탐프의 모양을 만들기 위해 탄력붕대를 이용한다.
③ Distal 부위는 약간 느슨하게 감는다.
④ 스탐프의 감각이 둔해지도록 스탐프를 찰싹찰싹 때리거나 두드린다.
⑤ 혈액 순환장애를 초래해서는 안 된다.

▶ Distal 부위는 단단히 감고 proximal은 약간 느슨하게 감아야 한다.

11 임시의지를 착용하는 시기로 맞는 것은?

① 수술 직후　　② 1~2주 후
③ 2~3주 후　　④ 3~4주 후
⑤ 의지 사용 직전

▶ 수술 직후부터 바로 의지를 착용하고 훈련해야 한다 (스탐프의 완전한 성숙과 의지 제작 기간이 길기 때문).

12 임시의지를 착용하는 목적으로 맞지 않는 것은?

① 환부 치유 촉진
② 통증 감소
③ 환상통 예방
④ 정적인 자세 유지
⑤ 심폐기능 증진

▶ - 환부 치유 촉진
- 통증 감소
- 환상통 예방
- 심리적 문제점 감소
- 심폐기능 증진
- 조기 기립자세와 보행훈련

정답 : 10_③　11_①　12_④

참고문헌

신경해부 생리학, 청구문화사, 노민희, 용준환, 김계엽, 김동환
근골격계 생체역학, 영문출판사, 권미지
새용어 사람해부학, 현문사, 한국해부생리학교수협의회
신경과학, 정담미디어, Laurie Lundy-Ekman
임상신경해부학, 현문사, 이한기, 김명훈, 김본원, 김진상, 김철용
기능해부학, 현문사, 신홍철, 정학영 외
인체해부학, 청담미디어, 노민희, 이정수 외
인체생물학, 아카데미서적, 강성구, 강신성 외
해부학, 고려의학, 대한해부학회
생리학, 라이프사이언스, STUART IRA FOX
해부생리학, 영문출판사, Valerie C. Scanlon
질환별 물리치료, 영문출판사, 오셜리반 & 슈미츠
타이디 질환별 물리치료, 군자출판사, Stuart B. Porter
근골격계 질환별 물리치료, 현문사, 박지환
전기치료학, 하늘뜨락, 김순희, 김명훈, 민경옥, 박홍기, 박영한, 오경환
물리치료학 개론, 테라북스, 이인학, 고태성 외 3명
광선치료학, 대학서림, 박찬의, 박래준 외
냉,온을 이용한 물리치료학, 영문출판사, 박래준
수치료의 이론과 실제, 현문사, 박종철
보조기 의지학, 대학서림, 정진우
의지 보조기학, 탑메디오피아, 김장환
운동치료 총론, 영문출판사, 키스너 콜비
물리치료사를 위한 신경재활, 영문출판사, DarcyUmphred, Connie Carlson
고유수용성신경근촉진법, 대학서림, 구봉오, 권미지, 김경태, 김경환, 김명섭
신경물리치료학, 대학서림, 구봉오, 김수민, 권미지, 김상수
휴먼 퍼포먼스와 운동생리학, 대경북스, 정일규, 윤진환
근육검진, 영문출판사, 강세윤
물리치료 진단학, 영문출판사, 이현옥 외
정형도수치료 진단학, 현문사, DAVID J. MAGEE
임상 운동학, 영문출판사, 이현옥 외
근골격계의 기능해부 및 운동학, 정담미디어, 뉴만
재활의학, 한미의학, 박창일, 문재호
공중보건학, 고문사(KMS), 구성회 외 18명
의료기사법, 국가 법령 정보 센터, 법제처
의료법, 국가 법령 정보 센터, 법제처
지역보건법, 국가 법령 정보 센터, 법제처
감염병의 예방 및 관리에 관한 법률, 국가 법령 정보 센터, 법제처

★★ 물리치료사 국가고시 대비 ★★

2013년 신판!

Power Manual of 물리치료학 개론 ②

수치료

Physical Therapy

전국물리치료학과 학생학술연구회 엮음

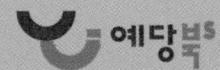

| CONTENTS |

01 수치료의 정의 및 역사 　　　　　　　　　　　　　　　　　　　　　　　13

　　1. 수치료의 정의 및 역사 *14*
　　■ 단원정리문제 *15*

02 온열 및 수치료를 위한 열역학 　　　　　　　　　　　　　　　　　　　17

　　1. 온열 및 수치료를 위한 열역학 *18*
　　■ 단원정리문제 *21*

03 수치료를 위한 물의 물리·화학적 성질 　　　　　　　　　　　　　　　23

　　1. 수치료를 위한 물의 물리·화학적 성질 *24*
　　■ 단원정리문제 *28*

04 열에 대한 인체의 반응과 조절 　　　　　　　　　　　　　　　　　　　31

　　1. 열에 대한 인체의 반응과 조절 *32*
　　■ 단원정리문제 *43*

05 치료적 열의 효과 　　　　　　　　　　　　　　　　　　　　　　　　　49

　　1. 치료적 열의 효과 *50*
　　■ 단원정리문제 *53*

06 수치료의 기초 　　　　　　　　　　　　　　　　　　　　　　　　　　57

　　1. 수치료의 기초 *58*
　　■ 단원정리문제 *63*

07 침수욕 　　　　　　　　　　　　　　　　　　　　　　　　　　　　　　67

　　1. 침수욕 *68*
　　■ 단원정리문제 *76*

| CONTENTS |

08 기계적 자극을 동반한 물의 적용 81

1. 기계적 자극을 동반한 물의 적용 *82*
- 단원정리문제 *94*

09 간단한 온열 적용 기구 101

1. 간단한 온열 적용 기구 *102*
- 단원정리문제 *112*

10 수화학적 이용 119

1. 가스욕 (gas bath) *120*
2. 약욕 (Medicated baths) *123*
- 단원정리문제 *126*

11 특수한 수치료법의 실시 및 검사법 129

1. 특수한 수치료법의 실시 및 검사법 *130*
- 단원정리문제 *136*

12 수중치료 139

1. 수중치료 *140*
- 단원정리문제 *150*

참고문헌 *151*
인덱스 *152*

Chapter 1

수치료의 정의 및 역사

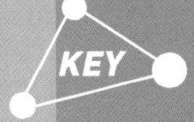

- 수치료의 개념과 역사를 이해하여야 합니다.

꼭! 알아두기

1. 수치료의 정의 (의료적 목적 달성을 위해 물의 여러 가지 다양한 물리, 화학적 성질을 이용하여 질병을 치료하는 물리치료의 한 분야)
2. 수치료의 목적 (신체의 외부에 온도, 기계적·화학적 자극을 단일 또는 복합적으로 사용하여 치료 효과를 얻는데 있다.)
3. Vincent Priessnitz (압주법, 한냉전신욕에 이어 발한을 시키는 법, 습지찜질과 함께 마찰을 하는 좌욕 등을 개발, 현대 수치료의 창시자)

CHAPTER 01 수치료의 정의 및 역사

1 수치료의 정의

(1) 의료적 목적 달성을 위해 물의 여러 가지 다양한 물리, 화학적 성질을 이용하여 질병을 치료하는 물리치료의 한 분야
(2) Nulin의 정의 : 치료적 목적을 위하여 물을 적용하여 치료하는 물리치료의 한 분야
(3) Baruch의 정의 : 물의 여러 형태, 즉 고체나 액체, 기체 그리고 얼음이나 증기 등을 신체의 내적 혹은 외적으로 적용하는 것

2 수치료의 목적

- 신체의 외부에 온도, 기계적 · 화학적 자극을 단일 또는 복합적으로 사용하여 치료 효과를 얻는데 있다.

3 수치료의 발전

(1) 스파르타인 : 최초의 공중목욕탕을 만듦.
(2) John Floyer : 수치료의 올바른 사용법 강조
(3) John Wesley : 질병에 대한 간단한 수치료 방법 소개
(4) Sebastian Kneipp : 압주법 등을 이용한 수치료법
(5) Vincent Priessnitz : 압주법, 한냉전신욕에 이어 발한을 시키는 법, 습지찜질과 함께 마찰을 하는 좌욕 등을 개발, 현대수 치료의 창시자
(6) Winternitz : 수치료 이론적 근거, 새 차원 수치료 재조명
(7) Tussell Trall : 미국 수치료 개척
(8) Dr. Simon Baruch : 수치료 이론 정리 (실제 시행 방법, 원리)
(9) Von Leyden과 Goldscheider : 온수에서 수중운동
(10) Rossevelt : 풀치료 발전에 공헌

단원정리문제

단원정리문제 해설

01 수치료의 목적으로서 신체의 외부에 단일 또는 복합적으로 사용하는 자극으로 맞는 것은?

① 물리적, 병리적
② 물리적, 화학적
③ 물리적, 심리적
④ 화학적, 심리적
⑤ 화학적, 병리적

▶ 신체의 외부에 온도, 기계적·화학적 자극을 단일 또는 복합적으로 사용하여 치료 효과를 얻는데 있다.

02 수치료의 창시자로써 압주법, 좌욕 등의 수치료법을 개발한 사람은?

① Sebastian Kneipp
② Dr. Simon Brauch
③ Vincent Priessnitz
④ John Floyer
⑤ Winternitz

▶ Vincent Priessnitz
- 압주법, 한냉전신욕에 이어 발한을 시키는 법, 습지찜질과 함께 마찰을 하는 좌욕 등을 개발, 현대 수치료의 창시자

정답 : 1_② 2_③

Chapter 01 수치료의 정의 및 역사 | 15

MEMO

Chapter 2
온열 및 수치료를 위한 열역학

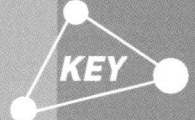

- 열과 수치료의 관계는 절대 떨어질 수 없는 관계이므로 열의 특성과 성질을 정확하게 이해하여 온열치료와 수치료를 실시해야 환자에게서 나타나는 효과는 증가될 것입니다.

꼭! 알 아 두 기

1. 비열 (열 에너지를 전달하는 물체의 능력, 어떤 물질 1g을 1℃ 상승시키는데 필요한 열량)
2. 열용량 : 어떤 물체의 온도를 1K 상승시키는데 필요한 열량, 비열 × 질량 (C = mc)
3. 화씨를 섭씨로 변환하는 공식 : C = 5/9 (℉ − 32)
   섭씨를 화씨로 변환하는 공식 : F = 9/5℃ + 32
4. 열의 발생 원인 (화학적인 열, 전기적인 열, 기계적인 열)
5. 전기적인 열을 이용한 물리치료 (적외선등, 전기광선욕, 단파 심부투열치료기, 탄소방전등, 파라핀의 가열판)
6. 전도열을 이용한 물리치료 (파라핀 욕, 와류욕, 하버드 탱크, 온습포)
7. 대류열을 이용한 물리치료 (증기욕, 사우나)
8. 비등증발 즉 액체의 자유표면에서의 기화는 온도 여하에 관계없이 일어나지만, 액체가 일정한 온도까지 상승하면 액체의 내부에 기체가 발생하고, 이 기체가 액면에 떠올라서 기화하게 되는 현상

CHAPTER 02 온열 및 수치료를 위한 열역학

1 열현상

(1) 물체를 구성하고 있는 분자들의 무질서하고, 불규칙적인 운동 에너지로써 물체의 상태나 온도를 변화시키는 근원이 되는 것
(2) **비열** : 열에너지를 전달하는 물체의 능력, 어떤 물질 1g을 1℃ 상승시키는데 필요한 열량
(3) **열용량** : 어떤 물체의 온도를 1K 상승시키는데 필요한 열량, 비열 × 질량 (C = mc)
(4) **온도** : 물체에 열에너지가 어느 정도 축적되어 있는가를 나타내는 방법
(5) **열현상** : 대부분의 물체는 가열하거나 충격 혹은 마찰을 가하면 그 물체의 온도가 상승하면서 상태가 변하거나 팽창하는 현상
(6) **잠열** : 물체의 상태가 변화하는데 필요한 열

2 열의 표현 방법

(1) 온도계 사용
　① 실생활 : 액체온도계 (알코올·수은온도계) – 체적 변화 이용
　② 환자 중 고체온을 측정 → 저항온도계
　③ Paraffin bath, Hot pack 사용온도계 → 저항온도계, 열전대온도계 (열기전력의 변화를 이용)
　④ 온도계의 종류
　　a. 체적의 변화를 이용한 것 : 액체온도계 (수은, 알코올 등), 정압기체온도계
　　　- 수은온도계 : 액체 상태를 유지하는 온도 측정 범위 넓음, 비열 적음, 열의 양도체이므로 전체가 균일하게 순간적으로 가열
　　　- 알코올온도계 : 알코올은 빙점이 –117℃ 이므로 아주 낮은 온도 측정하는데 적당, 정확도는 떨어짐.
　　b. 전기 저항의 변화를 이용한 것 : 저항온도계 – 써미스터 온도 측정에 가장 적합
　　c. 열기전력의 변화를 이용한 것 : 열전대온도계
　　d. 포화증기압의 변화를 이용한 것 : 증기압온도계
　　e. 광도의 변화를 이용한 것 : 광학고온계
　　f. 방사에너지를 이용한 것 : 방사고온계
　　g. 포화증기압의 변화를 이용한 것 : 증기압온도계

(2) 온도계 눈금의 구성
　① 섭씨 (℃) : 1기압 하에서 물의 어는점을 0℃, 끓는점을 100℃로 하여 그 사이를 100등분
　② 화씨 (℉) : 1기압 하에서 물의 어는점을 32℉, 끓는점을 212℉로 하여 그 사이를 180등분

③ 절대온도 (K) : 분자 운동이 일어나지 않는 온도는 −273°C, 이 때를 절대영도라고 하며, 절대온도 T = 273 + t°C로 구할 수 있다. 단위는 켈빈(K)이다.

> 화씨를 섭씨로 변환하는 공식 : C = 5/9 (°F − 32)
> 섭씨를 화씨로 변환하는 공식 : F = 9/5°C + 32

(3) 열의 발생 원인
① 화학적인 열 : 화학적인 작용에 의해 발생되는 열
  예 신진대사
② 전기적인 열 : 전류의 흐름에 대항하는 분자들의 저항에 의해 발생
  - 전자와 분자들 간의 충돌에 의해 에너지의 교환 흡수가 일어나고, 이 중 일부가 열의 형태로 방출
  예 적외선등, 전기광선욕, 단파 심부투열치료기, 탄소방전등, 파라핀의 가열판
③ 기계적인 열 : 어떤 물질의 내부에 존재하는 운동에너지가 열에너지로 전환되는 것
  예 충격, 압축, 마찰

(4) 열의 이동 방법

전도	특징	• 서로 접촉되어 있는 물체 사이 분자운동에 의한 열의 이동현상 (열 : 높은 곳 → 낮은 곳) • 열전도율 : 어떤 물질의 길이 1m, 단면적 1m²일 때 온도차 1K에서 1초 동안에 전도되는 열량
	적용 예	• 파라핀욕, 하버드탱크, 온습포, 와류욕 (온도 상승까지는 대류열, 그러나 환자에게 적용 측면 → 전도열) • 난로에 의한 방안의 공기 따뜻함
대류	특징	• 액체・기체의 밀도차에 의한 열전달
	적용 예	• 증기욕, 사우나탕
복사	특징	열이 물질과 관계없이 공간을 통하여 직접 전파
		• 적외선등, Baker, Laser ① 스테판 - 볼츠만의 복사에너지 법칙 : $E = \sigma \cdot T^4$ 　모든 물체는 복사선을 내고 있으며, 온도↑ → 복사선의 양↑, 물체의 단위 면적당 단위 시간에 방출하는 복사선의 E는 물체의 온도 T의 4제곱에 비례 ② 비인 (Wein)의 복사선의 파장에 대한 법칙 : 어떤 온도의 물체가 발생시키는 복사선은 여러 가지 서로 다른 파장을 포함하고 있는데, 그 중 가장 센 복사선의 파장(가장 짧은 파장) λm은 물체의 절대온도 T에 반비례 ③ 뉴톤의 냉각 법칙 : 어떤 물체가 단위시간에 잃는 열량은 물체의 표면적에 비례하고 주위와의 온도차에 비례
증발	특징	• 액체가 기체로 변화하는 현상
전환	특징	• 원래는 열을 내는 에너지는 아니지만 변환되어 열을 발생

(5) 열의 물리·화학적 작용
   ① 비열과 열용량
      a. 비열 : 어떤 물질 1g의 온도를 1°C(1K) 올리는데 필요한 열량
         - 금속 (고체)은 비열이 낮고 액체는 비열이 높다.
         - 물 : 1.00, 파라핀 : 0.69 (기름혼합 : 0.49), 얼음 : 0.5, 수은 : 0.033
         - 비열이 큰 물질은 작은 물질에 비해 온도를 높이기 어려움 (열량 많이 필요)
      b. 열용량 : 어떤 물체의 온도를 일정 온도 높이는데 필요한 열량
         - 열용량 (C) = 질량 (m) × 비열 (c)
         - 1cal : 순수한 물 1g을 온도 1°C 올리는데 필요한 열량
   ② 열과 물질의 상태 변화
      a. 융해 : 고체의 상태에서 액체의 상태로 전환하기 시작하는 것
      b. 융점 : 처음 융해하기 시작한 온도 1기압에서의 융점을 표준으로 함.
      c. 응고 : 액체가 열에너지를 잃고 고체로 상태 변화가 일어나는 현상
      d. 증발 : 액체의 표면에서 일어나는 기화 현상
      e. 응결 : 공기가 이슬점 이하로 냉각되어서 포화 상태가 되어 수증기가 물방울로 맺히는 현상
      f. 승화 : 물질의 상태 변화 때 고체가 액체 상태를 거치지 않고 직접 기체로 변하거나 직접 기체가 고체로 변화는 현상

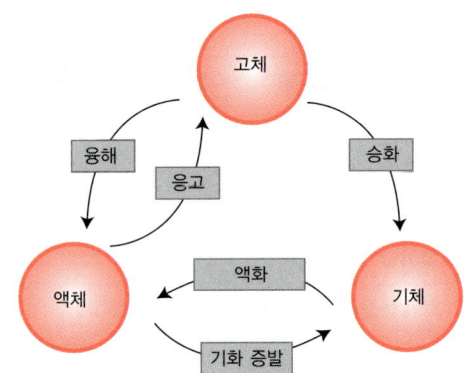

      g. 기화열 : 어떤 물질 1g이 기화할 때 흡수되는 열량
      h. 비등 : 증발 즉 액체의 자유표면에서의 기화는 온도 여하에 관계없이 일어나지만 액체가 일정한 온도까지 상승하면 액체의 내부에 기체가 발생하고, 이 기체가 액면에 떠올라서 기화하게 되는 현상. 비등이 계속되는 동안에는 외부에서 가한 열은 전부 기화열로 소비되고 액체의 온도는 더 이상 상승하지 않음.
      i. 비등점 : 비등이 일어나는 온도. 그 물질의 포압증기압이 외부에 압력과 동등하게 되는 온도로써 외부 압력의 크기에 따라 변동하지만 대체로 1기압하에서의 값을 표준으로 삼음.

단원정리문제

01 실내의 쾌적한 온도는 70°F 정도이다. 이것을 섭씨 온도로 변환하면 몇 도가 되는가?

① 6.9°C
② 21.1°C
③ 38.9°C
④ 158°C
⑤ 183.6°C

단원정리문제 해설

▶ C = 5/9(°F - 32) → 5/9(70-32) = 21.1

02 아주 낮은 온도를 측정하는데 사용하는 것으로 맞는 것은?

① 광학온도계
② 수은온도계
③ 증기압온도계
④ 알코올온도계
⑤ 저항온도계

▶ 알코올온도계
 - 알코올은 빙점이 -117°C이므로 아주 낮은 온도 측정하는데 적당, 정확도는 떨어짐.

03 기계적인 열에 해당되는 것으로 맞는 것은?

① 신진대사
② 전기광선욕
③ 분자들의 저항에 의해 나타남.
④ 탄소방전등
⑤ 충격

▶ 기계적인 열 : 어떤 물질의 내부에 존재하는 운동에너지가 열에너지로 전환되는 열(충격, 압축, 마찰)
▶ 화학적인 열 : 화학적인 반응으로 일어날 때 발생하는 열(나무나 기름, 가스, 석탄 등이 연소할 때 발생하는 열, 신진대사)
▶ 전기적인 열 : 전류의 흐름에 대항하는 분자들의 저항에 의해 나타남(적외선, 파라핀, 전기광선욕 등).

정답 : 1_② 2_④ 3_⑤

04 열에너지의 전달 방식에 대한 내용으로 맞는 것은?

① 복사는 높은 곳에서 낮은 곳으로 열이 이동한다.
② 대류는 주로 고체와 액체에서 일어나는 열이동 방식이다.
③ 와류욕은 전도열을 이용한 물리치료법이다.
④ 전도는 열을 내는 에너지는 아니지만 변환되면서 열을 발생시키는 현상이다.
⑤ 전환은 액체가 기체로 변화하는 현상이다.

05 다음 중 대류의 특성을 이용한 수치료 방법으로 맞는 것은?

① 하버드 탱크 ② 와류욕
③ 러시안욕 ④ Baker
⑤ 회전욕

▶ 열에너지 전달 방식
- 전도 : 서로 접촉되어 있는 물체 사이 분자 운동에 의한 열의 이동 현상(열 : 높은 곳 → 낮은 곳)
- 열전도율 : 어떤 물질의 길이 1m, 단면적 $1m^2$일 때 온도차 1K에서 1초 동안에 전도되는 열량
- 대류 : 액체·기체의 밀도차에 의한 열전달
- 복사 : 열이 물질과 관계없이 공간을 통하여 직접 전파
- 증발 : 액체가 기체로 변화하는 현상
- 전환 : 원래는 열을 내는 에너지는 아니나 변환되어 열을 발생

▶ 대류의 특성을 이용한 수치료 방법
- 전도 : 파라핀욕, 하버드 탱크, 온습포, 와류욕(온도 상승 까지는 대류열, 그러나 환자에게 적용 측면 → 전도열)
- 대류 : 증기욕, 사우나탕, 러시안욕
- 복사 : 적외선등, Baker, Laser

정답 : 4_③ 5_③

Chapter 3

수치료를 위한 물의 물리·화학적 성질

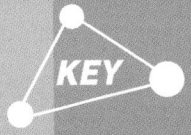

- 물은 여러 가지 면에서 일반 다른 물질들과 다른 독특한 성질을 가지고 있습니다.
- 물은 온열 및 수치료에서의 강력한 치료 수단으로 매우 중요하기 때문에 물의 기본적 특성 및 물리·화학적 성질, 물의 생명활동 등을 이해하여야 합니다.

꼭! 알아두기

1. 교질분산액이 유체상일 때 → 틴딜 효과 (빛을 산란)
2. 정지액체 압력
3. 정수압
4. 파스칼의 원리
5. 아르키메데스의 원리
6. 연속의 정리
7. 스톡스의 정리
8. 체액량의 등삼투성 팽창
9. 체액의 저삼투성 팽창
10. 부력

CHAPTER 03 수치료를 위한 물의 물리·화학적 성질

1 물의 분자 구조와 극성
(1) 물의 분자 구조 : 쌍극자 구조 – 전자가 불균등하게 분포되어 있는 분자
(2) 수소결합 : 물 분자의 수소핵과 다른 하나의 비공유 전자쌍 간의 정전기적 상호작용
(3) 물의 이온화 : 수중에 물 분자의 일부는 이온화되려는 경향을 띰.

2 표면장력
(1) 표면이 아주 얇고 눈에 보이지 않는 탄성막처럼 작용하는 현상
(2) 단위 면적의 액체표면을 잡아당기는데 필요한 힘
(3) 모든 액체는 표면장력이 있고, 물의 경우 다른 액체들보다 특이하게 높음.
 * 계면활성제 : 물의 표면장력을 감소시키는 물질
  예 비누

3 용매 또는 분산제로의 물
(1) 용액 (solution) : 용질이 용매에 녹아 있는 것
(2) 용매 : 액체에 물질을 녹여서 용액을 만들 때
(3) 용질 : 용액에 녹아 있는 물질
(4) 교질분산액 : 이온 또는 분자의 덩어리를 이루거나 분자량이 수 천에서 수 십만의 거대분자인 균질혼합물
(5) 틴들 효과 (Tyndall effects) : 입자가 빛을 산란시키는 것
  예 우유빛, 안개의 부분적인 불투명성, 햇살 등
(6) 현탁액 (suspension) : 불균질 혼합물, 입자는 안정 시 중력에 의해 가라 앉는다.
(7) 온도에 따른 물의 체적 변화 : 대부분의 물질은 온도가 낮아지면 부피도 작아짐 (샤를의 법칙).
(8) 물의 삼중점
  ① 물의 고체, 액체, 증기 상태가 모두 함께 존재
  ② 삼중점의 구성 곡선 : 기화곡선, 융해곡선, 승화곡선
  ③ 융해곡선과 기화곡선의 합성에서 교차점 : 온도 0.01℃, 압력 4.6mmHg

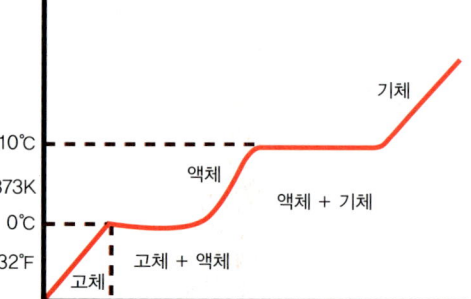

4 물의 이온과 극성물질의 용해

- 수화 : 여러 가지 용매 중 물만이 이온 주위에 엉성한 상자모양을 형성하는데 필요한 극성과 알맞은 작은 분자의 크기를 갖고 있는 현상

5 용해도

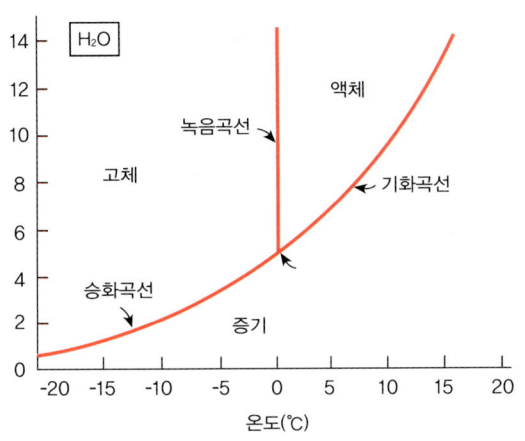
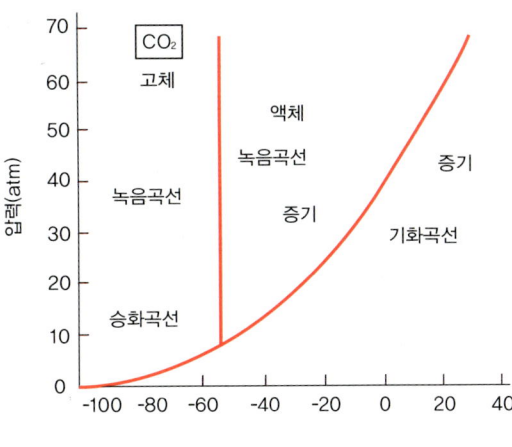

(1) 녹는 한계값 자체
(2) **포화용액** : 더 많은 용질을 첨가시켜도 그 이상 녹이지 않음.
(3) **불포화용액** : 한계값보다 적은 용질이 녹아 있는 것

6 농도의 정량적인 표시법

- 용액의 몰농도(M) : 1L 용액에 대한 용질의 비율, 몰용질/리터용액

7 pH의 개념

(1) 수소이온 농도의 역의 대수
(2) 강산성 ← 중성 pH 7 (순수한 물) → 강염기

8 수치료를 위한 유체 역학

(1) 유체의 압력
  ① 정지액체 압력
    a. 액체의 압력은 임의의 모든 면에 대해 항상 수직으로 작용
    b. 액체 내 임의의 점의 압력의 세기는 모든 방향에 동일
    c. 액체 내의 동일 수평면 상에 있는 점의 압력의 세기는 동일
  ② 정수압
    a. 물체의 단위 면적당 작용한 힘
    b. 정지해 있는 유체 내 압력, 깊이에 비례
    c. 유체 내의 모든 면에 대하여 수직으로 작용
      - 유체 내의 임의의 점에서의 크기가 모든 방향에 대하여 동일

- 유체 내의 동일 수평면(즉, 같은 깊이)에서의 크기가 동일
d. 수중운동 시 상체보다 하체에서 더 큰 정수압을 받게 되고, 이에 따라 다리의 부종 감소를 촉진시킨다. 심질환자에게는 오히려 부담이 될 수 있다.
*정수압(hydrostatic pressure)의 이용 시 심장 질환 환자 주의
③ 파스칼 (Pascal)의 원리 : 밀폐된 용기 안에 들어 있는 액체의 어느 한 부분에 압력을 가하면 이 압력은 동일한 크기로 액체의 각 부분에 전달된다는 원리
④ 아르키메데스 (Archimedes)의 원리 : 유체 속에 일부 혹은 전부가 잠긴 물체는 유체 속에 잠긴 물체와 같은 부피의 유체 무게 만큼의 부력을 받는다는 원리

(2) 유체의 운동
① 연속의 정리 : 액체가 관을 흐를 때 관의 굵은 부분에서는 유속이 느리고, 가는 부분에서는 유속이 빨리 가기 때문에 최종의 흐르는 양은 동일하게 됨.
② 스토오크스 (Stokes)의 정리 : 유체 속을 움직이는 물체가 받는 저항은 물체의 속력에 비례

(3) 물과 생명 활동
① 체액의 조성
a. 성인의 물 필요량 : 1일 2L
b. 세포외액 : 체중의 20%
c. 세포내액 : 체중의 30~40%
② 체액 조성량의 변화
- 세포내 · 외액의 삼투질 농도
: 모두 약 300m moles/L H$_2$O (정상 상태)

체액	세포내액	단백질 (20%)
		핵산 (1.1%)
		유지방 (5%)
		탄수화물 (3~5%)
		무기물 (1.5%)
		비타민, 호르몬 등 (1.0%)
	세포외액	혈장 (5%)
		간질액 (15%)

체액 평형 이상 시의 체액 구획의 변화							
체액량의 변화 형태	임상적 실 예	체액 구획의 변화			세포외액 내 농도 변화		
		ECF	ICF	Na$^+$	단백질	Osmolality	Hct*
등삼투성 축소	Cholera	↓	0	0	↑	0	↑
고삼투성 축소	사막이나 바다의 표류자, Fever	↓	↓	↑	↑	↑	0
저삼투성 축소	부신기능부전	↓	↑	↓	↑	↓	
등삼투성 팽창	Edema	↑	0	0	↓	0	↓
고삼투성 팽창	Nacl poisoning	↑	↓	↑	↓	↑	↓
저삼투성 팽창	SIADH*	↑	↑	↓	↓	↓	0

*Hct = hematocrit
*SIADH = Syndrome of inappropriate ADH secretion

③ 체액량의 등삼투성 축소 (Isomoric contraction)
   a. 세포외액의 삼투질 농도는 변하지 않고 용적만 감소
   b. 세포외액의 구획이 축소
④ 체액량의 고삼투성 축소 (Hyperosmotic contraction)
   a. 인체로부터 심한 탈수 현상(수분 소실)이 많을 때 발생
   b. 복사열을 이용한 전신 치료 시 수분의 공급 없이 다량의 땀을 흘렸을 때
   c. 사막이나 바다의 표류자
   d. 세포내·외액 → 모두 감소, 삼투질 농도 → 증가
⑤ 체액량의 저삼투성 축소 (Hyposmotic contraction)
   a. 체액으로부터 물보다 용질이 더 많이 소실
   b. 세포외액 → 축소, 세포내액 → 오히려 팽창
⑥ 체액량의 등삼투성 팽창 (Isosmotic expansion)
   a. 등장성 염화나트륨 용액의 과량 주입 시 세포외액이 팽창
   b. 부종
⑦ 체액량의 고삼투성 팽창 (Hyperosmotic expansion) : 물의 섭취량에 비해 염화나트륨의 과다 섭취 시 세포외액의 삼투질 농도가 증가되어 농도가 더 낮은 세포내액으로부터 더 높은 세포외액으로 물이 이동 → 세포외액이 팽창
⑧ 체액의 저삼투성 팽창 (Hyposmotic expansion)
   a. 물의 섭취량 〉 배설량, 체액이 희석됨으로 인하여 삼투질의 농도가 떨어짐.
   b. 세포외액과 같은 비율로 팽창되어 결국 전 체액 구간이 팽창

9 부력

(1) 중력과 반대되는 의미로 인체가 물에서 뜨는 현상
(2) 물의 비중 : 1, 사람의 비중 : 1.036
(3) 머리 무게 (7%)
   예 70kg인 사람이 머리만 남기고 물에 남을 때 몸무게는?
   $(70 \times 0.07) + 65 (1.036 - 1) = 7.34$kg

단원정리문제

01 밀폐된 용기 안에 들어 있는 액체의 어느 한 부분에 압력을 가하면 이 압력은 동일한 크기로 액체의 각 부분에 전달된다는 이론으로 맞는 것은?

① 파스칼의 원리
② 아르키메데스의 원리
③ 연속의 정리
④ 스토오크스의 정리
⑤ 사이펀의 원리

단원정리문제 해설

▶ 이론
- 파스칼(Pascal)의 원리 : 밀폐된 용기 안에 들어 있는 액체의 어느 한 부분에 압력을 가하면 이 압력은 동일한 크기로 액체의 각 부분에 전달된다는 원리
- 아르키메데스(Archimedes)의 원리 : 유체 속에 일부 혹은 전부가 잠긴 물체는 유체속에 잠긴 물체와 같은 부피의 유체 무게만큼의 부력을 받는다는 원리
- 연속의 정리 : 액체가 관을 흐를 때 관의 굵은 부분에서는 유속이 느리고, 가는 부분에서는 유속이 빨리 가기 때문에 최종의 흐르는 양은 동일하게 됨.
- 스토오크스(Stokes)의 정리 : 유체 속을 움직이는 물체가 받는 저항은 물체의 속력에 비례
- 사이펀의 원리 : 호스 중간에 어느 정도 높이까지 올라가더라도 호스 이쪽 끝이 수면보다 아래에 있을 때 호스를 통해서 물이 계속 나오는 것

02 물의 일반적인 특성에 대한 설명으로 맞는 것은?

> 가. 물 분자의 구조는 쌍극자의 일종이다.
> 나. 물의 표면장력은 다른 액체들보다 현저하게 높다.
> 다. 물의 표면장력을 감소시키는 물질을 계면활성제라 한다.
> 라. 혈액은 용액, 분산액, 현탁액의 성질을 동시에 가질 수 없다.

① 가, 나, 다
② 가, 다
③ 나, 라
④ 라
⑤ 가, 나, 다, 라

▶ 물의 일반적 특성
- 물의 분자 구조 : 쌍극자 구조(전자가 불균등하게 분포되어 있는 분자)
- 모든 액체는 표면장력이 있고, 물의 경우 다른 액체들보다 특이하게 높다.
- 계면활성제 - 물의 표면장력을 감소시키는 물질
- 혈액은 용액, 분산액, 현탁액의 성질을 동시에 가짐.

정답 : 1_① 2_①

03 다음 중 물의 특성으로 맞는 것은?

> 가. 4°C에서 부피가 가장 작다.
> 나. 표면장력이 있다.
> 다. 비열이 높아 가열하기 어렵다.
> 라. 열전도도가 낮다.

① 가, 나, 다   ② 가, 다   ③ 나, 라
④ 라   ⑤ 가, 나, 다, 라

▶ 열전도도가 높다.

04 유체 속에서 환자의 팔다리를 저항운동 및 보조운동을 바꾸어 가면서 할 수 있는 원리로 맞는 것은?

① 파스칼의 원리   ② 아르키메데스의 원리
③ 연속의 정리   ④ 스토오크스의 정리
⑤ 사이펀의 원리

▶ 이론
- 파스칼(Pascal)의 원리 : 밀폐된 용기 안에 들어 있는 액체의 어느 한 부분에 압력을 가하면 이 압력은 동일한 크기로 액체의 각 부분에 전달된다는 원리
- 아르키메데스(Archimedes)의 원리 : 유체 속에 일부 혹은 전부가 잠긴 물체는 유체속에 잠긴 물체와 같은 부피의 유체 무게만큼의 부력을 받는다는 원리
- 연속의 정리 : 액체가 관을 흐를 때 관의 굵은 부분에서는 유속이 느리고, 가는 부분에서는 유속이 빨리 가기 때문에 최종의 흐르는 양은 동일하게 됨.
- 스토오크스(Stokes)의 정리 : 유체 속을 움직이는 물체가 받는 저항은 물체의 속력에 비례
- 사이펀의 원리 : 호스 중간에 어느 정도 높이까지 올라가더라도 호스 이쪽 끝이 수면보다 아래에 있을 때 호스를 통해서 물이 계속 나오는 것

05 수치료 시 물의 비열은 어떤 점으로 이용되는가?

① 온도 조절   ② 부력 이용
③ 정수압 이용   ④ 자극 효과
⑤ 열의 보존

▶ 비열
- 어떤 물질 1kg의 온도를 1K 올리는데 필요한 열량
- 금속과 같은 것은 비열이 낮고, 액체는 비열이 높음.
- 비열이 높으면 온도를 상승시키는데 열량이 많이 필요하고 반대로 냉각할 때 많은 열을 방출

정답 : 3_① 4_④ 5_⑤

06 정지 액체 압력에 관한 설명으로 맞는 것은?

> 가. 임의의 모든 면에 대해 항상 수직으로 작용한다.
> 나. 임의의 점의 압력의 세기는 모든 방향에 동일하다.
> 다. 동일 수평면 상에 있는 점의 압력의 세기는 동일하다
> 라. 액체 내 표면장력, 부력이 모든 방향에서 동일하다.

① 가, 나, 다　　② 가, 다　　③ 나, 라
④ 라　　　　　　⑤ 가, 나, 다, 라

▶ 정지 액체 압력
- 액체의 압력은 임의의 모든 면에 대해 항상 수직으로 작용
- 액체 내 임의의 점의 압력의 세기는 모든 방향에 동일
- 액체 내의 동일 수평면 상에 있는 점의 압력의 세기는 동일

07 다음 중 체액량의 등삼투성에 관련된 설명으로 맞는 것은?

① 인체로부터 심한 탈수현상이 많을 때 발생한다.
② 체액으로부터 물보다 용질이 더 많이 소실된다.
③ 등장성 염화나트륨 용액의 과량 주입 시 세포외액이 팽창된다.
④ 세포외액의 삼투질 농도는 변하지 않고 용적만 감소한다.
⑤ 세포외액의 구획이 증가한다.

▶ - ① 체액량의 고삼투성 축소
- ② 체액량의 저삼투성 축소
- ③ 체액량의 등삼투성 팽창
- ⑤ 체액량의 등삼투성 축소에 관련된 내용이지만, 세포외액의 구획이 감소한다.

정답 : 6_① 7_④

Chapter 4
열에 대한 인체의 반응과 조절

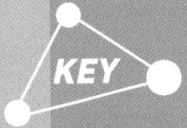

- 인체에서 신진대사를 통하여 열을 생산하고 생산된 열은 피부에서의 복사 (radiation) 나 대류 (convection), 증발 (evaporation), 전도 (conduction) 등에 의하여 방출됩니다.
- 인체에 적용되는 열이 어떠한 종류의 것이든지간에 1차적으로 물리적 효과를 나타내며, 2차적으로는 생리적 또는 생화학적 효과를 나타냅니다.
- 열을 인체에 적용할 때 제일 먼저 열과 접하게 되는 부위는 피부이기 때문에 피부에 대한 정확한 이해는 치료 효과를 높이는데 중요한 요소가 됩니다.

꼭! 알아두기

1. 피부의 기능
2. 피부 구조의 특징
3. 기계적 수용기 (mechanoreceptors)
4. 열수용기 (thermo receptors)
5. 측척수시상로(lateral spinothalamic tract)
6. 핵심온도
7. 체온조절의 원리 (물리적 조절, 화학적 조절)
8. 한냉에 대한 반응과 적응
9. 서열에 대한 반응과 적응
10. 체온조절의 생리적 기전
11. 조직을 가열하였을 때 혈관의 확장이 일어나는데 관여하는 기전 (히스타민과 같은 물질이 분비되어 모세혈관 확장, 축삭반사로 세동맥의 반사성 확장을 유도)
12. 체온조절중추 (열방출 중추-전시상하부, 열 생산 및 보존중추-후시상하부)
13. 열사병
14. 열허탈증

CHAPTER 04 열에 대한 인체의 반응과 조절

1 피부계

(1) 피부의 기능
① 신체 보호
② 감수기로서의 기능
③ 영양물 보관
④ 체온 보존
⑤ 발한이나 피부 혈관의 수축 혹은 이완을 통하여 체온 조절
⑥ 배설 및 분비

2 구조

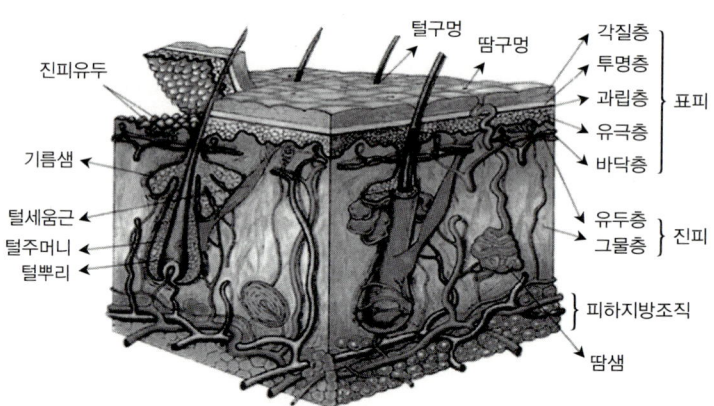

표피층 (외배엽성)					진피층 (중배엽성)		피하지방층
각질층	투명층	과립층	배아층		유두층	그물층	
			극상층	바닥층			

(1) 표피
- 중층편평상피, 혈관이 없음, 손과 발바닥은 두께가 0.8~1.6mm, 다른 신체 부위는 0.07~0.12mm, 평균 두께는 0.1mm
① 각질층 : 표피 가장 바깥층, 각질세포로 구성, 핵이 없음, 불용성 단백질 (각질)
② 투명층 : eleidin (반유동성 물질) 함유 → 손바닥, 발바닥의 각질화에 관여
③ 과립층 : 케파토히알리과립을 포함 – 각질 형성에 보조
    a. 각질화 : 아래층에 새로운 세포들이 생겨나면 위층의 세포가 떨어짐.
    b. 세포 변태가 완전히 일어나는 소요시간은 15~30일
④ 종자층 (배아층) : 표피의 심부층, 멜라닌 색소 형성 능력 (피부색)
    a. 바닥 : 장방형핵, 원주상세포, 멜라닌 과립 – 말피기세포층에서 발견
    b. 극세포층 (극상층) : 상층 – 구형과립 존재

(2) 진피
- 질기고 유연한 탄력섬유, 두꺼움
① 유두층
    a. 유두가 많을수록 민감
    b. 유두는 얼굴 등의 피부엔 적음.
    c. 바닥이나 발바닥에서는 피부 소능에 상응해서 2열 배열
    d. 무늬 : 장문, 족저문, 지문
    e. Meissner 촉각 소체가 있으며, 손, 발바닥에 풍부
    f. 모세혈관이 분포
② 그물층
    a. Langer의 절창이 개선 → 외과적 수술 시 중요하게 고려
    b. 굵은 조직섬유 · 탄력섬유의 방향 : 피부 표면에 거의 평행
    c. 정상 운동 시 방향 : 피부의 신축작용과 방향에 일치
       - 큰 상처 : Langer's line에 직교하는 절개선
       - 작은 상처 (미용 상 또는 기타 목적) : 평행으로 절개
    d. 민무늬근육(평활근)섬유가 많은 곳 : 성기관 (유두, 유륜, 음경, 회음, 음낭, 대음순)
    e. 가로무늬근육(횡문근)섬유 정지 : 얼굴의 진피 내, 표정근, 수의적 운동 가능

(3) 피하지방 조직
① 온몸의 피하지방을 총칭하여 지방층이라 함.
② 보온 및 영양 축적
③ 지방조직 (여성 > 남성, 어린이 > 어른)
④ 지방이 적을수록 피부의 가동성이 큼.

3 피부의 색

(1) 멜라닌
① 종자층에는 수상세포와 Langerhorn 세포 존재

② 멜라노 솜이라는 특별한 입자로 형성
③ 자외선이 표피에 조사되면 종자층의 티로시나제의 활성화 → 멜라닌 합성
④ 흑색 소모소체에서 합성(뺨, 이마, 코안, 입안) → 2배 많음
⑤ 종족에 따른 피부색 차이는 흑색 소모세포의 숫자의 차이가 아니라 색소 형성 양이 서로 다르기 때문
⑥ 백색증 : 흑색 소모소체의 기능장애

(2) 카로텐
- 표피세포에 정상적으로 존재하는 황색 색소, 홍당무나 기타 녹황색 색소와 관련

(3) 헤모글로빈
- 붉은 색조 (핑크색), 적혈구 안에 있는 색소, 산소와 결합

(4) 피부의 각질기
- 털, 손톱, 발톱

(5) 피부의 선
- 털, 손톱, 발톱
① 기름샘 (피지선)
　a. 단일 꽈리샘 (포상선), 기름 (피지)을 분비하여 피부를 보호
　b. 대부분 털과 함께 존재, 털주머니 (모낭)와 함께 있거나 연결(털주머니의 위부분에 개구)
　c. 독립 기름샘 : 털과 관계없이 존재 → 직접적 피부의 표면에 개구
　d. 분비 형태에 따라 전분비샘, 부분 분비샘, 이출분비샘으로 나눔.

기름과 수치료의 관계
- 기름의 성분은 대부분 지방성, 피부의 방수와 온기를 갖게 함.
- 기름 제거 : 건조한 공기, 급격한 체온의 변화, 잦은 목욕
- 가려움증 : 과도한 샤워 또는 목욕하지 말 것

② 땀샘
　a. 땀분비 (700~900ml), 배설작용, 체온 조절작용
　b. 발달 : 손바닥, 발바닥, 겨드랑 (액와), 음낭, 대음순
　c. 귀두부나 결막에는 없음.
　d. 도관 : 표피를 뚫고 피부의 표면에 개구 (습기로 물건이 미끄럽지 않게 함.)
　　• 부분분비샘 : 콜린성 - 신경말단 부위에서 아세틸콜린 분비
　　• 이출분비샘 : 아드레날린성 (부신수질에서 노르에피네프린과 에피네프린을 분비), 분비 특유 냄새(겨드랑 (암내, 백인은 정상적)), 유두, 외이도, 항문의 주위, 안검의 눈썹 부위, 비익) → 이성 유혹
　　• 발한중추 : 시상하부의 전이대체부
③ 젖샘 (유선)

a. 변형된 땀샘 → 젖분비
b. 뇌하수체 및 난소호르몬의 영향

(6) 피부의 신경과 감각수용기
① 신경
a. 경피신경종말 혹은 감수기 : 촉각이나 압각, 온도, 통각 등을 감지
b. 교감신경 : 땀샘이나 털주머니(모낭)를 지배, 추위 노출 시 닭살, 소름, 혈관의 수축이나 이완
c. 내분비 : 피부평형기전 → 히스타민과 같은 물질이 체내에 형성 → 경피신경종말과 모세혈관의 흥분 및 자극
d. 히스타민과 같은 'H' 물질
- 팽진(wheal) 형성
- 동맥 혹은 모세혈관 확장
- 피부의 발적 : 피부와 물의 온도차가 클수록 자극, 흥분성이 높아짐.
② 감각수용기
a. 기계적 수용기 : 자극 · 압박에 반응
- 통각 : 자유신경말단 (Free nerve ending)
- 촉각 : 마이스너 소체 (Meissner's corpuscles) 또는 파시니안 소체
- 온각 : 루피니 소체 (Ruffini's corpuscles)
- 압각 : 파시니안 소체 (Pacinian corpuscles)
- 냉각 : 크라우제 소체의 종말구 (Krause's end bulbs)
b. 고유수용기
- 골지건기관 (GTO) : 근육의 힘줄
- 근방추 : 근육
- 관절운동 감각성 수용체 (joint kinesthetic receptor) : 윤활막성 관절을 둘러싼 관절주머니에서 폄(신전)을 감지하는 고유수용체
③ 열수용기 : 두 가지 형태 – 냉에 반응/온열에 반응
a. 아래팔(전완)의 경우 냉점 : $1cm^2$ 당 13~15개
온점 : 1~2개
b. 일반적으로 냉각수용기가 온각수용기보다 많음.
(냉각수용기 : 온각수용기 = 4 : 1 또는 10 : 1)
c. 온각수용기와 냉각수용기 모두 얼굴과 손등에 많이 분포
d. 온각수용기
- 흥분 발사 : 25~45℃ 사이
- 흥분 발사 최대 : 37~40℃ 사이
- 12℃ 이하나 37℃ 이상 : 흥분 발사 안 됨.
④ 화학적 수용기 : 자극성 화학물질에 반응하는 수용기
⑤ 전자기 복사수용기
⑥ 통증수용기 : 감수체 → 유수신경섬유의 자유신경종말

⑦ 순응현상 : 예를 들어 36℃ 정도 물속에서 41℃ 온도의 물로 옮기면 2~3초 찌르는 듯한 통증을 느끼다가 잠시 후 사라짐.

4 피부의 순환계

(1) 기능
- 피부조직에 영양 공급, 열전도

(2) 영양계
- 산소와 영양분 공급

(3) 열전도계
① 동정맥 문합
  a. 구조 : 코일 모양(두꺼운 근외망과 세관망 지님) 혹은 직선 형태로 혈관이 연결
  b. 신경 지배 : 무수교감신경섬유에 의해 지배
  c. 폐쇄 : 혈액은 모세혈관상을 통하여 흐름
  d. 개방 : 모세혈관상으로부터 혈액을 밀어내어 혈액이 직접 동맥에서 정맥으로 흐르도록 함.
② 사구 : 동정맥 문합부에 있는 작은 소체로서 신경이 풍부하게 분포되어 있는 신경 – 근육 – 혈관체
  a. 손가락과 발가락의 장측 및 저측에 분포하여 환경 조절의 실질적인 역할
  b. 손 : 섬세하고 순간순간 일어나며, 많은 요소들에 의해 영향을 받음.
     발 : 높은 혈관 긴장력을 이용하여 조대 조절, 사구 부위 온도는 실내 온도로 오르거나 내려감.
  c. 역할 : 몸의 온도 조절 장치, 열손실을 정상화, 체온 보존
  d. 혈액 흐름의 증감 : 다리 > 팔 (팔은 항상 최대로 흐름)
  e. 진피에 있는 사구체 수 : 나이 들어감에 따라 감소 (노인의 추위 느끼는 원인)
  f. 국소 족부욕 치료 등에서 혈류량의 변화 이해에 도움.
  g. 사구가 없는 부위 : 조홍 부위 (가슴, 등, 이마, 뺨)
③ 고온 시 : 교감신경 진정 – 동정맥 문합부 혈액량 증가 – 체열 발산
④ 저온 시 : 동정맥 문합부 혈액량 감소 – 체열 보호 (혈관 수축)

5 체온

(1) 온각 및 냉각의 전달에 관여하는 해부학
① 특수신경 에너지의 법칙 : 각 지각섬유들은 단 한 가지 양식의 지각만 전도
② 측척수시상로 : 감수기에 의하여 감지된 온각이나 냉각은 척수의 측주에 있는 전도로 중·상행로에 속하는 측척수시상로를 통해 대뇌겉질의 지각 영역에 전달되어 해석한다.

(2) 체온
① 핵심 온도
  a. 피부 온도나 피부 바로 아래 온도에 대한 심부 온도
  b. 일상생활에서 체온이라 부르는 것
  c. 측정 : 곧창자(직장) 온도를 측정하는 것이 가장 정확하고, 입안이나 겨드랑 등도 측정 가능함.

d. 곧창자 온도 : 34.2~37.6℃, 가장 널리 사용되는 심부 온도로 온도가 잘 변하지 않음.
 e. 입안 온도 : 곧창자 온도에 비해 0.3~4.5℃ 정도 낮고, 환경의 영향을 크게 받음.
 f. 식도 온도 : 심장 내 혈액의 온도를 반영, 곧창자 온도에 비해 0.2℃ 낮음.
 g. 고막 온도 : 시상하부의 온도와 유사, 체온조절중추로 가는 혈액의 온도를 가장 잘 반영
② 피부 온도
 a. 평균 34℃
 b. 환경의 영향을 크게 받음.
 c. 팔다리는 일반적으로 체간보다 낮음.
 d. 증발은 피부 온도를 약 3℃ 정도까지 낮출 수 있음.
③ 정상 체온의 변화 범위 : 1℃
④ 등온선 : 실온에서 몸의 2/3 → 심부 온도, 1/3 → 피부 온도

6 체열 평형

(1) 열생산
① 대사작용 (안정 시) : 성인 ≒ 80Kcal/hr 혹은 50Kcal/hr/m^2(BSA)
② 음식물의 특이 동적작용
③ 근육운동 : 안정 시의 10배까지 증가
④ 떨림
 a. 떨림이 심할 때 열생산이 3~5배 증가
 b. 불수의적인 골격근의 수축과 이완 반복 : 7~13/sec
 c. 주동근과 길항근이 한꺼번에 수축하므로 기계적인 효율이 낮음.
 d. 순서 : 상체 (씹기근육, 어깨대) → 척추주위근 → 다리

(2) 열손실
① 호흡기 및 피부 표면에서의 불감 증발 (안정 시) : 25%
② 체표로부터의 대류와 복사 : 75%
 a. 체심부와 피부 사이의 열 이동
  - 혈액의 대류 작용
  - 조직을 통한 직접 전도
 b. 임계공기온도
  - 성인이 옷을 입지 않고 대기 노출 시 말초혈관 최대수축온도 (27~28℃)로, 이 때 체조직의 절연 (insulation)이 최고로 된다.
  - 나체 상태 시 기온이 27~28℃까지 순전히 절연도 조절만으로도 체온을 유지할 수 있는 온도
  - 피하지방층이 두꺼워질수록 낮아짐.
  - 기온이 임계공기온도↑ → 절연도 감소(말초 순환 증가)
    기온이 임계공기온도↓ → 절연도 감소(떨림이 일어나 말초근육조직의 혈액 순환이 증가)
 c. 피부와 외계 사이의 열이동 : 대류, 복사, 전도, 증발, 땀을 흘리지 않을 때 주된 체표의 열발산
 d. 열평형 : 체열 생산량 = 열손실량

7 체온조절

(1) 체온조절의 원리
  ① 물리적 조절
    a. 절연도의 변화를 통해 체온조절을 하는 것
    b. 외계 온도가 낮아지더라도 절연도 증가 시 대사량의 변화 없이도 체온 유지
  ② 화학적 조절
    a. 떨림에 의한 열생산
    b. 열생산량이 안정 시의 3배 이상 증가
      → 대기온이 5~10℃ 이하로 내려가기 전에는 체온 보존 가능

(2) 한냉에 대한 반응
  ① 말초혈관을 수축시켜 신체의 열절연도를 증가시킨다 (열전도도를 감소시킴).
  ② 팔다리의 혈류량 감소는 체열 손실량을 줄이는데 대단히 효율적이다.
  ③ 팔다리는 체간에 비해 표면적 : 체적비가 크므로 열발산이 용이하다.
  ④ 열류성 열교환 (countercurrent heat exchange) : 한냉 환경에서 말초조직에 갔던 혈액이 정맥을 따라 되돌아올 때 체표 가까이에 있는 심부정맥을 따라 흐름으로써 동맥혈의 열을 받아 체심부로 이동시키는 작용

(3) 서열에 대한 반응
  ① 피부 혈관을 확장시켜 말초조직의 열전도도를 높인다 (저항률 낮아짐).
  ② 외계 온도가 피부 온도보다 높을 때는 대류나 복사에 의한 열손실을 기대할 수 없으므로 발한작용(sweating)만이 가장 효율적인 열발산 방법이다.

(4) 한냉 적응
  ① 행동적 조절 : 신체가 직접 강한 한냉 자극을 받지 않도록 미리 조절(보온복 착용, 보조가열 수단의 이용 등)
  ② 생리적 적응
    a. 기초대사율 증가 : 추운 계절에 30% 증가
    b. 임계물 온도의 감소 : 물속에서 떨면 물의 대류력 때문에 열손실량이 열생산량보다 커져서 체온 하강이 가속된다. 따라서 물 속에서는 떨지 않는 편이 유리하다.
    c. 최대절연도 증가 : 절연도 클수록 체열 손실 줄일 수 있다.
    d. 국소 순환 감소 : 일반인에 비해 혈류량 낮다.
    e. 비떨림 열생산 : 떨지 않고 열생산 증가시키는 능력이 있다.

(5) 서열 적응
  - 인체가 갑자기 고온에 노출되면 체온, 땀분비 및 심박수가 증가한다.
    → 쉽게 피로가 온다.
    → 1주일 정도 지나면 생리적 조절이 일어나 체온과 심박수가 정상으로 돌아온다(땀분비의 기능 향상 때문).

(6) 온·냉열의 생리적 효과

① 열의 조직에 대한 3가지 중요한 생리학적 효과

　a. 온도의 상승이나 하강에 따라 혈액순환 증가

　b. 피부나 조직에 있는 신경수용기 자극

　c. 대사활동 증가/감소

　d. 피부 - 혈관 → 온도 조절, 근육 - 혈관 → 산소 공급

분류		혈관 수축	혈관 확장
신경성	피부	교감신경	축삭반사
	근육	교감성 수축신경	교감성 혈관확장신경
호르몬성	피부	L - epinephrine norepinephrine	bradykinin acetylcholine
	근육	norepinephrine	L - epinephrine acetylcholine

② 조직에 대한 온도 변화와 국소 효과

　a. 피부, 천근막 : 순환 증대

　b. 근육 : 순환 효과

　c. 지각신경종말 : 반자극의 법칙

　d. 대사 효과 : 대사율은 온도 1℃ 상승에 약 13% 증가

　e. 교원조직

　f. Van't Hoff law : 온도가 10℃ 상승함에 따라 신진대사량 또는 산화량이 2.5배 증가

③ 체온조절의 생리적 기전

부위 (region)	냉수 (cold water)		온열수 (hot water)	
	작용 (action)	반응 (reaction)	작용 (action)	반응 (reaction)
피부 (skin)	활동 감소 피부 수축	활동 증가	활동 증가	활동 감소
심박동수 (heart rate)	감소 → 서서히 증가	수축에 의해 서서히 증가	증가	수축에 의해 갑작스럽게 감소
혈압 (blood pressure)	처음 상승하나 부분적 으로 하강	혈관의 tone이 증가하 므로 올라감	처음 상승	낮다
위장 (stomach)	운동과 염산이 증가		염산 생산과 운동이 감소	
콩팥 (kidney)	충혈되고 활동이 큼		활동이 감소	
체온 (temperature)	짧은 시간 열생산 증가	오랜 시간 열생산 감소	짧은 시간 열생산 감소	오랜시간 열생산 증가
신진대사 (metabolism)	기초대사율 증가		대사율 증가	
혈액수 (blood count)	증가		적혈구 감소, 백혈구 증가	

혈관 (blood vessels)	수축 (깊은 혈관은 확장됨)	확장 (오래 있으면 마비되어 확장)	확장	수축
신경 (nerve)	감각을 잃거나 마비	자극 (영구적으로 붉게 됨)	자극적	진정작용
근육 (muscle)	짧은 시간 → 톤 에너지 기능력 증가	오랜 시간 → 기능력을 저하시킴	짧은 시간 → 피로를 줄이는 작용	오랜 시간 → 기능력 흥분성을 저하시킴
허파 (lung)	헐떡거림	깊은 숨이 증가	빠르고 숨쉬기 편함	호흡률 감소

④ 가열의 깊이와 효과
   a. 45℃ 이상의 국소 가열 : 조직 및 세포 변성, 물집, 단백질 변성
   b. 가열의 일반적 효과
     - 체온 상승 (앞시상하부)
     - 순환 증가는 세동맥 확장 기전
     - 호흡률 증가는 수소이온 농도 변화
     - 2차적인 산소와 변화
     - CO_2의 농축
     - 맥박은 1°F 상승에 6~10회 증가
     - 혈액의 pH 증가
     - 림프성 배액 증가는 모세혈관 정수압의 상승
     - 땀분비 증가 – 순환 증가 – 혈압 감소 – 헐떡거림
⑤ 조직을 가열하였을 때 혈관의 확장이 일어나는데 관여하는 두 가지 기전
   a. 히스타민과 같은 물질이 분비되어 모세혈관 확장
   b. 축삭반사로 세동맥의 반사성 확장을 유도

(7) 체온조절 기구

분류	열생산	열방출
위치 (중추)	뒤시상하부	앞시상하부
환경	한냉 환경	고온 환경
손상 시	저체온증	고체온증
방법	기초대사, 근육의 활동 음식물 섭취, 내장기관 운동 촉진 떨림 (20분 → 체온 0.8℃ 상승) 말초혈관 수축, piloection 발한작용 억제	복사, 전도, 땀증발, 호흡, 배뇨 혈관 확장, 순환 증진 신진대사 증진 발한작용 증진 아드레날린의 동작성
기준값 보다	낮으면 열생산 기전 활성화	높으면 열손실 기전이 활성화

*체온 조절 기전의 기준값 : 심부 온도 37.0~37.1℃

(8) 이상 체온 (abnormal body temperature)
  - 체온조절 기능은 정상이나, 열자극이 감당할 수 없을 정도로 클 때
  - 체온조절 기능에 이상이 있을 때
    → 두 가지 경우에 정상범위를 벗어나게 됨.

① 저체온증 (hypothermia) : 정상인의 경우에도 한냉 자극을 받으면 저체온증에 빠짐.
② 사고성 저체온증 (accidental hypothermia) : 환경 온도가 낮아 체열 손실이 체열 생산량보다 커지면 체온이 점차 하강하는 경우
③ 체온조절 기능에 대한 알코올의 영향
  a. 알코올 중독환자는 저체온증이 쉽게 유발
  b. 혈관 운동 긴장력 감소
    - 체열 손실 촉진
    - 체온조절중추에 영향 → 떨림의 유발을 억제
④ 고체온증 (hyperthermia)
  a. 심부 온도가 정상 이상으로 올라간 경우
  b. 원인
    - 환경 온도가 높아 최대로 땀을 흘려도 열습득량보다 열손실량이 많을 때 (고열을 장시간 전신에 적용하는 경우)
    - 체내 열생산량이 지나치게 높아져 열손실량이 이에 따를 수 없을 때(마라톤과 같은 격렬한 운동의 지속)
    - 열손실 기전 (앞시상하부)에 이상이 있을 때
  c. 증세 : 신경, 근육 및 심리적 변화 → 피로, 무관심, 의욕 저하, 환각 증세

열피로	• 발생 : 고체온증의 정도가 약할 때 • 원인 : 피부 혈관의 이완이 심하여 말초조직으로 혈액 분포가 증가
열사병	• 발생 : 체내 열저장량이 급격히 증가, 증발에 의한 열손실 기전으로 감당 못함 • 원인 : 체온 조절의 부조화 → 다습 환경과 장시간의 고열치료 • 증상 : 체온이나 뇌온 상승에 의한 중추신경계의 장애 증상, 두통, 현기증, 귀울림 (이명), 복시 현상, 혼수, 동공반사 소실 • 응급 처치 : 생리식염수 주사, 시원한 곳에서의 안정, 머리 약간 높여서 차게 해줌, 시원한 음료수의 공급 • 수반 : 발한 억제, 얼굴이 붉어짐, 맥박이 정상보다 빨라짐, 혈압 상승, 조직 온도 증가, 소변량 증가

열허탈증	• 발생
	  - 증발로 소실된 물과 전해질이 보충되지 않았을 때
	  - 발한으로 인한 체액의 과도한 소실, 염분 부족 → 말초순환장애
	  - 수치료 시 98°F 정도의 유지와 장시간 치료
	  - 고온 다습 환경에서 통풍을 시키지 않은 채 장시간 노출 → 욕조가 고온이 아니더라도 체열 방출 → 저체온도 상승
	• 증상 : 물부족 → 갈증 → 환각 증세 및 정신 착란, 전해질 부족 → 메스꺼움, 구토, 근육경련
	• 기타 증상 : 전신권태감, 현기증, 두통, 귀울림, 의식상실, 혈압 저하, 체온은 정상이거나 약간 떨어짐
	• 응급처치 : 환기가 잘되는 시원한 곳에서 안정, 포도당이나 생리식염수 주사, 따뜻한 물 마시게 함

열경련	• 고온에서 활동 시 땀을 많이 흘린 상태에서 물만 보충해주면 체내의 전해질이 부족해짐 • 체액의 삼투압이 저하되므로 결국 심한 근육통 및 경축 일어남
열쇠약	• 발생 : 고열 적용 시 Vitamin B_1의 결핍 • 증상 : 현기증, 실신, 오심, 구토증, 헐떡거림 (약하거나 빨라짐), 피부가 차고 축축, 땀, 얼굴 창백, 입 언저리가 처짐, 무산소혈증, 조직산소결핍증, 탈수현상, 빠른 맥박, 열경련, 강축 (원인 : Ca 결핍), 저혈압, 조직 온도의 하강 • 응급처치 : 담요 등으로 환자를 따뜻하게 보호, 머리는 낮게, 흥분제 등을 복용, 0.5g NaCl/pint 농도의 시원한 물을 마시게 함

⑤ 열증 (fever)

    a. 체온조절중추의 기준값이 높아진 체온의 상승

    b. 체온조절중추의 기능 상실 때문이 아니라 기준값에 맞추어 체온조절을 하고 있는 현상

    c. 기준값의 상승

        - 모든 종류의 감염에 의한 유발

        - 환자는 마치 추위에 노출된 것과 같은 반응

        - 소름끼침, 말초혈관 수축 → 체온 손실 억제 → 떨림 (열생산 증가)

    d. 열에 의한 체온의 약간 상승 → 면역 반응 촉진

        - 감염 부위로의 백혈구 이동

        - 식작용 및 효소의 분비 촉진

단원정리문제

01 피부의 열수용기에 관한 설명으로 맞는 것은?

> 가. 온각수용기가 냉각수용기보다 많다.
> 나. 온각수용기는 얼굴, 손등에 가장 많이 분포한다.
> 다. 온각은 파시니안 소체와 관련이 있다.
> 라. 45℃부터는 통각수용기가 흥분된다.

① 가, 나, 다　　② 가, 다　　③ 나, 라
④ 라　　⑤ 가, 나, 다, 라

02 피부의 관한 설명 중 맞는 것은?

① 피부의 냉각수용기가 온각수용기 보다 적다.
② 인체 발한의 양은 주위 환경의 온도, 습도와 관계가 없다.
③ 피부 윤활작용은 기름과 관련이 있다.
④ 피부 기능은 열조절 기능만 있다.
⑤ 피부의 유연성은 신체보호 기능과 관련이 없다.

03 동정맥 문합으로 혈액의 흐름을 조절하여 신체의 열을 저장하고 체온을 정상화시키는 온도 조절 장치는?

① 털주머니　　② 기름
③ 땀샘　　④ 사구
⑤ 젖샘

▶ 피부의 열수용기
- 냉각수용기 : 온각수용기 = 4:1~10:1
- 온각수용기와 냉각수용기 모두 얼굴, 손 등에 많이 분포
- 통각수용기는 45℃ 이상에서 흥분함.
- 온각은 루피니 소체
- 냉각수용기의 흥분 발사는 15~30℃

▶ 피부의 기능
- 신체 보호, 감수기, 영양물 보관, 발한 · 피부 혈관의 수축과 이완을 통한 체온 조절, 배설 및 분비

▶ 사구
- 동정맥 문합부에 있는 작은 소체, 신경이 풍부하게 분포되어 있는 신경 : 근혈관체
- 몸의 온도 조절 장치, 열손실 정상화, 체온 보존

정답 : 1.③ 2.③ 3.④

04 다음 중 피부의 감수기가 아닌 것은?

① 마이스너 소체　　② 루피니 소체
③ 크라우제 소체　　④ 자유신경말단
⑤ 골지건기관

05 다음 중 피부의 감각수용기에 대한 설명 중 맞는 것은?

① 체표에는 냉각수용기가 온각수용기보다 적다.
② 체간의 안쪽이 가쪽에 비해 열에 둔감하다.
③ 체간이 체지보다 열에 둔감하다.
④ 인체 표면의 압각수용기는 통각감수기보다 적다.
⑤ 체표 온도와 내부 온도는 동일하다.

06 체온과 관계가 깊은 내용은?

① 핵심 온도는 심부 온도를 말하며, 계절에 따라 온도가 변한다.
② 어른은 아이에 비해 체온이 높다.
③ 암의 경우 종양 부위의 피부 온도는 하강된다.
④ 입안 온도는 곧창자 온도보다 낮다.
⑤ 체온의 변화는 질병 진단 자료에 큰 도움이 되지 않는다.

▶ 단원정리문제 해설

▶ 감각수용기(기계적 수용기)
- 통각 : 자유신경말단
- 촉각 : 마이스너 소체, 파시니안 소체
- 온각 : 루피니 소체
- 압각 : 파시니안 소체
- 냉각 : 크라우제 소체의 종말구
- 골지건기관(GTO)은 고유수용기로 관절 운동 감각성 수용체

▶ 냉각수용기가 온각수용기보다 많고, 온각수용기와 냉각수용기 모두 얼굴과 손등에 많이 분포
- 체간의 가쪽이 안쪽에 비해 열에 둔감하고, 체간이 체지보다 열에 민감하다.
- 인체 표면의 압각수용기는 통각감수기보다 적고, 체표 온도와 내부 온도는 다르다.

▶ 핵심 온도는 심부 온도를 말하며, 계절에 따라 온도는 변하지 않는다.
- 아이들은 어른에 비해 체온이 높다.
- 암의 경우 종양 부위의 피부 온도는 상승시킨다.
- 입안 온도는 곧창자 온도보다 최소한 0.6℃ 낮다.
- 체온의 변화는 질병 진단 자료에 기초적인 자료로 제공된다.

정답 : 4_⑤　5_④　6_④

07 인체 내에서 열생산과 관계가 적은 것은?

① 호흡 및 배설 ② 근육 활동
③ 기초대사 ④ 물질대사
⑤ 떨림

08 피부를 통해 열을 발산하는 방법으로 가장 효과적인 것은?

① 복사 ② 대류
③ 증발 ④ 전도
⑤ 전환

09 체온에 관한 설명으로 맞는 것은?

> 가. 곧창자 온도를 측정하는 것이 가장 정확하다.
> 나. 고막 온도는 시상하부의 온도와 유사하다.
> 다. 피부 온도는 환경의 영향을 크게 받는다.
> 라. 정상 체온의 변화 범위는 1℃이다.

① 가, 나, 다 ② 가, 다 ③ 나, 라
④ 라 ⑤ 가, 나, 다, 라

단원정리문제 해설

▶ 열생산
- 대사작용, 음식물의 특이 동적작용, 근육운동, 떨림

▶ 열손실
- 호흡기 및 피부 표면에서의 불감 증발, 체표로부터의 대류와 복사
- 기초대사, 근육의 활동 : 음식물 섭취, 내장기관 운동 촉진
- 떨림(20분 → 체온 0.8℃ 상승)
- 말초혈관 수축, pilolection, 발한작용 억제

▶ 땀의 배출을 통한 열발산 → 발한작용이 가장 효과적

▶ 보기 외에 입안 온도는 곧창자 온도에 비해 0.3~4.5℃정도 낮고, 환경의 영향을 크게 받음.

▶ 식도 온도
- 심장 내 혈액의 온도를 반영, 곧창자 온도에 비해 0.2℃ 낮음.

정답 : 7_① 8_③ 9_⑤

10 피부에 열을 가했을 때 피부 온도 변화에 영향을 주는 요소에 속하지 않는 것은?

① 혈액의 순환 정도 ② 함수량
③ 열전도도 ④ 밀도
⑤ 비열

▶ 밀도는 물질을 뜨고 가라앉게 하는데 영향을 줌.

11 피부를 가열했을 때 피부 혈관의 확장이 일어나는 기전으로 맞는 것은?

① 축삭반사 ② Norepinephrine
③ 아세틸콜린 ④ 복사
⑤ 교감신경

▶ 신체가 가온되면 피부의 혈관이 이완되고 말초혈관은 확장됨.
▶ 혈관벽 민무늬근이 아드레날린계 물질반응으로 일어나며, 축삭반사, 척수반사, 화학물질 생성에 의해 작용

12 열생산 자동 조절을 가능하게 하는 곳은?

① 앞시상하부 ② 뒤시상하부
③ 감수기 ④ 척수
⑤ 신경

▶ 체온조절중추 : 시상하부
▶ 열생산 중추 : 뒤시상하부 → 근육 떨림
▶ 열방출 중추 : 앞시상하부 → 혈관 확장

정답 : 10_④ 11_① 12_②

13 인체에 장시간 온열을 가하면 나타나는 현상으로 틀린 것은?

① 가슴의 적용 시 심박동률 감소
② 앞가슴 적용 시 호흡률 증가
③ 체간 적용 시 기초대사 감소
④ 아랫배 적용 시 요생성 감소
⑤ 배벽 적용 시 장의 활동혈류량 증가

▶ 배벽(복벽) 적용 시 장의 활동혈류량 감소

14 체온조절 부조화 시 일어나는 것이 아닌 것은?

① 경련　　　　　② 탈진
③ 화상　　　　　④ 일사병
⑤ 일과성 염증반응

▶ 체온조절 부조화로 인한 장애
　- 열경련, 열탈진(열허탈), 열사병, 일사병, 화상, 열과민증
▶ 국소냉각에 의한 장애
　- 일과성 염증반응

15 체액의 과도한 소실이나 염분의 부족으로 인해 말초 순환의 장애가 나타나는 요인은?

① 경련　　　　　② 열허탈증
③ 열사병　　　　④ 조직의 손상
⑤ 열증

▶ 열허탈증
　- 발한으로 인한 체액의 과도한 소실이나 염분의 부족으로 인해 말초 순환의 장애가 생김.

정답 : 13_⑤　14_⑤　15_②

MEMO

Chapter 5

치료적 열의 효과

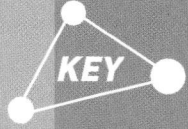

- 신체의 어떤 부위에 열을 가하면 신체의 국소나 전신에 물리적 또는 생리적 변화를 일으킨다. 인체에 치료적으로 열을 적용하였을 때 일어나는 중요한 세 가지 생리적 변화로는 온도의 상승이나 하강에 의한 순환의 증감, 피부나 각 조직에 존재하는 신경수용기의 자극, 대사활동의 증감 등이 있습니다.
- 온열이나 한냉을 주된 치료 수단으로 사용하는 온열 및 수치료에서는 이들 생리적 효과를 잘 이해하여야 합니다.

꼭! 알아두기

1. 온열의 국소적 효과
2. 온열의 전신적 효과
3. 냉의 국소적 효과
4. 냉의 전신적 효과
5. 장시간 온열적용 시의 반사적 효과
6. 장시간 한냉적용 시의 반사적 효과
7. 단시간 한냉적용 시의 반사적 효과

CHAPTER 05 치료적 열의 효과

1 생리적 효과

(1) 온열의 효과
　① 가열의 깊이와 효과
　　a. 45℃ 이상의 국소 가열 : 조직 및 세포 변성, 물집, 단백질 변성
　　b. 가열의 일반적 효과 : 순환 증가는 세동맥 확장 기전, 맥박은 1°F 상승에 6~10회 증가, 림프성 배액 증가(모세혈관 정수압의 상승), 땀분비 증가, 순환 증가, 혈압 감소, 헐떡거림
　② 온열의 국소적 효과
　　a. 혈류량 증가
　　b. 신진대사의 증가
　　c. 백혈구 이동 증가(식균작용 증진)
　　d. 근육 이완
　　e. 진통 효과
　　f. 국소 발한 효과
　　g. Van't Hoff의 법칙을 따른 국소대사의 증가

> **Van't Hoff law : 온도가 10℃ 상승**
> - 신진대사량(산화량) 2.5배 증가
> - 온열 적용 시 혈류량 400% 정도까지 증가
> - 아래팔 113°F 상승 시 호흡률 5~6회 정도 증가
> - 아래팔 113°F 습열 20~30분 적용 시 혈류율 2배 증가
> - 강축증과 알칼리혈증 : 혈액 내 CO_2가 농축되거나 CO_2가 호흡 중에 높게 유지

　　h. 가열의 깊이와 효과
　　　- 45° 이상의 국소 가열 : 조직 및 세포 변성, 물집, 단백질 변성
　　　- 가열의 일반적 효과 : 순환 증가는 세동맥 확장 기전, 맥박은 1°F 상승에 6~10회 증가, 림프성 배액 증가(모세혈관 정수압의 상승), 땀분비 증가, 순환 증가, 혈압 감소, 헐떡거림
　③ 온열의 전신적 효과
　　a. 혈류율의 현저한 증가
　　b. 맥박의 증가
　　c. 심박동률 증가

d. 수축기 혈압 초기 상승, 잠시 후 정상 혹은 정상보다 약간 낮게 떨어짐.
e. 확장기 혈압은 하강
f. 맥압 상승
g. 호흡률 증가
h. 손목과 발의 경련, 강축증, 가슴의 압박과 흥분 증가
i. 백혈구 수 증가
j. 수분, 염분, 요소, 요산, 크레아틴산, 인산, 황, 젖산 등의 감소

(2) 냉의 효과
① 냉의 국소적 효과
a. 혈관 수축
b. 혈액 순환 감소
c. 백혈구의 이동 및 조직대사 감소
d. 전체적인 감각 떨어짐 (둔감).
e. 혼몽, 진통 및 마취 효과 (특히 급성 통증에 유효)
② 냉의 전신 효과
a. 생리적 기능 감소
b. 순환 및 대사 저하
c. 호흡 및 심박수 감소
d. 감각 및 근육 활동의 둔화

2 반사적 또는 공감성 효과 (consensual effects)

(1) 반사적 또는 공감성 효과
① 적용된 국소 부위에서 떨어진 원격 부위에서 나타나는 변화로 연관대 (referred zone)와 관련, 국소 적용하면 피부 표면에 대한 즉각적인 반응뿐 아니라 신경 지배를 통하여 신체의 다른 부위에서도 원격반사 (remote reflex)나 혹은 공감성 효과를 나타냄.
② 3가지 효과
a. 혈관운동 또는 순환에 대한 효과
b. 내장운동 또는 근육에 대한 효과
c. 분비 또는 선에 대한 효과
③ 얼음주머니의 앞가슴 (전흉부) 적용 : 심박동률 느려짐, 심박동력 증가
④ 고온습포의 배의 피부 적용 : 장의 활동과 장의 혈류가 감소, 위산 분비 억제

(2) 온열과 한냉의 적용시간에 따른 효과
① 작용 (action)과 반응 (reaction)의 계통도
- 자극의 적용 (신체의 방어 기전이 자극됨)
  → 작용 (즉각적인 응답 혹은 1차적인 효과)
  → 반응 (2차적 효과 : 신체의 평형을 회복하려는 노력)
  → 반응의 지연 (쇠약이나 체질로 발전)

② 장시간 온열 적용 시의 반사적 효과
    a. 한쪽 팔다리에 장시간 온열을 적용하면 반대쪽 팔다리에서 혈관의 확장이 일어남.
    b. 배벽 (복벽)에 장시간 온열을 적용하면 장의 활동과 혈류의 흐름이 감소되고 위산의 분비가 억제
    c. 골반에 온열을 장시간 적용하면 골반기관의 구조물이 이완되고, 혈관이 확장되며, 월경성 출혈이 증가
    d. 앞가슴에 온열을 장시간 적용하면 심박동률 (heart rate)은 증가하고, 반면 심박동력 (heart force)은 감소된다. 혈압은 낮아짐.
    e. 가슴에 습열을 장시간 적용하면 호흡과 담의 배출이 증진
    f. 체간에 온열을 장시간 적용하면 요관이나 쓸개관의 명백한 이완이 일어남.
    g. 복부에 있는 콩팥 부위나 앞쪽의 아랫배에 장시간 습열을 가하면 요의 생성이 증가

③ 장시간 한냉 적용 시의 반사적 효과
    a. 앞가슴의 간 위에 한냉을 장시간 적용하면 그 동맥과 그 동맥의 가지들이 수축
    b. 코 위의 피부에 한냉을 장시간 적용하면 손과 목의 뒷부분 그리고 코점막의 혈관이 수축
    c. 얼음주머니를 앞가슴에 일정 시간 적용하면 심박동율이 느려지고, 대신 일회 심박출량 (stroke volume)이 증가
    d. 배의 피부에 한냉을 장시간 적용하면 내장기관의 운동과 혈류의 흐름이 증가되고, 위산의 분비가 촉진
    e. 한냉좌욕과 같은 방법으로 골반에 한냉을 장시간 적용하면 골반기관들의 근육이 자극
    f. 갑상샘 (thyroid gland) 위에 얼음주머니를 적용하면 갑상샘 주위의 혈관들이 수축하고, 그것의 기능이 감소
    g. 손과 두피에 한냉을 장시간 적용하면 뇌의 혈관이 수축
    h. 감염된 관절이나 점액주머니에 한냉을 장시간 적용하면 혈관의 수축과 함께 통증이 완화되며, 회복 촉진
    i. 타박상이나 염좌와 같은 급성 외상의 경우 얼음주머니나 찬물에 외상 부위를 장시간 담그면 혈관의 수축과 함께 부종, 조직 내로의 출혈이 감소되고 통증이 완화

④ 단시간 한냉의 적용 시의 반사적 효과
    a. 따뜻한 환경에서 약 30초 정도의 단시간 동안 강력한 한냉을 적용하면 전신의 말초혈관들이 수축
    b. 얼굴이나 손 그리고 머리에 단시간 동안 한냉을 적용하면 정신적 활동이 증가
    c. 아주 짧은 시간 동안 앞가슴에 한냉을 적용하면 심박동율과 심박동량이 증가
    d. 압주 (douche)와 같은 방법으로 한냉을 적용하면 그와 관련된 부위들에서 내장기관의 활동이 증가

단원정리문제

01 온열을 적용하였을 때의 전신적으로 나타나는 효과로 맞는 것은?

① 백혈구 수 감소　　② 확장기 혈압 증가
③ 맥압 상승　　　　④ 심박동률 감소
⑤ 맥박 감소

02 염성 조홍의 효과로 맞지 않는 것은?

① 기름샘의 자극
② 혈관이나 신체조직에 대한 이차적 강장 효과
③ 피부의 청결과 불순물 제거
④ 백혈구 수 증가
⑤ 신경계나 전체기관에 대한 원기 회복

03 인체에 온열 적용 시 나타나는 효과가 아닌 것은?

① 모세혈관 혈압 증가　　② 심박수 증가
③ 발한 감소　　　　　　④ 권태로움 혹은 피로
⑤ 피부 저항 감소

04 인체에 온열을 적용 시 나타나는 이차적 효과로 맞는 것은?

① 혈류량 감소　　② 심박동률 증가
③ 호흡률 감소　　④ 확장기 혈압 증가
⑤ 맥박 감소

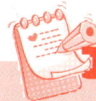 **단원정리문제 해설**

▶ 온열 전신적 효과
- 혈류율의 현저한 증가, 맥박·심박동률 증가, 수축기 혈압 초기 상승 후 정상 또는 정상보다 약간 떨어짐, 확장기 혈압 하강, 맥압 상승, 호흡률 증가, 손목과 발의 경련, 강축증, 가슴의 중압감과 흥분, 백혈구 수 증가

▶ 백혈구 수 증가는 온열 전신적 효과

▶ 발한 증가

▶ - 혈류율의 현저한 증가
  - 맥박 증가
  - 확장기 혈압 하강
  - 호흡률 증가
  - 백혈구 수 증가 등

정답 : 1_③　2_④　3_③　4_②

05 열적용을 제한해야 하는 환자로 맞는 것은?

① 관절염　　　② 혈관염
③ 만성 질환　　④ 일사병
⑤ 장티푸스열

06 냉치료의 생리적 효과로 맞는 것은?

① 백혈구의 이동 감소　　② 신진대사 증가
③ 근이완　　　　　　　　④ 지혈 효과
⑤ 조직 온도 상승

07 냉적용 시 2차 반응으로 맞는 것은?

① 맥박 증가　　　　　② 호흡률 증가
③ 말초혈관의 확장　　④ 체내 온도 증가
⑤ 심박수 증가

08 냉치료의 적응증으로 맞는 것은?

① 암세포의 성장 억제　② 빈혈
③ 고혈압　　　　　　　④ 혈관 경련
⑤ 콩팥염

▶ 열적용이 금기증인 환자
- 동맥경화, 고혈압, 동맥류, 출혈소인, 이상감각, 혈관염

▶ 냉치료의 생리적 효과
- 혈관 수축, 혈액 순환 감소, 백혈구의 이동 및 조직대사 감소, 감각 저하·혼몽·진통 및 마취 효과(통증 역치 강도 감소), 순환 및 대사 저하

▶ 온열치료의 생리적 효과
- 신진대사 증가, 근이완, 지혈 효과, 조직 온도 상승

▶ 한냉의 2치적 효과
- 말초혈관의 확장, 피부의 조홍과 유연성, 따뜻함, 이완, 맥박의 감소, 호흡률의 감소, 내부 온도의 하강, 심박수 감소

▶ 한냉의 적응증
- 이상고온증, 일사병, 장티푸스열, 심한 통증, 암세포의 성장 억제, 마약 중독, 정신분열증

정답 : 5_② 6_① 7_③ 8_①

09 한냉욕 금기증으로 맞는 것은?

① 정신분열증 ② 일사병
③ 장티푸스열 ④ 심한 통증
⑤ 동맥경화

10 다음 중 국소 한냉 적용 시 나타나는 효과로 맞는 것은?

① 백혈구 이동 증가 ② 마취 효과
③ 혈관 이완 ④ 조직대사 증가
⑤ 국소 순환의 증가

11 인체에 물적용 시 순서로 맞는 것은?

① 자극 – 반응 – 반응 지연 – 작용
② 자극 – 반응 – 작용 – 반응 지연
③ 자극 – 작용 – 반응 – 반응 지연
④ 작용 – 자극 – 반응 – 반응 지연
⑤ 작용 – 반응 – 반응 지연 – 자극

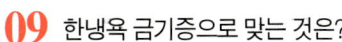 단원정리문제 해설

▶ 한냉욕
- 금기증 : 고혈압, 심근약증, 출혈소인, 빈혈, 동맥경화, 콩팥염(신장염), 경직, 유아 및 노인, 허약자
- 주의점 : 고온 완전 침수욕 시 열쇠약증 주의, 맥박이 약해지거나 불규칙함, 한냉 완전 침수욕 시 담진 주의, 혈관 경련이나 한냉에 과민한 환자

▶ 한냉의 국소적 효과
- 혈관의 수축과 함께 국소 순환이 느려짐, 백혈구의 이동 및 조직의 대사작용의 감소, 혼몽과 진통, 마취 효과

▶ 자극의 적용
- 신체의 방어 기전이 자극됨.
▶ 응답(response)
- 작용(action) : 즉각적인 응답 혹은 1차적인 효과
- 반응(reaction) : 2차적인 효과, 신체의 평형을 회복하려는 노력
- 반응의 지연(delayed reaction) : 쇠약이나 체질 변화로 발전

정답 : 9_⑤ 10_② 11_③

Chapter 05 치료적 열의 효과 | 55

MEMO

Chapter 6
수치료의 기초

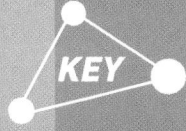

- 수치료를 환자에게 효과적으로 적용하기 위해서 수치료의 정의나 수치료에서 주로 사용되고 있는 온도 범위, 물의 사용에 따른 각종 효과, 적용 방법, 주의점 등에 관한 지식이 필요합니다.

꼭! 알 아 두 기

1. 물의 온도에 따른 분류
2. 물의 온도에 따른 수치의 효과
3. 물의 사용에 따른 효과
4. 한기
5. 한냉에 대한 과민반응
6. 열에 대한 과민반응

CHAPTER 06 수치료의 기초

1 수치료의 개요

(1) 수치료의 장점
① 경제성
② 온도 조절이 용이
③ 가정치료가 가능
④ 부력 및 저항을 이용한 운동치료가 가능
⑤ 정수압을 이용한 순환 향상
⑥ 기계적 자극의 이용
⑦ 청정 효과
⑧ 각종 첨가제를 적용할 수 있음.
⑨ 물의 형태를 쉽게 바꿀 수 있음.

(2) 수치료의 단점
- 일시적인 부종 발생, 넓은 치료 공간과 시설

(3) 치료의 양을 결정하는 인자
① 치료에 사용되는 물의 온도
② 침수시간
③ 침수되는 부위
④ 환자의 일반적 상태 (혈압, 맥박, 쇠약 정도, 소모성 질환, 피부 질환)
⑤ 연령 (특히 유아는 온열중추가 아직 덜 발달되어 있어 주의를 요함)
⑥ 환자의 준비 상태
⑦ 기타 (노인)

2 수치료의 분류

(1) **온도에 따라 분류** : 냉 적용, 중온 적용, 고온 적용, 온·냉 교대 적용, 점진적인 온도 상승 적용
(2) **적용되는 부위에 따른 분류** : 전신 적용, 국소 또는 부분 적용, 외적 또는 내적 적용
(3) **적용 방법에 따른 분류** : 침수치료 - 욕조나 풀 등, 분무욕과 압주욕, 세정과 관장, 관수와 마찰 세척, 찜질, 습포, 고온습포
(4) **사용된 물리·화학적 동인에 따른 분류**
① 열수 적용 : 목욕 등

② 유체 동력학적 적용 : 세정
③ 수화학적 적용 : 산소욕, 이산화탄소욕
④ 열수와 유체 동력학적 혼용 적용 : 압주욕이나 와류욕
⑤ 수화학적, 동력학적 혼용 적용 : 염마찰
⑥ 열수와 수화학적 혼용 적용 : 유황욕
⑦ 열수, 동력학적, 수화학적 혼용 적용 : 약품을 첨가한 와류욕

3 물의 온도에 따른 효과

(1) 온도의 분류

체액량의 변화 형태	Shriber (°F)	Zirslls (°F)	Pressritz (°F)	°C	효과
빙냉 (very cold)	33~55	34~55	–	6~12	마취 효과
한냉 (cold)	55~65	55~65	65 이하	12~18	자극 효과
냉 (cool)	65~80	65~80	65~75	18~26	자극 효과
미온 (tepid)	–	80~92	75~92	26~33	진정 효과
중온 (neutral)	80~92	92~96	92~97	33~36	진정 효과
상온 (warm)	92~98	96~98	–	–	진정 효과
고온 (hot)	98~104	98~104	98~104	36~40	자극 효과
서온 (very hot)	104 이상	104 이상	104 이상	40 이상	자극 효과

온도 경계표		°C	°F	비고
열기욕	환자에게 적용 가능한 온도	148	300	
분출 증기	환자에게 적용하는 온도	100	212	
초욕	피부 손상을 방지할 수 있는 온도	52.2	126	물에 비해 열전도율이 적으므로 물보다 높음
물 사용 상한 온도	이 온도 이상에서는 안전을 보장하지 못함	46.1	115	
열적 불감점	진흙에 대한 피부의 불감점	38.8	102	물보다 열의 전도도가 낮으므로 물보다 높음
열적 불감점	물에 대한 피부의 불감점으로 진흙에서보다 낮음	33.3	92	
물 사용 하한 온도	한냉수 사용의 하한 온도	4.4	40	
냉각치료	냉습포나 얼음을 냉각 치료 시 사용하는 온도	0	32	

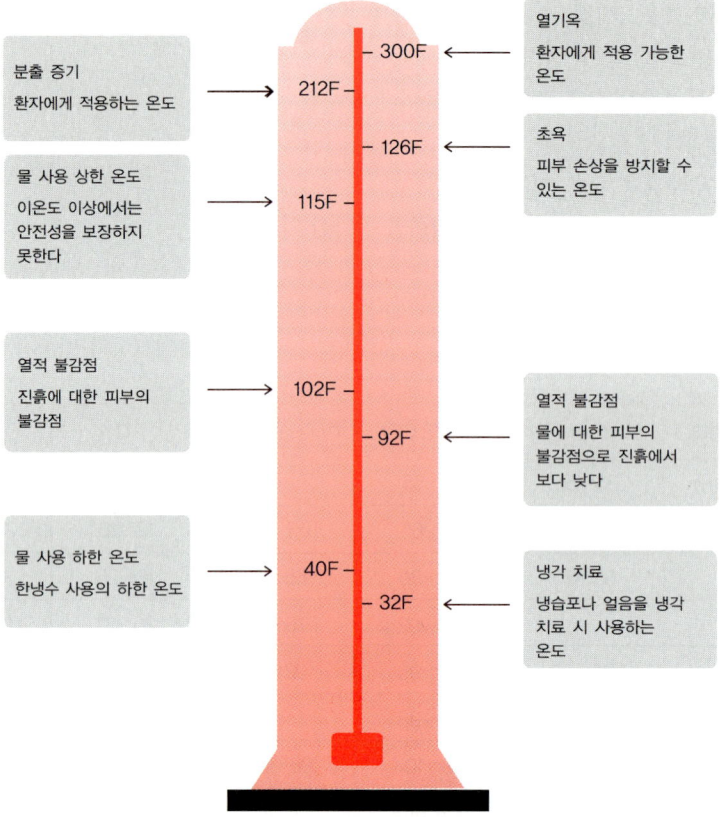

(1) 온도에 따른 수치료의 효과

온도의 범위	분류	효과
40°F 이하	저열 (hypothermal)	40°F에서는 마취 효과 및 생리적 활동의 가벼운 증진 40°F 이하에서는 조직 손상의 위험
65°F 앞뒤	한냉 (cold)	자극 효과
75~97°F	미온과 중온	진정 효과
104~115°F	고온과 서온	자극 효과
115~120°F	고열 (hyperthermal)	조직 손상의 위험
130°F		점막조직의 손상 상한 온도

＊단, 이 온도의 범위는 학자에 따라 약간씩의 차이가 있음.

4 물의 사용에 따른 효과

(1) **자극 효과** : (물과 피부의 온도차) 압주욕, 염수욕, 관장, 세장, 한냉욕과 고온욕, 한냉 및 고온 분무욕, 한냉 및 고온 압주욕, 염마찰, 시이트욕, 와류욕

(2) **진정 효과** : 염수욕, 지속욕, 나우하임욕(탄산광천욕), 중온분무욕, 산소욕, 온욕, 습지찜질

(3) **강장 효과** : 소화, 영양, 식욕, 압주욕, 염수욕, 한냉욕, 한냉부무욕과 스코치식 압주욕(냉·온수 교대 사

용 압주욕), 나우하임욕, 염마찰

(4) **이뇨 효과** : 외적으로 냉수를 적용시키면서 얼음물을 마심 → 소변량 증가와 요독성 감소

(5) **발한 효과** : 염수욕, 고온욕, 온습포

(6) **토제 효과** : 다량의 미온수 마심 → 위의 강제적 해독 물질 토해냄.

(7) **하제 효과** : 세장과 관장을 통한 내장 속 정체된 대변 배설

(8) **대사 작용 증진 효과**

(9) **방부 효과** : 증기, 끓는 물 → 병원성 미생물의 발육과 작용 제거 또는 정지시키는 효과

(10) **해열 효과** : 마찰 세척, 세장, 미온욕, 습지찜질

(11) **수면 효과** : 생리적 효과에 의한 수면 유도, 지속욕조욕, 습지찜질

(12) **발열 효과** : 인위적인 열 → 체온 상승, 염수욕, 고온침수욕, 고열모포찜질

(13) **진통** : 습포, 상자욕, 고온습포, 온찜질, 하바드탱크, 얼음주머니, 관주, 초욕, 온열이나 고온의 압주욕 또는 분무욕, 와류욕, 엘리어트 치료 (질 내에 고무주머니 삽입, 더운물 순환, 골반염증 치료법)

(14) **국부마취 효과** : 얼음 사용 → 약품에 의한 마취와 같은 효과

5 수치료의 적용 시 사고 방지를 위한 고려점

(1) **한기**

- 한내의 전신 적용이나 지속적 국소 적용 시 반사적인 혈관 수축

① 대상작용 없을 시 조직적 변화
   a. 말초혈관의 수축이나 울혈
   b. 무산소혈증(anoxemia)
   c. 백혈구 반응 저하
   d. 조직세포 식균작용 능력장애
   e. 인두 감염

② 한기의 원인
   a. 너무 짧은 시간 동안의 냉적용
   b. 치료사의 미숙한 기술
   c. 환자 자신의 반응 능력의 저하

③ 한기 느끼지 않기 위한 치료실의 온도 : 최소 76°F 이상

④ 한기 (오한)의 증세
   a. 침수 때 심한 혈관 경련
   b. 얼굴과 피부의 창백
   c. 피부의 소름 (cutis anserrina)
   d. 떨림 (shivering)

(2) **한냉에 대한 과민반응**

① 침수 때 심한 혈관 경련
② 발적 (redness)
③ 부종

④ 담마진(urticaria)
⑤ 국소 온도 증가

(3) 조직세포의 손상
① 조직세포의 파괴 속도는 고열 적용 시보다 냉의 적용이 느림.
② 한냉 적용 시의 손상 효과
  a. 무산소혈증
  b. 허혈
  c. 생명활동의 억제
③ 생명활동 억제의 결과로 나타날 수 있는 효과
  a. 세포의 손상
  b. 부종
  c. 국소 홍반 (원인 → 히스타민과 같은 혈관확장제의 유리)
  d. 무감각증
  e. 운동력의 감소
  f. 혈관운동 감소
  g. 발한의 마비
  h. 통증

(4) 열상 혹은 화상
  - 예방 → 치료 전 온도 측정, 치료시간지킴.

(5) 열허탈증 혹은 열쇠약증

(6) 열사병

(7) 열에 대한 과민 반응
① 원인 : 열조절 기전의 혼란
② 증상 : 극도의 피로나 현기증, 심장의 심계항진, 식욕 저하, 오심, 발작

(8) 뇌부종
① 발생 : 뇌의 기관성 질환으로 고통 당하고 있는 환자
② 증상 : 입 주위 창백, 입술과 손가락의 진전, 구토, 경련
③ 예방 : 이마에 한냉 적용하고 2분마다 새것으로 갈아준다.

(9) 욕피진 (발진)
  - 발생 → 물 속에 장시간 들어가 있을 경우

(10) 피부의 박리와 주름 및 침연
① 발생 : 장시간 물기 있는 상태에서 치료
② 물기가 있는 상태에서 장시간 치료를 할 경우
  a. 피부에 기름 발라줌.
  b. 치료 부위에 인접한 다른 피부는 물에 노출되지 않도록 격리

단원정리문제

01 수치료의 가장 장점으로 맞지 않는 것은?

① 넓은 치료 공간과 시설 ② 청정 효과
③ 기계적 자극의 이용 ④ 각종 첨가제의 적용 가능
⑤ 가정치료가 가능

02 수치료 시 반응에 영향을 주는 요소로 맞는 것은?

가. 환자의 나이	나. 물의 온도
다. 적용하는 방법	라. 환자의 성별

① 가, 나, 다 ② 가, 다 ③ 나, 라
④ 라 ⑤ 가, 나, 다, 라

03 열적 불감점이 물보다 진흙이 더 높은 이유로 맞는 것은?

① 진흙의 전도성이 높기 때문에
② 진흙은 물보다 열전도율이 낮기 때문에
③ 진흙의 비열이 낮기 때문에
④ 진흙은 전도열의 형태로만 이용되기 때문에
⑤ 진흙에는 열적 작용이 있기 때문에

단원정리문제 해설

▶ 수치료
- 장점 : 경제성, 온도 조절 용이, 가정치료가 가능, 부력 및 저항을 이용한 운동치료 가능, 정수압을 이용한 순환 향상, 기계적 자극의 이용, 청정 효과, 각종 첨가제의 적용 가능, 물의 형태를 쉽게 바꿀 수 있음.
- 단점 : 일시적인 부종 발생, 넓은 치료 공간과 시설

▶ 치료의 양을 결정하는 인자
- 치료에 사용되는 물의 온도, 침수시간, 침수되는 부위, 환자의 일반적 상태(혈액, 맥박, 쇠약 정도, 소모성 질환, 피부질환), 연령(특히 유아는 온열 중추가 아직 덜 발달되어 있음), 환자의 준비 상태

▶ 진흙은 물보다 열전도율이 낮기 때문에 물보다 높은 온도에서 치료함.

정답 : 1_① 2_① 3_②

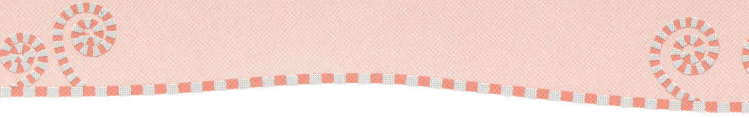

04 산소욕의 효과에 대한 설명 중 틀린 것은?

① 이산화탄소욕에서와 같이 조홍이나 따뜻한 느낌은 없다.
② 따끔거리는 감각이 있다.
③ 진정과 최면 작용이 있다.
④ 산소는 피부를 통하여 잘 흡수된다.
⑤ 산소로 인하여 약간 정수압이 낮아짐으로 심장질환 환자나 쇠약 환자에게 사용 가능하다.

05 피부가 물속에서 온도차를 느끼지 않는 온도는?

① 92°F   ② 96°F
③ 98°F   ④ 100°F
⑤ 102°F

06 다음 중 조직 손상의 임계 온도이며, 한냉수 사용의 하한 온도와 hot water 시 조직 손상의 위험인 온도로 맞는 것은?

① 40°F, 80°F 이상   ② 40°F, 103°F 이상
③ 40°F, 115°F 이상   ④ 76°F, 103°F 이상
⑤ 76°F, 115°F 이상

07 다음 중 한냉에 대한 과민반응으로 맞는 것은?

| 가. 발적 | 나. 국소 온도 증가 |
| 다. 부종 | 라. 백혈구 반응 저하 |

① 가, 나, 다   ② 가, 다   ③ 나, 라
④ 라   ⑤ 가, 나, 다, 라

▶ 피부를 통하여 잘 흡수되는 것은 이산화탄소

▶ 열적 불감점
- 92°F : 물에 대한 피부의 불감점으로 진흙에서 보다 낮음.
- 102°F : 진흙에 대한 피부의 불감점

▶ 수 치료 적용에 있어서 온도 경계표
- 30°F : 냉각 치료 온도
- 40°F : 한냉수 사용의 하한 온도, 조직손상의 하한
- 76°F : 치료 시 치료실의 최소 온도
- 92°F : 열적 불감점 온도(물)
- 102°F : 열적 불감점 온도(진흙)
- 115°F : 조직 손상의 상한
- 126°F : 초욕

▶ 한냉에 대한 과민반응
- 침수 때 심한 혈관 경련, 발적, 부종, 담마진, 국소 온도 증가

정답: 4_④ 5_① 6_③ 7_①

08 물의 사용에 따른 효과로 맞는 것은?

가. 강장 효과	나. 수면 효과
다. 토제 효과	라. 국소마취 효과

① 가, 나, 다　　② 가, 다　　③ 나, 라
④ 라　　　　　⑤ 가, 나, 다, 라

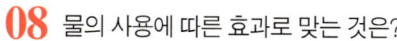

▶ 물의 사용에 따른 효과
  - 자극 효과, 진정 효과, 강장 효과, 이뇨효과, 토제 효과, 발한 효과, 대사 작용 증진 효과, 방부 효과, 해열 효과, 수면 효과, 발열 효과, 진통, 국소마취 효과

09 다음 중 오한의 증세에 대한 것으로 맞는 것은?

가. 떨림	나. 피부 소름
다. 입술이 새파래짐	라. 혈관운동 증가

① 가, 나, 다　　② 가, 다　　③ 나, 라
④ 라　　　　　⑤ 가, 나, 다, 라

▶ 오한의 증세
  - 입술이 새파래짐, 얼굴과 피부가 창백해짐, 피부 소름, 떨림

10 다음 중 수치료 적용 시 틀린 것은?

① 조직세포의 파괴 속도는 고열적용 시 보다 냉의 적용 시 느리다.
② 한기가 느끼지 않기 위한 치료실의 온도는 최소 76°F 이상이다.
③ 물 속에 장시간 들어가 있을 경우 발진이 발생한다.
④ 물기가 있는 상태에서 장시간 치료를 할 경우 피부의 박리가 발생한다.
⑤ 무산소혈증, 허혈, 생명활동을 억제시킨다.

▶ 한냉 적용 시 손상 효과
  - 무산소혈증, 허혈, 생명활동의 억제

정답 : 8_⑤ 9_① 10_⑤

Chapter 06 수치료의 기초 | 65

MEMO

Chapter 7

침수욕

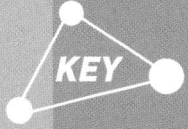

- 침수욕이란 신체의 일부 혹은 전부를 물속에 담그는 수치료법의 일종으로 여러 종류가 있으며, 몸이 잠기는 정도에 따라 크게 전신침수욕과 부분침수욕으로 나눌 수 있습니다.
- 이번 장에서 기술하는 물의 적용법은 대부분 정적인 물의 적용법에 해당됩니다.

꼭! 알아두기

1. 완전침수욕 (고온과 한냉 비교)
2. 미온욕 (93°F 이하의 미온수에 침수)의 효과, 적응증, 금기증
3. 지속탕욕 (92~97°F의 중온수 사용, 정신과적 질환에서 흔히 사용)의 효과, 적응증, 금기증, 주의 사항
4. 상지욕 (93~97°F→110°F까지 온도 상승)의 효과, 적응증, 주의 사항
5. 족욕, 하퇴욕 (고온족욕과 한냉족욕 비교)
6. 좌욕, 둔부욕 (고온좌욕과 한냉좌욕 비교)
7. 반신욕 (고온반신욕과 한냉반신욕 비교)
8. 교대욕, 대조욕, 대비욕 적용 방법, 효과, 적응증, 금기증

CHAPTER 07 침수욕

1 전신침수욕 (General immersion bath)

(1) 완전침수욕 (full immersion bath)
- 턱을 제외한 신체의 모든 부분을 잠기도록 함.

온도의 범위	고온	한냉
개요	• 실시 : 가정, 온천, 하버드 탱크 • 온천의 광천수 : 일반상수도 물에 비해 좀 더 자극적, 땀 내는데 효과적	• 실시 : 가정, 온천, 하버드 탱크 • 온천의 광천수 : 일반상수도 물에 비해 좀 더 자극적, 땀 내는데 효과적
적용법	• 적용 온도 : 98~108°F (약 37~42°C) • 치료시간 : 20~30분 이내 • 두부의 울혈을 막기 위해 머리에 냉을 적용할 것 (약 2분 간격으로 교환) • 마사지를 동반할 수도 있으며, 뒤이어 수동·능동 운동 및 저항 운동 실시 • 치료가 끝난 후 냉을 적용하여 피로 현상을 줄일 것	• 적용 온도 : 50~80°F • 치료 시간 : 4초~3분 이내, 오한을 느끼기 전에 끝낼 것 • 치료 전에 반응을 촉진하기 위해 몸을 따뜻하게 할 것 • 침수 후 몸 전체를 타월로 마찰하며, 피부를 건조시킨 다음, 운동 및 마사지를 시행 • 심박수는 처음엔 증가하다가 점차 느려짐
효과	• 순환 및 대사증진·심박수 증가 혈압은 잠시 상승했다가 점차 하강 • 호흡은 빠르고 얕아짐 • 발한 증가 • 통증 완화 및 근육 이완 • 내장의 울혈 감소 • 치료 중에 환자는 나른함을 느낌 • 수온이 너무 높거나 장시간 적용 시 피로를 호소할 수 있음	• 호흡은 느리고 깊어짐 • 시간이 지남에 따라 반응이 나타나 혈관 확장, 조홍 등의 보임 • 해열작용 • 식욕 증진 및 원기 회복 • 면역력 강화 • 너무 오래 적용하면 피부가 푸르게 됨
적응증	• 만성 위축성 관절염·섬유소염 • 만성 근염·골관절염·통풍 • 내장에서 유래된 통증 • 신경통 및 신경염 • 고혈압을 동반하지 않은 콩팥염 • 기관지염·발한 촉진·강직 완화 • 근육 피로 경감·월경불순	• 전신 신진대사의 촉진·비만 • 좌식생활 및 기능적 활동의 감소로 인한 약증 • 이완성 마비 • 고온 적용 후 피부 긴장도를 상승시킬 목적(단시간 적용)

금기증	• 동맥경화 및 고혈압 · 진행성 무력증 • 동맥류 · 기능적 신경증 · 출혈 소인 • 판막성 심질환 노인 및 허약자 • 갑상샘 과다증 · 간질 · 이상감각	• 고혈압 · 심근약증 · 출혈소인 • 빈혈 · 동맥경화 · 콩팥염 · 경직 • 유아 및 노인 (반응이 잘 나타나지 않음) • 허약자

(2) 미온욕 (tepid bath)
  ① 93°F (약 33°C) 이하의 미온수에 침수시킴 (93F°는 물의 열적 불감점).
  ② 기계적 자극은 수반되지 않으며, 특히 진정 효과가 목적인 경우 그러함.
  ③ 효과
    a. 해열작용
    b. 안정 및 진정작용
    c. 피부 혈관의 확장과 이완
    d. 혈액을 말초혈관 쪽으로 이동
    e. 맥박 수 약간 증가
  ④ 적응증
    a. 한냉욕 적용을 위한 적응 훈련
    b. 해열작용
    c. 진정 효과 (신경불안, 불면증, 기능적 신경증, 경련성 마비)
    d. 신경성 불면증
    e. 신부전증
    f. 근육경련이나 불규칙한 근육의 연축
  ⑤ 금기증 : 진행된 심장 질환, 동맥경화증, 어린아이나 노인

(3) 지속탕욕 (continuous tub bath)
  ① 수온이 일정하게 유지되는 침수욕, 정신과적 질환에서 흔히 사용
  ② 92~97°F의 중온수 사용
  ③ 적용 시간 : 1~3시간씩 하루에 3회 정도 실시, 심한 흥분 시 6~8시간 실시
  ④ 효과
    a. 진정 효과
    b. 흥분과 운동활동 감소시켜 수면을 유도
    c. 근육 경축과 인대성 강직의 이완 유도
    d. 뇌혈관의 혈액량을 감소시켜 뇌울혈 없앰.
    e. 심장활동은 강화되고 맥박은 느려짐.
    f. 열발생 기전을 쉬게 하여 열 생산 줄임.
    g. 피부 냉각
    h. 불감 발한 억제
    i. 요의 양은 증가되나 산도는 감소

j. 부력으로 압박 부위에 대한 중량 감소
k. 청결 유지
l. 순환 작용
m. 통증 이완, 혈압 감소
n. 신진대사 증진, 갈증이 장시간의 침수에 의해 풀림.

⑤ 적응증
a. 광범위한 화상
b. 적응증인 피부 질환
c. 감각과민증
d. 근육경련이나 통증의 이완
e. 정신병과 정신신경증
f. 알코올 중독
g. 근육이 관절의 만성 염증
h. 뇌막염
i. 갈증이 장시간의 침수에 의해 풀림.

⑥ 금기증
a. 저혈압
b. 쇠약한 사람
c. 금기 중인 피부병
d. 진행된 심장 질환
e. 노약자나 체온이 정상 이하인 사람

⑦ 주의점
a. 98°F 이상에서 1시간을 넘게 실시한 경우 열피로가 발생할 수 있음.
b. 실내가 76°F 이하 또는 수온이 92°F 이하일 경우 오한이 올 수 있음.
c. 익사의 위험이 있으므로 환자를 혼자 두지 말 것
d. 욕피진 및 피부박리가 나타날 수 있음.
   → 몇 일간 치료를 중지하거나, 스테아르산 아연 분말을 뿌려줌.

2 부분침수욕 (partial immeraion beth)

(1) 상지욕 (arm bath)
① 온도 : 93~97°F → 110°F까지 온도 상승
② 시간 : 20분, 호흡곤란, 오심 시 치료 끝냄.
③ 효과 : 혈관 확장, 통증 감소, 근육 강직 완화
④ 적응증 : 반사적 가열, 관절염, 고혈압, 협심증, 관상동맥경화증
⑤ 주의 : 혈관 질환, 고혈압, 심장 계통 질환

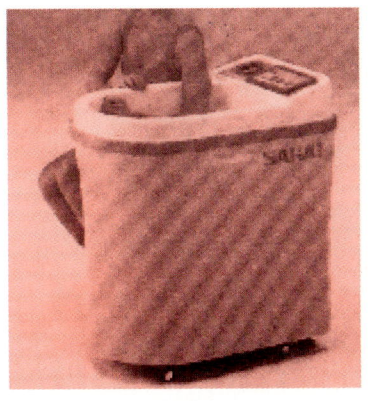
【 교반기를 끈 상태에서 와류욕조를 이용한 상지욕 모습 】

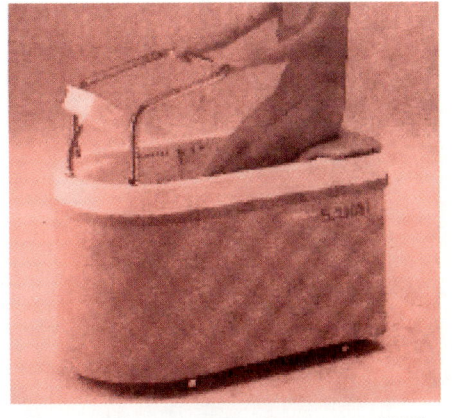
【 교반기를 끈 상태에서 와류욕조를 이용한 하퇴욕 모습 】

(2) 발욕 또는 하퇴욕
- 발목 3~4인치(10cm) 깊이까지

분류	고온족욕	한냉족욕
적용법	• 98°F 이상의 고온수에서 발을 침수시킨 후 점차 110°F 정도까지 올려줌 • 보통 10~30분 정도 표시하며, 다른 치료를 위한 준비로서 실시할 경우 4~8분 • 더한 강한 자극을 위하여 겨자를 첨가	• 치료 전에 환자의 발을 따뜻하게 해주고, 침수 후에는 발을 계속 마찰시킬 것 • 50~70°F의 한냉수에 적용하며, 5초에서 10분 이내로 실시
효과	• 피부의 충혈과 국소 순환 증진 • 골반기관, 뇌, 팔의 울혈 감소 • 경련성 근육의 이완, 통증의 감소	• 반사적 혈관운동 반응에 의해 뇌와 골반, 그리고 허파기관의 울혈 경감 • 고온욕보다 효과가 더 지속적
적응증	• 신경통·족부염좌 : 급성기를 지난 것 • 통증의 경감 : 통풍 • 월경곤란증, 자궁과 난소의 울혈 경감 • 동상·심한 감기나 인후통·불면증 • 좌욕이나 전기광선욕 등에서 '반응'을 촉진시키고자 할 때 • 류마티스나 통풍과 같은 질환	• 암내 - 땀샘의 장애 • 뇌와 골반조직의 울혈 감소 • 족부 염좌나 타박상 시 혈종 감소 • 순환장애로 인한 항구적인 발의 한냉
금기증	• 말초혈관장애 : 105°F 이상의 온도를 사용하여서는 안 됨	• 월경 • 방광염 • 급성 골반, 허파, 복부 감염

(3) 좌욕 또는 볼기욕(sitz or hip bath)

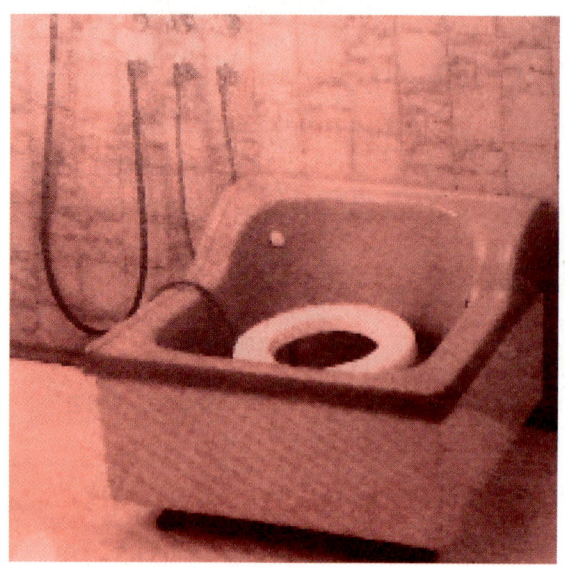

【 볼기욕조 】

분류	고온좌욕	한냉좌욕
적용법	• 볼기 (둔부) 뿐 아니라 넙다리 (대퇴) 위부분, 아랫배까지 침수 • 98~115°F의 범위 내에서 점차 상승시킴 • 머리에 냉을 적용하고, 약 2분 간격으로 교환 • 약 3분마다 맥박을 확인할 것 • 수분을 충분히 공급해야 함	• 55~65°F의 범위 내에서 10분 이내로 실시 • 다리를 따뜻하게 하기 위해 마찰하거나 담요로 감싸 줄 것 • 냉온 대비 적용 • 고온에서 3분, 한냉에서 1분씩, 6회 정도 실시
효과	• 골반과 배의 순환 증진 • 침수된 부위의 근육 이완 • 강력한 진통 효과 • 내증으로부터 혈액을 유도하고, 문정맥계로 혈액을 유출	• 소염 효과 • 진정 효과 • 연동작용 증진 • 골반 순환의 증진과 골반 장기의 민무늬근의 긴장력증진
적응증	• 월경불순이나 무월경·전립샘염 • 수뇨관 산통, 골반 염증, 염증성 치질 • 볼기의 섬유조직염이나 근염·궁둥신경통 • 경련성 방광으로 인한 비뇨의 유잔 • 고창, 질경, 급성 복부통 • 난소, 고환이나 방광의 신경통	• 이완성 변비·치질 수술 후의 치료 • 위장기관의 울혈과 혈행 정지 • 전립샘루, 정액루, 성신경증, 발기부전 • 이완된 방광조임근 (괄약근)·자궁의 퇴축부전 • 이완성 변비의 경감과 배울혈의 제거 • 만성적인 골반 감염
금기증	• 임신이나 월경 또는 배나 골반의 심한 울혈 • 충수염	• 생식기의 감응성이 증가되어 있는 경우 • 급성 내감염, 콩팥 (신장)질환 • 배의 강직이나 산통

(4) 반신욕 (half bath)

분류	고온반신욕	한냉반신욕
적용법	• 배꼽 높이까지 침수 • 103~110°F의 서온수를 적용 • 약 10~15분간 실시 • 치료 중엔 머리에 냉을 적용	• 70~80°F로부터 50~70°F 정도까지 점차 수온을 내려줌 • 약 3~8분간 실시 • 침수 부위를 마찰해주며, 얼굴 및 등을 문질러줌
효과	• 다리의 말초 순환장애 • 발한작용의 증진 • 침수된 부위에서의 열손실이 방해되서 체온이 상승	• 자극 효과 • 혈관의 수축 • 심장 흡인작용 증가 • 유출 - 액체의 과도한 흐름
적응증	• 급성 궁둥신경통 • 다리의 심한 통증성 질환 • 말초 순환의 자극·발한	• 기능적 신경장애 • 만성 혈색소 감소성 빈혈 • 신경 쇠약·울병
금기증	• 동맥경화증·심한 고혈압 • 진행된 쇠약증·동맥류 • 기능성 신경증·출혈성 금기증	• 민감한 사람 • 심한 신경과민증 • 한냉 자극에 반응이 잘 일어나지 않는 사람

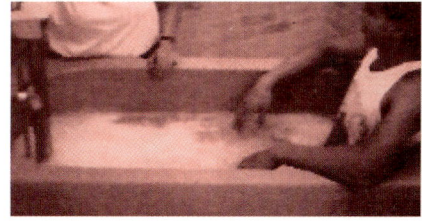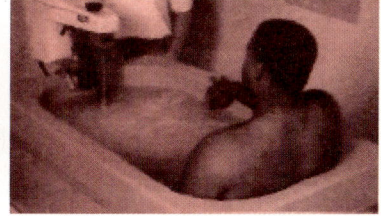

【 반신욕 】

(5) 교대욕 (대조욕, 대비욕, contrast bath)

① 적용 방법

    a. 고온수와 한냉수에 팔다리를 번갈아 가면서 침수시키는 수치료법

    b. 고온수에서 3분, 한냉수에서 1분씩 9회 정도 반복

    c. 고온에서 시작해서 고온으로 끝냄.

    d. 고온 : 100~115°F, 한냉 : 65~50°F

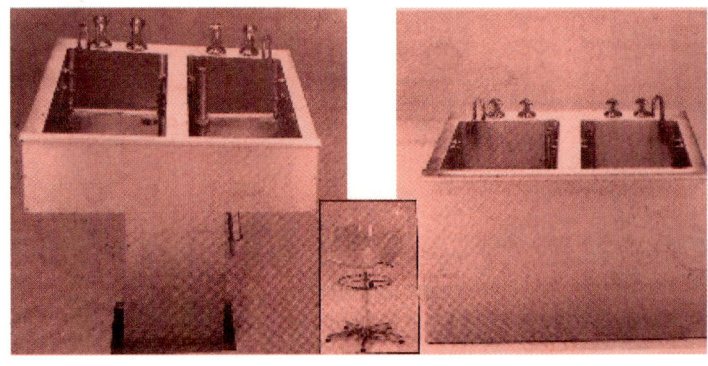

상지욕　　　　치료용 의자　　　　하지용

【 교대욕조 】

　　② 효과
　　　　a. 주된 효과 : 혈관의 능동적인 이완과 수축
　　　　b. 팔다리에서의 활발한 혈액 순환 증진
　　　　c. 침수하지 않은 다른 부위에 대한 반사적 반응 효과
　　③ 적응증
　　　　a. 혈관 경련성 질환
　　　　b. 동상이나 참호족 (trench foot)
　　　　c. 발의 다한증
　　　　d. 두통
　　　　e. 관절염
　　　　f. 골절 (칼슘화 촉진)
　　　　g. 좌상, 염좌, 반흔, 창상
　　　　h. 절단부
　　④ 금기증
　　　　a. 동맥부전
　　　　b. 진행된 동맥경화증
　　　　c. 진행된 말초혈관장애
　　　　d. 당뇨병
　　　　e. 고온이나 한냉 적용이 금기인 모든 질환
　　　　f. 화농성 질환
　　⑤ 주의 : 맥박이 80 이상으로 올라가면 심장에 얼음주머니를 대줌.

(6) 고무장갑욕 (Rubber glove bath)
　　① 특징
　　　　a. 전도열을 손이나 발에 적용하기 위한 부분침수욕
　　　　b. 팔다리에서 열의 정체에 뒤이어 국소 온도 증가

　　　　c. 손과 발의 많은 양의 발한

　　② 적용 방법 : 110~120°F, 10~30분

　　③ 효과 : 손과 발의 통증과 경직에 매우 효과적

　　④ 적응증

　　　　a. 관절염

　　　　b. 염좌나 좌상

　　　　c. 오래된 손상에 의한 경직

　　　　d. 손바닥이나 발바닥의 섬유소염

　　　　e. 평편발의 도수 치료를 위한 준비

　　⑤ Showman & Weadic Method

　　　　- 경련성이 있는 환자에게 2°C의 얼음물에 20~30초 동안 담그는 것

(7) 한냉과민환자의 탈감각 (desensitization)을 위한 국소한냉욕

　　① 온도는 차츰 낮게, 시간은 차츰 길게 적용

　　② 50°F의 한냉수 1~2분, 2회/day, 3~4주일

　　③ 65°F의 물에서 45°F까지 온도를 내리면서 손을 매일 담그고 침수시간을 조금씩 늘림.

　　④ 0.1mg 이하의 히스타민 피하주사 2회/day, 2~3주

단원정리문제

01 수중치료 시 인체가 침수했을 때 나타나는 인체의 생리적 변화로 맞는 것은?

① 서맥은 고온일수록 반응이 촉진된다.
② 한냉침수 시 호흡은 빠르고 얕아진다.
③ 고온침수 시 혈압은 잠시 하강했다가 점차 상승한다.
④ 지속탕욕 침수 시 진정 효과가 있어서 정신과적 질환에 흔히 사용된다.
⑤ 미온욕 침수 시 진정 효과가 목적인 경우 기계적 자극을 수반한다.

해설 연결
- 지속탕욕 : 진정 효과, 흥분과 운동 활동 감소시켜 잠을 유도, 근육 경축과 인대성 강직의 이완 유도, 뇌혈관의 혈액량 감소시켜 뇌울혈을 없앤다, 심장 활동은 강화되고 맥박은 느려진다, 열 발생기전을 쉽게 하여 열 생산을 줄인다, 피부 냉각, 불감 발한 억제, 요의 양은 증가되나, 산도는 감소, 부력으로 압박 부위에 대한 중량 감소, 청결 유지, 순환작용 증가
- 미온욕 : 기계적 자극은 수반되지 않는다(특히 진정 효과가 목적인 경우).

02 다음 중 정신과적 치료에 흔히 사용되는 치료법에 해당하는 것은?

① 미온욕   ② 지속욕
③ 좌욕   ④ 온습포(Hot pack)
⑤ 족욕

03 고온 완전침수욕 시 근육을 최대 이완시키는 온도는?

① 92~97°F   ② 98~105°F
③ 105~115°F   ④ 115~119°F
⑤ 121~124°F

단원정리문제 해설

▶ 인체의 생리적 변화
- 서맥 : 심장병 환자의 발작성 빈맥 치료에 이용되며, 저산소증을 방지함, 저온(냉수)일수록 반응이 촉진됨.
- 고온침수 : 순환 및 대사증진 · 심박수 증가, 혈압은 잠시 상승했다가 점차 하강, 호흡은 빠르고 얕아짐. 발한 증가, 통증 완화 및 근육 이완, 내장의 울혈 감소, 치료 중에 환자는 나른함을 느낌, 수온이 너무 높거나 장시간 적용 시 피로를 호소할 수 있음.
- 한냉침수 : 호흡은 느리고 깊어짐. 시간이 지남에 따라 반응이 나타나 혈관 확장, 조홍 등의 보임, 해열 작용, 식욕 증진, 및 원기 회복, 면역력 강화, 너무 오래 적용하면 피부가 푸르게 됨.

▶ 각종 치료법
- Tepid bath(미온욕) : 93°F 이하의 미온수에 침수(물의 열적불감점 : 93°F), 기계적 자극 수반되지 않음.
- Continuos tub bath(지속탕욕) : 수온이 일정하게 유지, 정신과적 질환에서 흔히 사용
- Sitz bath(좌욕, 볼기욕) : 보통 작은 특수욕조를 사용하는 부분침수욕
- Chemical Pack(온습포) : 화학물질인 실리카겔 팩을 가열하여 습열을 작용하는 방법
- Foot bath(족욕) : 부분침수욕의 일종, 사용 시 나타나는 효과는 사용 시 온도나 적용시간에 의해 좌우

▶ 94°F의 물 속에 환자를 넣고 110~120°F 정도의 물을 부어 101~104°F 정도에 이르게 함.
- 적정 온도 범위 : 98~108°F

정답 : 1_④ 2_② 3_②

04 침수 시 정수압이 심폐 기능을 변화시키는 인자 중에서 맞지 않는 것은?

① 호흡률 증가　　② 가로막 이동
③ 세포외액을 가쪽으로 밀어냄　　④ 늑막 압력 상승
⑤ 가슴 압력 감소

05 한냉 완전침수욕 적용 시 나타나는 효과로 맞는 것은?

① 해열작용　　② 내부온도 증가
③ 신진대사 저하　　④ 피부 혈관 수축
⑤ 질병에 대한 저항력 감소

06 고온 완전침수욕의 적응증으로 틀린 것은?

① 통풍　　② 만성 위축관절염
③ 이완성 변비　　④ 골관절염
⑤ 기관지염

07 한냉 완전침수욕의 금기증으로 맞는 것은?

① 이완성 변비　　② 기관지염
③ 비만증　　④ 통풍
⑤ 고혈압

단원정리문제 해설

▶ **정수압**
- 자세와는 관계없이 체액 이동이 일어남. 혈액이 머리로 이동, 우심방 압력 상승, 늑막 압력 상승, 가슴벽 압력 증가, 가로막 이동, 호흡률 증가, 림프액을 중앙으로 모이게 하고 세포외액을 가쪽으로 밀어냄, 정수 압력은 콩팥반응으로써 혈액량과 혈압, 소변량을 변화시킴.

▶ **한냉의 국소적 효과**
- 심박수는 처음에는 한냉수에 의한 충격에 의해 급격히 사라지다가 서서히 늦어지며, 장시간 하면 감소됨. 호흡은 초기 충격 상태가 지나면 느려지면서 서서히 깊어짐. 피부 혈관의 확장, 조홍이 나타나며, 피부는 부드럽고 유연해짐. 반응 효과에 의해 피부 온도가 상승됨으로 인해 내부 온도는 저하되고 발한이 증가됨. 식욕이나 신진대사, 혈압 등 증가, 해열 작용, 질병에 대한 인체의 저항력을 증가시킴.

▶ **고온 완전침수욕의 적응증**
- 만성 위축관절염의 급격한 약화, 섬유소염, 만성 근염, 골관절염, 신경통, 신경염, 콩팥염, 기관지염, 통풍, 쓸개나장·위 요도의 통증, 발한 증진을 원하거나 좌상 혹은 손상 후에 경직을 제거하고 할 때, 근육의 피로를 제거하고자 할 때, 월경곤란증

▶ **한냉 완전침수욕의 금기증**
- 고혈압, 심근 약화, 출혈성 경향, 동맥 경화증, 콩팥염, 경련성 마비나 경련성 변비, 어린아이나 노인(반응 효과가 잘 나타나지 않음), 허약하거나 빈혈 증상이 있는 사람

정답 : 4 ⑤ 5 ① 6 ③ 7 ⑤

08 고온 완전침수욕의 효과로 맞는 것은?

① 신경계 효과　　　② 혈압 점차적 감소
③ 수면　　　　　　　④ 조직 온도 하강
⑤ 심장 활동 강화

09 다음 중 지속탕욕의 효과로 맞는 것은?

가. 수면	나. 발한 증진
다. 신진대사 증진	라. 맥박 빨라짐

① 가, 나, 다　　② 가, 다　　③ 나, 라
④ 라　　　　　⑤ 가, 나, 다, 라

10 국소 온열치료 시 주의해야 할 것은?

① 월경　　　　　② 말초혈관장애
③ 급성 골반　　　④ 동맥경화증
⑤ 방광염

11 다음 중 105~115°F의 고온족욕 적용 시 주의해야 할 질환으로 맞는 것은?

① 울혈성 두통　　② 월경
③ 방광염　　　　④ 말초혈관장애
⑤ 배의 강직

단원정리 문제 해설

▶ 고온 완전침수욕의 효과
- 순환 및 대사증진, 심박수 증가, 혈압은 잠시 상승했다가 점차 하강, 호흡은 빠르고 얕아짐, 발한 증가, 통증 완화 및 근육 이완, 내장의 울혈 감소, 치료 중에 환자는 나른함을 느낌. 수온이 너무 높거나 장시간 적용 시 피로를 호소할 수 있음.

▶ 지속탕욕의 효과
- 진정 효과, 근육 경축과 인대성 강직의 이완 유도, 뇌혈관의 혈액량 감소 → 뇌울혈 제거, 맥박 느려짐, 피부 냉각, 불감 발한 억제, 요의 양 증가, 산도 감소, 청결 유지, 순환작용 증가, 통증 작용 증가, 통증 이완, 혈압 감소, 신진대사 증진, 흥분과 운동 활동 감소시켜 수면을 유도

▶ 부분고온욕의 금기증
- 말초혈관장애

▶ 부분한냉욕의 금기증
- 월경, 급성 골반, 허파, 배감염, 방광염

▶ 고온족욕의 금기증
- 말초혈관장애(105°F 이상의 온도를 사용하여서는 안 됨.)

정답 : 8_② 9_② 10_② 11_④

12 부분침수욕에 관한 설명으로 맞는 것은?

① 상지욕은 혈관 확장으로 통증 감소와 근육강직의 완화를 가져온다.
② 한냉족욕은 경련성 근육의 이완, 통증의 감소를 가져온다.
③ 고온족욕은 반사적 혈관 운동에 의해 뇌와 골반 그리고 허파기관의 울혈 경감을 가져온다.
④ 고온좌욕은 심장의 흡인 작용이 증가한다.
⑤ 한냉반신욕은 침수된 부위에서의 열손실이 방해되어 체온이 상승한다.

13 다음 중 한냉좌욕의 효과로 맞는 것은?

① 강력한 진통 효과　　② 소염 효과
③ 혈관의 능동적 수축과 이완　　④ 통증의 완화
⑤ 해열 효과

14 다음 중 고온반신욕의 적응증으로 맞는 것은?

① 동맥경화증　　② 만성 혈색소 감소성 빈혈
③ 급성 궁둥신경통　　④ 기능성 신경증
⑤ 진행된 동맥류

 단원정리문제 해설

▶ 부분침수욕
- 한냉족욕 : 반사적 혈관운동 반응에 의해 뇌와 골반 그리고 허파기관의 울혈 경감, 고온욕보다 효과가 더 지속적
- 고온족욕 : 피부의 충혈과 국소 순환 증진, 골반기관, 뇌·팔의 울혈 감소, 경련성 근육의 이완, 통증의 감소
- 고온좌욕 : 골반과 배의 순환 증진, 침수된 부위의 근육 이완, 강력한 진통 효과, 내층으로부터 혈액을 유도하고 문정맥계로부터 혈액을 유출
- 한냉좌욕 : 소염 효과, 진정 효과, 연동작용 증진, 골반 순환의 증진과 골반 장기의 평활근의 긴장력 증진
- 고온반신욕 : 다리의 말초순환장애, 발한작용의 증진, 침수된 부위에서의 열손실이 방해되어 체온이 상승
- 한냉반신욕 : 자극 효과, 혈관의 수축, 심장 흡인작용 증가, 유출-액체의 과도한 흐름

▶ 한냉좌욕의 효과
- 소염, 진정 효과, 연동작용 증진 효과

▶ 고온반신욕 적응증
- 급성 궁둥신경통, 다리의 심한 통증성 질환, 말초 순환의 자극·발한

정답 : 12_① 13_② 14_③

15 다음 중 대조욕의 주된 효과로 맞는 것은?

① 팔다리의 혈액순환 감소 ② 심장 흡인작용 증가
③ 다리의 말초순환장애 ④ 연동작용 증진
⑤ 혈관의 능동적인 이완과 수축

16 다음 중 좌욕의 금기증으로 맞는 것은?

① 방광염 ② 충수염
③ 말초혈관장애 ④ 전립샘염
⑤ 이완성 변비

17 다음 중 교대욕의 효과에 대한 설명으로 맞는 것은?

① 통증 감소
② 팔다리의 혈액 순환 감소
③ 산화작용 증진
④ 콩팥 촉진
⑤ 진정 효과

18 다음 중 온냉 교대 적용에 대한 설명으로 맞는 것은?

① 급성 손상일 경우 냉온수로 마친다.
② 48시간 이내의 염좌 손상 부위에 적용한다.
③ 고온에서 1분 침수 후 한냉에서 3분 침수를 한다.
④ 고혈압으로 인한 두통 시 머리에 적용한다.
⑤ 맥박이 80회 이상이면 심장 부위에 얼음주머니를 대준다.

단원정리 문제 해설

▶ 대조욕의 효과
- 주된 효과는 혈관의 능동적인 이완과 수축
- 팔다리에서의 활발한 혈액 순환 증진
- 침수하지 않은 다른 부위에 대한 반사적 반응 효과

▶ 고온좌욕 금기증
- 임신이나 월경 또는 배나 골반의 심한 울혈, 충수염
▶ 한냉좌욕 금기증
- 생식기의 감응성이 증가되어 있는 경우, 급성 내 감염, 콩팥 질환, 배의 강직이나 산통

▶ 교대욕의 효과
- 혈관의 능동적인 이완과 수축(주된 효과)
- 팔다리에서의 활발한 혈액 순환 증진
- 침수하지 않은 다른 부위에 대한 반사적 반응 효과
- 산화작용 증진

▶ 교대욕 적용 시 주의 사항
- 고온에서 시작하여 고온에서 끝냄.
- 고온에서 3분 침수 후 한냉에서 1분 침수
- 반복 횟수는 9회 정도, 전체 시간은 대략 20~30분 정도
- 고온수의 온도는 약 100~115°F, 한냉수의 온도는 65~50°F 정도
- 맥박이 80회 이상으로 올라가면 심장부위에 얼음주머니를 대줌.

정답 : 15_⑤ 16_② 17_③ 18_⑤

Chapter 8
기계적 자극을 동반한 물의 적용

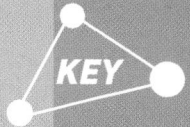
KEY

- 침수욕의 물의 사용이 정적인데 반해 이번 장은 기계적 자극을 동반한 수치료법들은 동적이라고 할 수 있습니다.
- 동적효과는 대부분 물마사지 효과가 동반되는데, 이들은 자극효과를 높이는 요인이 됩니다. 기계적 자극은 물의 회전이나 압력을 통하여 주어진다.

꼭! 알 아 두 기

1. 회전욕, 와류욕의 적응증, 금기증
2. 하버드 탱크의 적응증, 금기증
3. 비키식 압주와 에이스식 압주의 비교
4. 스카치식 압주욕 (고온수와 한냉수를 교대로 몸에 적용하며, 시작은 고온수, 끝은 항상 한냉수로 하는 교대압주욕)
5. 스카치 식 압주욕 순서 (뒤) - 발뒤축 → 장딴지 → 척추 → 팔과 손
6. 염마찰, 염성조홍의 특징

CHAPTER 08 기계적 자극을 동반한 물의 적용

1 물의 돌림을 동반한 수치료

(1) 돌림욕 (와류욕, Whilpool bath)

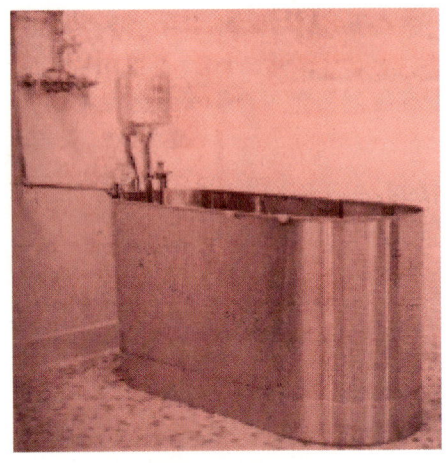

【 전형적인 돌림욕조 】

① 개요
   a. 팔다리의 국소욕으로써 급속히 돌림하는 물에 팔다리를 침수시킴.
   b. 전도열과 물의 마사지 효과를 동반
   c. 열수와 유체 동력학적 혼용 방법
   d. 대류열을 이용한 치료 방법
   e. 운동은 할 수 있으나 저항운동은 불가능

② 적용 방법
   a. 필요한 경우 방부약품 등을 첨가
   b. 교반기를 작동시키기 전에 가능한 옷을 모두 벗김(옷이 헐거워졌을 때 교반기에 흡입되어 손상 유발)
   c. 편안한 자세에서 치료
   d. 교반기의 높이와 물의 순환 속도, 물의 세기 조절
   e. 치료사가 스트레칭을 시켜주거나 마사지를 해줌.
   f. 치료온도 : 팔 105~110°F, 보통 : 69~105°F
      욕창·정맥 말초혈관장애 : 105°F, 동맥 말초혈관장애 : 93°F
   g. 치료시간 : 10~25분 (치료효과의 최소한의 시간 : 20분)
   h. 방부제 : Mediforms, Phisohex (하이조 핵스)

i. 감염 상 상처에는 설퍼티아졸 나트륨 (sodium sulfathiazole)을 용해(물 30L에 설퍼티아졸나트륨 10g을 첨가)
  j. 화상을 위한 정상적인 등장성 식염용액을 사용
③ 효과
  a. 청결과 상처 치유 촉진
  b. 진정 효과 : 통증의 이완이 근육경직의 경감
  c. 순환 증진 : 전도열과 가벼운 마사지 효과
  d. 마사지나 스트레칭 그리고 운동 전의 준비
  e. 골절이나 염좌 후의 오래된 유착증 분해 (colle's 골절, cast 제거 후 많이 사용)
  f. 기계적 자극에 의한 괴사조직과 화농의 제거
  g. 적용된 팔다리의 둘레가 약 1/3~1/2inch 정도 늘어남.
  h. 팔다리 절단환자의 말단부 자극 치료에 가장 적합
④ 적응증
  a. 절단부
  b. 염좌나 타박상
  c. 정형외과적 수술 후
  d. 말초신경 손상
  e. 관절염
  f. 말초혈관장애 (욕창이나 정맥은 105°F, 동맥은 93°F를 넘지 않아야 함)
  g. 화상
  h. 동상이나 만성 부종, 또는 영양 공급이 잘 안 되는 부위
  i. 괴사조직의 분리
  j. 건초염이나 신경염
  k. 유착증
⑤ 금기증
  a. 당뇨병이나 오래된 동정맥 경화증
  b. 진행된 말초혈관증
  c. 말초신경 손상으로 화상의 위험이 있는 환자
  d. 기타 고온부분욕이 금기증인 모든 질환
⑥ 주의
  a. 화상이나 욕창 부위에 교반기를 직접 적용할 때는 신중을 기하여야 함.
  b. 말초신경 손상 환자나 말초혈관 장애 환자는 화상에 주의
  c. 돌림욕 시에 치료사가 가장 주의해야 할 점 : 치료 후 피부 감염

(2) 하버드 탱크 (hubbard tank)

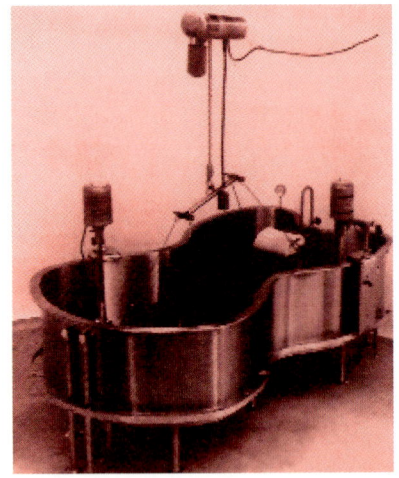

① 개요
　a. 완전침수욕
　b. 물마사지
　c. 수중운동, 부력운동, 저항운동
② 적용 방법
　a. 물의 정수압이 순환에 이익이 되도록 적용
　b. 탱크 청결 : 중복감염 피함.
　c. 익사 위험이 있으므로 혼자 두지 않음.
　d. 온도/시간
　　- 보통 : 90~104°F, 10~30분 적용
　　- 최대 사용 온도 : 110°F
　　- 초기 소아마비 : 98~102°F (12세 어린이 100°F까지만), 36.7°C에서 10분간 처방, 운동 실시
　　- 38.9°C에서 골절 반신마비 : 90~98°F, 20~30분 적용
　　- 골반, 반신마비 : 90~98°F, 20~30분 적용
　　- 이완성 마비 : 90°F
　　- 경련성 마비 : 100°F
　e. 류마티스 : 처음 98~100°F → 5분 후 104~106°F
　　- 효과와 적응증 : 미열 경감 (부신겉질에 자극), 관절에 인접한 근육에 열 효과, 기형 방지를 위한 관절 가동운동이 가능
　f. 화상 : 94~98°F, 10~30분 적용
　　- 효과와 적응증 : 괴사성 조직의 세척, 치유 자극 (stimulate healing), 동통 경감과 완화, 기형 방지를 위한 치료적 운동, 피부 이식 전

- Saline solution water량 : 720L(690kg), NaCl : 690kg × 0.9% = 6.21kg
  g. 욕창
  - 효과와 적응증 : 괴저성 조직의 세척, 치유 자극, 통증과 불안감의 완화 및 이완, 기형 방지를 위해 운동 전에 사용, 피부 이식 전 사용
  - 염수 용액 : Sodium chloride (NaCl) : 5% (720L의 물에 34kg의 소금)
    Magnesium sulfate ($MgSO_4$) : 2.5% (720L의 물에 17.2kg의 $MgSO_4$)
  - 94~98°F, 10~30분 적용
  h. 다발성 경화증과 파킨슨 질병
  - 효과와 적응증 : 근육 경련 감소, 간대성 경련 이완, 협응력 증진, 체온 하강, 경한 저체온증
  - 70~80°F, 10~20분 적용

③ 효과
  a. 이완작용과 청결의 효과
  b. 물의 부력을 이용한 운동
  c. 콩팥 촉진
  d. 순환 증진
  e. 화상이나 욕창에 염수의 효과

④ 적응증
  a. 류마티스성 관절염
  b. 반신마비, 소아마비, 파킨슨씨 병, 다발성 경화증, 뇌성마비
  c. 정형외과적 수술 후
  d. 화상이나 욕창
  e. 기타

⑤ 금기증
  a. 급성 염증이나 열성 질병 : 소아마비 등
  b. 급성 관절 감염
  c. 급성 통증성 콩팥염
  d. 결핵이나 부식성 관절 병변
  e. 신경염
  f. 심기능 대상부전증 및 관상동맥질환
  g. 진행된 빈혈증

⑥ 주의점
  a. 익사 위험
  b. 맥박, 호흡 유의 → 쇼크 방지
  c. 교차 감염에 주의

⑦ 장점
  a. 풀보다 설치비와 유지비가 저렴, 좁은 면적 차지
  b. 치료사의 시간이 절약

⑧ 단점
  a. 다른 수치료기에 비해 고가
  b. 풀만큼의 부력을 얻을 수 없음.
  c. 풀에 비해 운동 범위 제한
  d. 치료사의 접근성이 떨어짐.
⑨ 각종 질환에 대한 하버드 탱크의 임상 사례
  a. 소아마비(초기 회복기), 골절 및 편마비 : 운동 효과, 부력 이용
  b. 류마티스성 관절염 : 통증, 관절 구축 예방, 신장운동 적용
  c. 화상 및 욕창 : 물의 기계적 자극, 관절 구축 예방, 상처 부위 청결, 치유, 신장운동 적용
  d. 다발성 경화증 및 parkinson병 : 강직 경감, 운동의 효과

2 물의 압력을 동반한 수치료

(1) 압주욕 (Douches) : 기계적 효과를 동반한 수치료법
  ① 비키식 (vichy) 압주 또는 분무마사지 (spray massage)와 에이스식 (aix) 압주

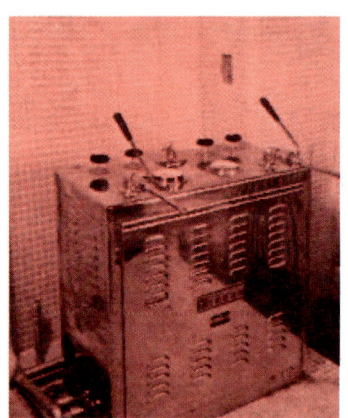

【 여러 가지 입주욕을 실시할 수 있는 만능압주기 】

분류	비키식 압주	에이스식 압주
개요	• 물의 분무와 도수 마사지를 동시에 실시 • 전신에 적용	• 압주와 강한 마사지를 동시에 실시 • 국소 부위에 적용
적용법	• 98~106°F, 12~24인치의 거리에 뿌림 • 머리를 제외한 전신에 분무, 마사지 동시 실시 • 물의 압력은 4~6lbs 정도	• 약 102°F의 고온수를 적용 • 약 20분간 실시 • 압력 6lbs

효과	• 모세혈관 및 림프 순환, 충혈 효과 • 충격 효과 : 조직의 유착 깨트림 • 활동적이고 편안한 느낌	• 염증성 반점 • 경직된 관절의 운동을 회복
적응증	• 섬유소염, 비만증 • 혈액 순환의 불량 • 류마티스 • 피하점 유염	• 신체의 특별한 부위에 적용만 다를 뿐 비키 식 압주와 동일
금기증	• 심장 질환 • 동맥경화증 • 마사지가 금기인 모든 질환들	

② 스코치식 압주욕 (scotch douche)

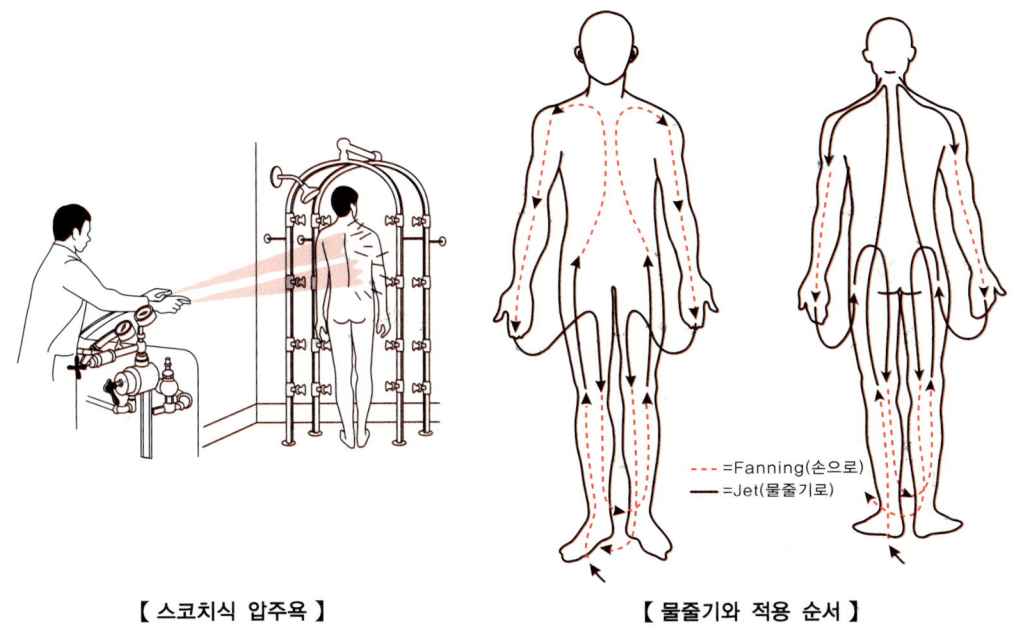

【 스코치식 압주욕 】　　　　【 물줄기와 적용 순서 】

a. 고온수와 한냉수를 교대로 몸에 적용하는 교대압주욕
b. 적용 방법
　- 치료의 시작은 고온수, 한냉수의 순으로 적용하고 항상 한냉수로 끝냄.
　- 고온수의 온도는 보통 105°F이며, 100~110°F의 범위 내에서 사용
　- 한냉수의 온도는 보통 65°F이며, 80~60°F(26~15°C)의 범위 내에서 사용
　- 고운 분출의 압력은 10~20lbs, 한냉 분출의 압력은 15~25lbs 정도
　- 고온의 적용시간은 12~40초, 한냉의 적용시간은 3~10초 정도로 전체 치료 시간 3~10분 정도
　- 환자가 서 있는 상태에서 중온 침분무욕으로 시작

- 특별한 사출장이 필요, 제어판 → 사출장에서 10~12feet 거리
- 순서(뒤) : 발뒤축 → 장딴지 → 척추 → 팔과 손, 앞도 동일

c. 효과
- 현저한 자국 : 피부감각신경 수용기 흥분
- 표피 충혈 : 피부의 혈관이 수축과 이완을 교대로 일으킴.
- 신진대사의 자극
- 조직의 유착을 깨뜨림.

d. 적응증
- 혈관신경계 반응 적응 훈련
- 원기 회복
- 쇠약
- 정신분열병
- 울병
- 울증
- 허리통증
- 류마티스

e. 금기증
- 심장장애
- 고혈압, 동맥경화증, 정맥류
- 신경염
- 안구돌출증
- 심환 질병이나 신경과민

③ 수중압주 (underwater douche)

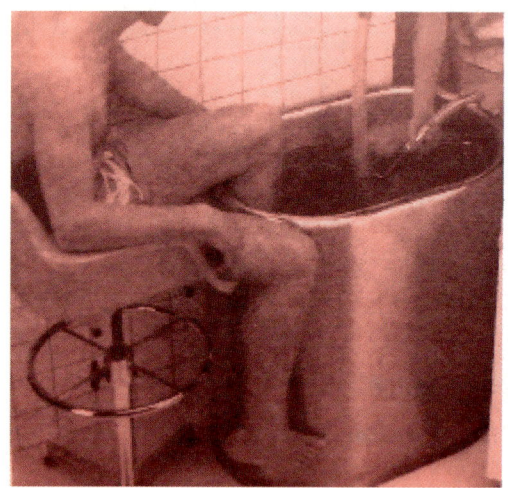

【 다리에 수중압주를 실시하고 있는 모습 】

a. 물 속에 침수되어 있는 신체에 호스를 통하여 물줄기를 적용하는 것
b. 호스의 노즐은 치료할 부위에서 약 4인치 정도 떨어져서 적용
c. 압주의 온도는 욕조의 온도보다 약 4~10°F정도 높게 함.
d. 물줄기의 압력은 10lbs 정도
e. 10분 이상 적용
f. 국소 또는 전신치료
   - 짧은 압주 → 피부 민감성 증진
   - 장시간 적용 → 피부 민감성 감소
g. 적응증
   - 만성 섬유조직염
   - 만성 궁둥신경통
   - 만성 골관절염과 통풍
h. 금기증
   - 급성 염증의 상태
   - 고혈압 : 단, 부채꼴 압주는 고혈압이나 일부 심장 질환에 사용

(2) 분무욕 (Spray)

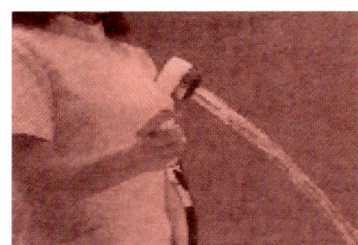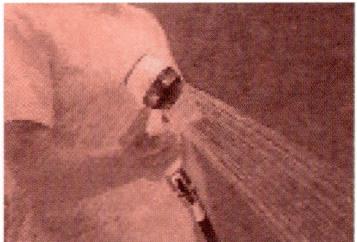

【 압주와 분무를 동시에 실시할 수 있는 노즐 】

① 수 개의 침분무 노즐로부터 물줄기를 머리와 발을 제외한 신체의 전표면에 네 방향에서 수평으로 적용
② 효과와 적응 : 청결 효과, 강장 효과

(3) 관주 (Adduaion)
- 신체에 짧은 시간 동안 한랭수 적용

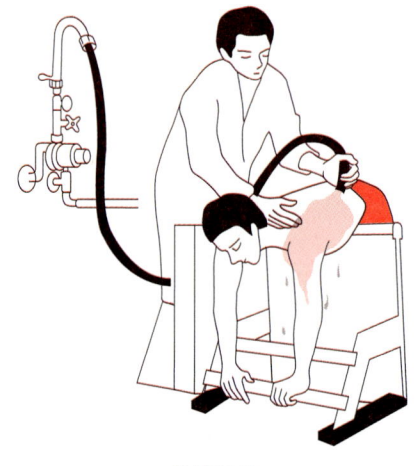

【 관주 】

① 효과
   a. 호흡이 길어진다.
   b. 신경계 자극
   c. 혈압이 증가
② 순서
   a. 환자를 기립, 앉은자세, 옆으로 누운자세 등을 취함.
   b. 옷을 벗는다.
   c. 물을 붓는 그릇의 높이를 결정
   d. 보통 30~60cm 높이에서 결정
   e. 치료 후는 피부를 건조시킨다.
③ 온도 : 26.7~15.5°C (고온욕 실시할 경우 40.5~48.9°C)
④ 시간 : 3~5분
⑤ 적응증
   a. 한랭에 대한 적응 훈련
   b. 환자의 반응 능력 관찰 및 평가
   c. 신경염, 관절염, 기능적 신경 질환과 같은 압주욕을 할 수 없는 환자의 가정치료

3 도수마찰을 겸한 물의 적용

(1) 염마찰 (Salt rub) 혹은 염성조홍 (Salt glow)
   ① 개요
      a. 젖은 소금으로 몸 전체를 마사지 하거나 마찰하는 것 (소금의 상태 : 질척거릴 정도)
      b. 조홍

- 화학적 자극 (소금)
- 기계적 자극 (피부 문지름)
- 마찰 (환자가 견딜 수 있을 만큼)

② 적용 방법
a. 피부에 손상을 줄만큼 세게 문질러서는 안 되며, 민감한 부분이나 돌출부는 부드럽게
b. 둔부는 강한 회선마찰을 적용, 생식기 근처나 얼굴 부위는 피함.
c. 앉아서 하는 경우 고온족욕 (102~115°F) 실시, 처음 시작 출발 온도 98°F로 시작해서 환자가 견딜 정도로 높임.
d. 3~12분 정도 적용
e. 천천히 적용하는 것이 혈관의 자극 없이 피부 자극에 더 효과적
f. 종아리 아래에서 시작해서 신체의 앞면보다 뒷면을 실시할 때 더 압력을 가함.
g. 순서 : 한쪽 종아리 → 다른쪽 종아리 → 양손 → 어깨, 목 → 다른 부분
h. 치료 종료
    - 보통 : 살수구 분무 (rose spray)
    - 침대 위의 환자 : 침분무나 부채꼴 압주
    - 보다 활기찬 환자 : 물통 압주
    - 앉아 있는 환자 : 스폰지 사용 (고온수)
i. 운동 필요 시 : 염마찰 후 산책이나 운동

③ 효과
a. 선명한 분홍색 조홍 (vivid pink glow)
b. 피부가 부드러워진 느낌
c. 순환 반응 유도 효과, 강력한 온도 반응 → 소금을 얼음물에 적셔 사용
d. 염성조홍의 효과
    - 기름샘의 자극
    - 혈관이나 신체조직에 대한 이차적 강장 효과
    - 피부의 청결과 불순물 제거
    - 신경계나 전체 기관에 대한 원기 회복

④ 적응증
a. 다발성 경화증
b. 헌팅톤 무도병
c. 빈혈이나 약간의 가벼운 우울증
d. 만성 알코올중독
e. 만성 아편중독
f. 조울병과 같은 정신 질환을 가진 쇠약환자
g. 감염 후 질환
h. 히스테리 같은 신경정신증
i. 만성 콩팥염

j. 경련성 질병
⑤ 금기증
a. 습진이나 다른 피부 질환 혹은 상처 난 피부
b. 다른 습성 질환이 있는 환자

(2) 수건욕 (Towel bath) 혹은 수건 마찰 (Towel rub)
① 개요
a. 단시간 동안 한냉을 적용하는 최상의 방법 중 하나
b. 혈관운동계에 대한 가벼운 자극으로 혈관 확장을 유도
c. 처음 혈관 수축 → (반응) 혈관 이완
② 적용 방법
a. 준비 : 터키 타월, 60~70°F의 물 담긴 양동이, 담요 1장, 시트 1장, 아마포 수건 등
b. 환자의 옷을 벗기고 침대에 눕힌 다음 시트 1장과 담요 1장으로 덮어줌.
c. 치료할 부위 노출, 양동이의 물에 수건을 담금.
d. 길게 경찰 마찰 → 마른 수건으로 건조 → 분홍색 조홍

(3) 마찰 세척 (Ablution)
① 손을 사용하여 몸을 씻는 것
② 적용 방법
a. 온도
  - 첫 번째 치료 : 85~90°F 물 적용 → 물의 온도 내림
  - 두 가지 용기 : 얼굴, 손 → 50~65°F, 신체 나머지 → 95°F
b. 5~30분 적용
c. 물에 적신 천으로 마찰과 함께 적용
③ 효과
a. 피부신경종말의 가벼운 자극

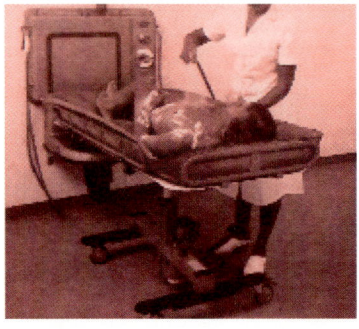 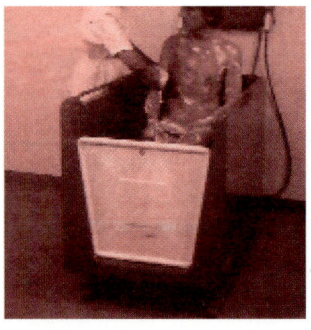

【 바로 누운자세에서의 마찰 세척 】　【 앉은자세에서의 마찰 세척 】

b. 호흡이 깊어짐.
　　　c. 근육 긴장력의 증가와 혈관의 확장
　　　d. 피부를 통한 열손실의 증가
　④ 적응증
　　　a. 해열작용 : 특히 어린아이의 급성 열성 질환
　　　b. 기능적 신경장애
　　　c. 만성 혈색소 감소성 빈혈
　　　d. 수면을 유도

(4) 시트 욕 (Sheet bath)
　① 개요 : 젖은 한냉 시트로 감싸고 몸을 급속히 문지르는 것
　② 적용 방법
　　　a. 마찰을 반응이 나타날 때까지 계속하며, 반응이 일어나는 데는 약 2~3분 정도가 걸림.
　　　b. 온도 : 60~80°F, 해열 목적 : 50~60°F의 한냉수를 한 컵씩 붓거나 스폰지에 적셔 물을 떨어뜨림.
　　　c. 시간 : 2~3분 → 반응이 나타나는 시간
　　　d. 시트 감는 순서 : 오른쪽 겨드랑(액와) 아래 → 등 → 왼쪽 어깨 아래 → 가슴 → 목, 종아리
　　　e. 치료 종료 후 휴식 : 15~30분, 필요 시 운동, 걸음
　③ 효과
　　　a. 작용 효과 : 말초혈관 수축, 피하신경종말의 강한 자극, 한냉수를 짧게 적용했을 때 나타나는 효과
　　　b. 반응 효과 : 말초혈관 확장, 신경긴장성의 회복, 울혈의 경우 혈액의 재분배, 심부조직의 충혈이나 정체
　　　c. Sheet pack의 효과 결정 : sheet 수와 치료시간
　　　d. 반응 : 수건욕보다 시트욕이 더 큼 (시트욕은 한냉이 동시에 전신에 접촉하므로).
　④ 적응증
　　　a. 해열
　　　b. 불면증
　　　c. 가벼운 신경 쇠약
　　　d. 울병
　　　e. 기능적 신경장애
　　　f. 비만증 → 신경대사의 자극
　　　g. 압주나 목욕과 같이 강력한 한냉수 적용 전 단계
　　　h. 일반적 열치료 후 냉각의 목적으로 사출욕을 실시할 수 없을 때
　⑤ 금기증
　　　a. 피부 질환
　　　b. 심장 질환
　　　c. 심한 신경과민

단원정리문제

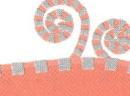

01 다음 중 유착의 완화 및 괴사 조직 제거에 가장 효과적인 치료 방법으로 맞는 것은?

① 돌림욕　　② 시트욕
③ 초욕　　　④ 대조욕
⑤ 좌욕

02 중년남자가 오른쪽 발목이 절단되어 수술을 하였다. 이 때 수술 부위의 피부가 감염이 되어 있으나 감각장애는 없다. 이 환자에게 적당한 치료 방법으로 맞는 것은?

① 대조욕　　　　② 시트욕
③ 증기집수 찜질　④ 돌림욕
⑤ 초욕

03 일반적으로 동맥혈관장애가 있는 환자에게 적용해서는 안 되는 온도의 상한선과 정맥혈관장애가 있는 환자에게 적용해서는 안되는 온도의 상한선으로 맞는 것은?

① 93°F – 105°F　　② 93°F – 110°F
③ 96°F – 105°F　　④ 96°F – 110°F
⑤ 96°F – 115°F

▶ **단원정리문제 해설**

▶ 돌림욕의 효과
　- 유착 완화, 괴사 조직 제거, 진통 효과, 근육이완 효과

▶ 돌림욕의 적응증
　- 절단부, 염좌, 타박상, 정형외과적 수술 후, 말초신경 손상, 관절염, 건초염, 신경염, 말초혈관 장애(욕창이나 정맥은 105°F, 동맥은 93°F를 넘지 않아야 함), 화상, 동상이나 만성부종, 괴사 조직의 분리, 유착증, 레노이드

▶ 돌림욕(와류욕)의 치료 온도
　- 팔 : 105~110°F
　- 보통 : 96~105°F
　- 욕창, 정맥말초혈관장애 : 105°F
　- 동맥말초혈관장애 : 93°F

정답 : 1.① 2.④ 3.①

04 감염성 상처를 와류욕으로 치료 시 첨가하는 물질로 맞는 것은?

① Sulphurate of potassium
② Sulphurated hydrogen
③ Isotonic solution
④ Sodium sulfathiazole
⑤ Phisohex

05 다음 중 돌림욕의 적응증으로 맞는 것은?

가. 절단부	나. 말초신경 손상
다. 화상	라. 괴사조직의 분리

① 가, 나, 다   ② 가, 다   ③ 나, 라
④ 라   ⑤ 가, 나, 다, 라

06 경련성 반신마비의 하버드 탱크 치료 시 온도는?

① 70°F   ② 80°F   ③ 90°F
④ 100°F   ⑤ 110°F

07 압주욕이나 분무욕의 적응증으로 맞는 것은?

① 정맥류   ② 고혈압
③ 염증성 피부조직 제거   ④ 동맥경화증
⑤ 심장의 질환

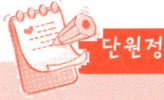

▶ 와류욕의 적용 방법
- 감염 상처 : 8gal의 물 + sodium sulfa thiazole 10g
- 화상 : 등장성 식염용액 → 40gal의 물에 2.88 lbs

▶ 돌림욕의 적응증
- 절단부, 염좌, 타박상, 정형외과적 수술 후, 말초신경 손상, 관절염, 건초염, 신경염, 말초혈관 장애(욕창이나 정맥은 105°F, 동맥은 93°F를 넘지 않아야 함), 화상, 동상이나 만성부종, 괴사조직의 분리, 유착증, 레노이드

▶ 하버드 탱크 적용의 온도/시간
- 보통 : 90~104°F, 10~30분 적용
- 최대 사용 온도 : 110°F
- 초기 소아마비 : 98~102°F(12세 어린이 100°F까지만)
- 골반, 반신마비 : 90~98°F, 20~30분 적용
- 이완성 마비 : 90°F
- 경련성 마비 : 100°F
- 류마티스 : 처음 98~100°F → 5분 후 104~106°F
- 화상 : 94~98°F, 10~30분 적용
- 욕창 : 94~98°F, 1~30분 적용
- 다발성 경화증, 파킨슨 질병: 70~80°F, 10~20분 적용

▶ 압주욕과 분무욕은 염증성 피부조직을 제거하는 청결 효과가 있음.

정답 : 4_④ 5_⑤ 6_④ 7_③

08 Colle's fracture 환자에게 Cast 제거 후 일반적으로 많이 처방되는 수 치료로 맞는 것은?

① 허버드 탱크　　② 돌림욕
③ 교대욕　　　　　④ 압주욕
⑤ 수건욕

09 다음 중 돌림욕의 특징으로 맞는 것은?

> 가. 저항운동에 적합하다.
> 나. 골절환자의 Cast 제거 후에 적용한다.
> 다. 당뇨, 오래된 동정맥 경화증, 진행된 말초혈관증 등에 많이 적용된다.
> 라. 온열을 균등하게 적용시킨다.

① 가, 나, 다　　② 가, 다　　③ 나, 라
④ 라　　　　　⑤ 가, 나, 다, 라

10 다음 중 교대욕으로 기대되는 효과로 관계가 가장 높은 것은?

① 진정과 진통 효과　　② 괴사조직 제거
③ 혈관운동성 증가　　　④ 경련 감소
⑤ 유착 감소

▶ 돌림욕 효과
- 진정 효과 : 통증 이완, 근육경직 경감
- 순환 증진 : 전도열, 가벼운 마사지 효과 마사지나 콩팥, 운동 전 준비
- 골절이나 염좌 후 유착 분해
- 기계적 자극에 의한 괴사조직, 화농 제거
- 절단환자 말단부 자극치료에 적합

▶ 돌림욕
- 대류열, 전도열, 마사지 동시 가능
- 운동은 할 수 있으나 저항운동은 불가능 한 환자 옷 탈의 → 손상 예방

▶ 돌림욕의 효과
- 진정과 진통 효과, 괴사조직 제거, 경련 감소, 유착 감소

정답 : 8_② 9_② 10_③

11 다음 중 하버드욕의 효과로 맞는 것은?

> 가. 이완작용과 청결의 효과
> 나. 화상이나 욕창에 염수의 효과
> 다. 가벼운 열이 콩팥을 촉진
> 라. 기름샘의 자극

① 가, 나, 다　　② 가, 다　　③ 나, 라
④ 라　　　　　⑤ 가, 나, 다, 라

▶ 하버드 탱크의 효과
 - 이완작용과 청결의 효과, 물의 부력을 이용하여 운동을 실시, 가벼운 열이 콩팥을 촉진, 교반기는 순환을 증진시키는 효과가 있음, 화상이나 욕창에 염수의 효과

12 다음 중 하버드 탱크의 화상에 대한 적용으로 맞는 것은?

> 가. 괴사조직의 청결
> 나. 근육이완과 통증 경감
> 다. 기형 예방을 위한 적당한 운동
> 라. 피부이식 전

① 가, 나, 다　　② 가, 다　　③ 나, 라
④ 라　　　　　⑤ 가, 나, 다, 라

▶ 하버드 탱크의 화상에 대한 적용
 - 괴사조직의 청결, 치유의 촉진, 근육이완과 통증의 경감, 기형 예방을 위한 적당한 운동, 피부 이식을 위한 준비
▶ 류마티스에 대한 적용
 - 미열 경감(부신겉질에 자극), 관절에 인접한 근육에 열 효과, 기형 방지를 위한 ROM 운동이 가능
▶ 다발성 경화증과 파킨슨병
 - 근육 경련 감소, 간대성 경련이완, 협응력 증진, 체온 하강, 경한 저체온증

13 다음 중 비키식 압주의 적용 방법으로 맞는 것은?

> 가. 전신에 분무를 한다.
> 나. 12~24inch 정도의 거리에서 뿌린다.
> 다. 치료 후 10분 정도 휴식한다.
> 라. 98~106°F의 온도가 적당하다.

① 가, 나, 다　　② 가, 다　　③ 나, 라
④ 라　　　　　⑤ 가, 나, 다, 라

▶ 비키식 압주 적용법
 - 물의 분무와 도수 마사지를 동시에 실시, 머리를 제외한 전신에 분무, 98~106°F, 12~24인치의 거리에서 뿌림, 물의 압력은 4~6lbs 정도

정답 : 11_① 12_⑤ 13_③

14 다음 중 압주욕에 관한 설명으로 맞는 것은?

> 가. 마사지를 동시에 실시할 수 있다.
> 나. 스코치식 압주는 온수와 냉수를 교대로 적용한다.
> 다. 류마티스 환자에게 적용하기 적합하다.
> 라. 비키식 압주는 국소 부위 적용에 적합하다.

① 가, 나, 다　　② 가, 다　　③ 나, 라
④ 라　　　　　　⑤ 가, 나, 다, 라

▶ 아래 표 참조

해설

분류	비키식 압주	에이스식 압주
개요	• 물의 분무와 도수 마사지를 동시에 실시 • 전신에 적용(머리 제외)	• 압주와 강한 마사지를 동시에 실시 • 국소 부위에 적용
적용법	• 98~106°F, 12~24인치의 거리에서 뿌림 • 머리를 제외한 전신에 분무, 마사지 동시 실시 • 물의 압력은 4~6lbs	• 약 102°F의 고온수를 약 20분간 실시 • 물의 압력은 6lbs 정도
효과	• 모세혈관 및 림프순환, 충혈 효과 • 충격 효과 : 조직의 유착 깨트림 • 활동적이고 편안한 느낌	• 염증성 반점 • 경직된 관절의 운동을 회복
적응증	• 섬유소염, 비만증　• 혈액 순환의 불량 • 류마티스　　　　• 피하섬유염	• 신체의 특별한 부위에 적용만 다를 뿐 비키식 압주와 동일
금기증	• 심장 질환　　• 동맥경화증 • 마사지가 금기증인 모든 질환들	

15 다음 중 스코치식 압주욕을 실시할 때 물줄기의 적용 순서로 맞는 것은?

① 팔과 손 → 척추 → 장딴지 → 발뒤축
② 팔과 손 → 발뒤축 → 장딴지 → 척추
③ 발뒤축 → 팔과 손 → 장딴지 → 척추
④ 발뒤축 → 장딴지 → 척추 → 팔과 손
⑤ 발뒤축 → 척추 → 손과 발 → 장딴지

▶ 순서
- 발뒤축 → 장딴지 → 척추 → 팔과 손
- 앞도 통일

정답 : 14_① 15_④

16 다음 중 교대욕이 가능한 치료는?

① 비키식 압주
② 분무욕
③ 관주
④ 하버드 탱크
⑤ 스코치식 압주욕

17 다음 중 관주의 적용 방법으로 맞는 것은?

> 가. 압주욕을 할 수 없는 환자의 가정치료가 용이하다.
> 나. 한냉에 익숙하게 하는 적응 훈련이다.
> 다. 치료 후 피부를 건조시킨다.
> 라. 오랜 시간 한냉을 적용한다.

① 가, 나, 다
② 가, 다
③ 나, 라
④ 라
⑤ 가, 나, 다, 라

18 다음 중 염마찰의 설명으로 맞는 것은?

① 치료시간은 20분 정도 적용한다.
② 혈관이나 신체조직에 대한 이차적 강장 효과이다.
③ 소금은 완전히 용해해서 사용한다.
④ 빠르게 적용하는 것이 효과적이다.
⑤ 인체 전면에 많은 압력을 가한다.

단원정리문제 해설

▶ 스코치식 압주
- 고온수와 한냉수를 교대로 몸에 적용하는 교대압주욕
▶ 비키식 압주욕
- 압주와 강한 마사지를 동시에 실시
▶ 분무욕
- 침분무 노즐로부터 머리와 발을 제외한 신체의 전 표면에 네 방향에서 수평으로 적용
▶ 관주
- 신체에 짧은 시간 동안 한냉수를 적용
▶ 하버드 탱크
- 완전침수욕으로 물의 정수압이 순환에 이익이 되도록 적용

▶ 관주의 적용 방법
- 온도: 26.7~15.5℃ (고온욕 실시 경우는 40.5~48.9℃)
- 시간 : 3~5분, 신체에 짧은 시간 동안 한냉수를 적용함.

▶ 염마찰의 적용 방법
- 피부에 손상을 줄 만큼 세게 문질러서는 안 되며, 민감한 부분이나 돌출부는 부드럽게하며, 볼기(둔부)는 강한 회선마찰을 적용, 생식기 근처나 얼굴 부위는 피함. 앉아서 하는 경우 고온 족욕(102~115°F) 실시, 처음 시작 출발 온도 98°F 시작해서 환자가 견딜 정도로 높임. 3~12분 정도 적용.
- 순서 : 한쪽 종아리 → 다른 종아리 → 양손 → 어깨, 목 → 다른 부분
▶ 염마찰의 효과
- 기름샘의 자극, 혈관이나 신체 조직에 대한 이차적 강장 효과, 피부의 청결과 불순물 제거, 신경계나 전체 기관에 대한 원기 회복

정답 : 16_⑤ 17_① 18_②

MEMO

Chapter 9

간단한 온열 적용 기구

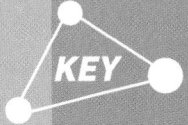

- 임상에서 흔히 사용되고 있는 수치료 기구들 가운데서 주로 온열을 적용하기 위하여 고안된 기구들에는 온습포, 파라핀욕, 고온습포, 습포, 증기욕, 사우나, 러시안욕 등이 있습니다.
- 이들 기구는 간단하면서도 임상에서 매우 유용하게 사용되고 있기 때문에 그 사용법이나 치료원리 등을 잘 숙지하여야 합니다.

꼭! 알아두기

1. 온습포의 특징, 적용방법, 효과, 적응증, 금기증
2. 고온습포 특징, 적용방법, 효과, 적응증, 금기증
3. Kenny pack 특징
4. 습포, 찜질의 적용방법
5. 파라핀욕 특징, 적용방법, 효과, 적응증, 금기증
6. 증기욕 특징 적용방법, 효과, 적응증, 금기증
7. 파라팽고 버터글리아 특징
8. 진흙욕의 적용

CHAPTER 09 간단한 온열 적용 기구

1 온습포 (hot packs)

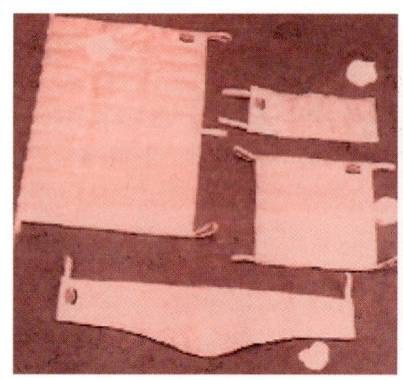
【 여러 가지 형태의 온습포 】

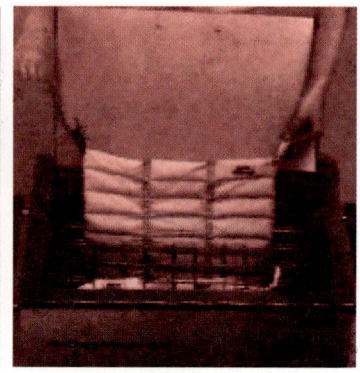
【 온습포와 온습포 가열기 】

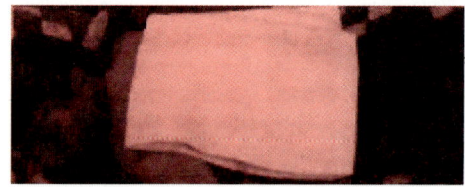
【 가슴에 대한 온습포 착용 】

(1) 개요
　① 규산겔 (silica gel)이 들어있는 팩을 가열하여 규산겔이 흡수한 습열을 신체에 적용
　② 가열된 팩과 피부 사이에 수건 몇 겹을 적당히 넣어 작용

(2) 적용 방법
　① 물의 온도 : 170°F (78~80°C)가 들어있는 팩을 가열하여 규산겔이 흡수한 습열을 신체에 적용
　② 5~30분 정도 치료
　③ 팩은 5~15분 정도 재가열
　④ 환자의 피부와 팩 사이에 두께가 4~6겹
　⑤ 열의 보존을 위해 팩의 위를 수건이나 모포 등으로 덮어줌.

(3) 효과
　① 혈관의 확장

② 피부 충혈

③ 통증과 근육의 경직을 이완

(4) 적응증

① 외상

② 근육섬유소염

③ 신경 - 근육 질환

④ 아급성 건염과 윤활낭염

⑤ 관절염

⑥ 근육경련

⑦ 염증성 질환

⑧ 통증

(5) 금기증

① 말초혈관질환

② 말초신경 손상

③ 감각장애

(6) 전기팩

① 자동온도 조절 장치가 되어 있는 것이 좋음.

② 팩과 피부에 젖은 모조각을 대면 효과가 좋음.

2 고온습포 (fomentation)

(1) 개요

① 신체 표면의 국소 습열 작용

② 모 (wool) 50% → 열보존, 면 (cotton) 50% → 수분 유지

③ 습포와 다른 점 → 습열을 신체 적용

④ 습포와 다른 점 → 항상 고온 적용

(2) 적용 방법

① 가열하는 물의 온도 : 140~180°F, 소독 시 20분 가열

② 적용시간 : 15분 적용 후 잠시 식혀 30~40분

③ 횟수 : 3~4회/day, 소아마비 → 12시간 정도 사용

④ 근육경직 감소 목적 : 1~3분 간격 새것으로 교체

⑤ 소아마비 : 관절을 자유롭게 움직일 수 있게 함.

⑥ 화상 예방 조치 : 뜨거워야 하나 습기 많아선 안 되므로 모포를 몇 번 흔들어서 증기 털어냄.

⑦ 주의 : 쇠약과 갈증 (고온습포는 탈수 작용이 있기 때문)

⑧ 반응 증가 목적 : 송진유 1/3과 올리브유 2/3를 혼합한 기름을 피부에 마찰

(3) 효과

① 심부조직의 울혈 감소와 순환의 증진

② 통증의 경감과 발한의 자극
③ 삼출액의 흡수 증가
④ 근육경직과 긴장의 감소 (근온도가 6~10°F 정도 상승)
⑤ 2차적 효과 : 진정 작용

(4) 적응증
① 소아마비 : 1시간 정도의 고온습포 적용 후 근재교육, 신장
② 정신병, 정신신경증
③ 월경곤란증 : 아랫배에 1~2시간 정도 실시
④ 지라의 울혈
⑤ 소변의 억제
⑥ 허리통증
⑦ 궁둥신경통, 갈비사이통, 기타 신경통
⑧ 관절의 경직이나 염좌
⑨ 염증 : 위염, 콩팥염, 장염, 난소염, 전립샘염, 간염, 관절염
⑩ 마사지나 다른 물리치료를 위한 준비
⑪ 신경섬유염

(5) 금기증
① 말초혈관 질환
② 말초신경장애

3 Kenny Packs

(1) 고온습포와 비슷한 것으로 소아마비 환자에게 많이 사용
(2) 통증의 이완과 근육 경련의 감소
(3) 적용하였을 때 체온의 상승과 함께 pack은 급격히 식음.
(4) 체온보다 높은 온도를 유지하는 시간은 불과 4~5분 정도에 지나지 않음.
(5) 적용 온도 : 110~120°F (물과 증기 제거 시 : 140~145°F)

4 습포·찜질 (compress)

(1) 개요
① 천을 이용해 물을 국소에 적용하는 것, 어느 부위에도 사용 가능
② 명칭 (신체 부위에 따라) : 인후 습포, 두부 습포, 생식기 습포, 치질 습포, 장딴지 습포
③ 사용되는 천 : 면, 플란넬 패드, 수건, 아마포 (3~4겹 접어), 거즈
④ 습기 유지, 급속 증발 방지 : 셀로판 또는 방수 물질로 싼 다음 다른 물질로 덮음.
⑤ 가끔 발적제 (rubefacients)와 병행해 사용하기도 함.

(2) 적용 형태
① 냉습포 (cold compress) : 이마, 목뼈, 척추, 심장부, 한냉 습포

② 대비습포 (alternate) : 열습포와 냉습포를 번갈아 적용
③ 유도습포 (revulsive) : 장시간 동안 고온습포를 적용한 후에 한냉습포를 단시간 동안 작용
④ 가열습포 (heating) : 한냉습포를 적용한 후 환자의 몸에 의해서 습포가 따뜻해질 때까지 습포를 계속 적용

분류	냉습포	열습포	가온습포
적용 방법	• 온도 : 42~60°F, 노인 → 70~86°F, 심장 → 60°F • 2분마다 새것으로 갈아 일정 유지 • 시간 : 10~60분 • 빈도 : 1~2회/day • 신경통 유발로 냉습포를 피부에 직접 적용할 수 없는 경우도 있음	• 온도 : 107~115°F • 시간 : 30분~2시간	• 온도 : 아마포를 70°F 혹은 그보다 낮은 온도 • 시간 : 1~3시간 • 가온습포가 냉습포보다 높은 온도지만 체온보다 낮은 온도이므로 차갑게 느낌
효과	• 항염증 효과, 충혈 효과 • 신체 부위의 온도 하강 • 통증의 경감 • 부종의 예방 • 심부조직의 울혈 감소	• 국소 순환 증진 • 피부와 피하층 혈액 증가 • 경련과 통증 경감 • 단시간 : 자극 • 장시간의 고온 : 진정 효과	• 심부조직의 울혈 경감과 유도 (derivation) 효과
적응증	• 염좌와 좌상의 응급 처치 • 울혈성 두통 • 열치료 시 이마의 냉찜질 • 척수 염증, 히스테리성 구토 • 콩팥과 자궁의 출혈 • 빈맥, 기능적 심장 부정맥 • 대상부전	• 근육 경련과 통증의 경감 • 염증성 삼출물의 증가 • 화농 형성 촉진 • 결장의 경련 • 배 통증	• 후두염, 편도선염, 기관지염 • 폐렴 • 위장장애 • 불면증 • 치질
금기증	• 순면장애 • 한냉과민 • 무력증 • 고령자	• 말초혈관 질환 • 말초신경장애	• 고령자나 허약한 사람으로써 반응이 빨리 나타나지 않는 사람

5 파라핀 욕 (Paraffin bath)

(1) 개요

① 파라핀 + 미네랄 오일, 전도열, 밀랍욕 (wax bath)
② 초는 융점이 높고, 전도율 낮아 열의 국소 적용에 효과적

(2) 적용 방법
   ① 치료 온도 : 122~130°F (50~55°C) 정도, 온도계가 없다면 녹은 초의 표면에 응고된 얇은 초의 막이 형성되면 사용
   ② 초의 소독 : 180~200°F, 15~20분
   ③ 치료 시간 : 15~40분
   ④ lapping : 6~12회
   ⑤ 초욕의 찜질 사용 두께 : 1/4~1/2인치
   ⑥ 운동 : 응고된 초를 반죽하거나 쥐어짜는 듯한 동작
   ⑦ 초의 교체 : 1년에 한번
   ⑧ 초 : 미네랄 오일 = 7 : 1
   ⑨ 간헐법, 지속법, 도포법이 있음.

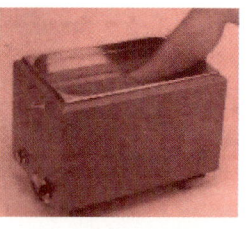

【 발에 대한 파라핀욕 】

(3) 효과
   ① 따뜻한 느낌, 피부 충혈 → 30분 이상 지속, 다른 치료보다 지속시간이 오래 유지
   ② 국소 온도 상승, 피부 부드럽고 유연, 습기에 의한 촉촉한 상태
   ③ 화상이 없음.
      a. 파라핀과 피부 사이에 심한 발한
      b. 파라핀에 의한 피부와 초 사이의 피막
      c. 파라핀 자체의 낮은 열전도율

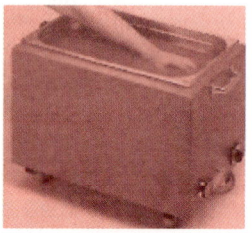

【 손에 대한 파라핀욕 】

(4) 적응증
   ① 경직
   ② 오래된 염좌
   ③ 통증이 심한 족부
   ④ 관절염
   ⑤ 점액낭염
   ⑥ 좌상
   ⑦ 류마티스성 비후
   ⑧ 국소의 팽윤
   ⑨ 동상
   ⑩ 건초염
   ⑪ 섬유조직염
   ⑫ 타박상

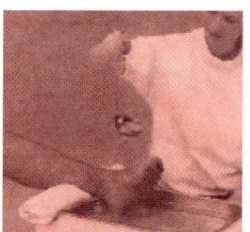

【 국자를 사용한 파라핀욕 】

(4) 금기증
   ① 피부 감염
   ② 온도 감각장애
   ③ 노약자나 쇠약자

④ 말초혈관 질환
⑤ 개방된 상처

6 증기욕 (Steam or Vapor bath)

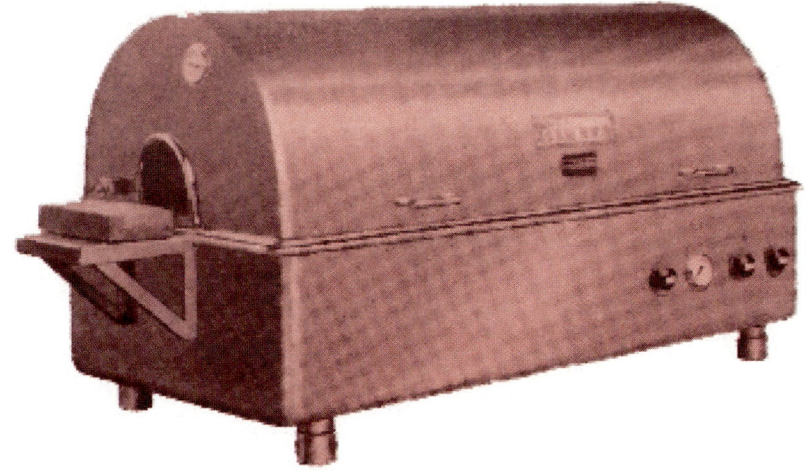

【 전신증기욕 기구 】

(1) 개요
    ① 머리 제외한 전신을 고온의 증기가 있는 상자 속에 노출
    ② 증기욕과 수조욕의 차이 : 온도가 높아지면 공기는 많은 습기를 흡수하고 습한 공기는 수조욕에서 처럼 열을 빠르게 전달하지 못하기 때문에 115°F 정도의 수조욕에서는 오랫 동안 참을 수 없지만, 같은 온도의 포화된 공기 속에선 장시간 참는 것이 가능

(2) 적용 방법
    ① 온도 : 120°F (적응 끝낼 무렵 130°F까지 올리기도 함.)
    ② 시간 : 5~30분 (보통), 시간 : 30분~3시간
    ③ 빈도 : 3회/1주일
    ④ 증기욕 상자는 치료 전 가열, 상자속 들어가기 전에 끈다.
    ⑤ 냉찜질 적용 : 4분 간격으로 교체함.
    ⑥ 맥박, 호흡수 : 3분 간격으로 측정, 맥박수 100 이상, 현기증 나타나면 치료 중단

(3) 효과
    ① 체온의 급속한 상승 → 땀의 증발이 정지되어 일어남.
    ② 심한 발한 시 독소의 피부 배출
    ③ 기름 (피지) 분비 촉진 → 피부가 부드러워짐.
    ④ 근육의 이완이 다른 열치료보다 많이 일어남.
    ⑤ 기타 : 맥박수, 호흡수 증가, 혈압 상승 통증 경감, 혈류 체적 증가

(4) 적응증
   ① 류마티스성 관절염
   ② 온열 치료
   ③ 통증 경감
   ④ 혈류체적 증가
   ⑤ 건조한 피부
   ⑥ 통풍
   ⑦ 요통
   ⑧ 윤활주머니 (활액낭)염
   ⑨ 정신병이나 정신신경증
   ⑩ 궁둥신경통
   ⑪ 저체온증
   ⑫ 강장 목적을 위한 한냉 적용의 준비
   ⑬ 회백수염
   ⑭ 급·만성 허리좌상
   ⑮ 골절이나 염좌
      * 모세혈관 상 반사적 확장을 유도하기 위해 말초혈관 질환에 이용

(5) 금기증
   ① 노인이나 쇠약자
   ② 당뇨병
   ③ 심한 심장 질환
   ④ 호흡기 질환
   ⑤ 안구돌출증
   ⑥ 동맥경화증
   ⑦ 고혈압

7 터어키욕 (turkish bath), 러시안욕 (russian bath), 핀란드욕 또는 사우나 (finnish bath or sauna)

분류	터어키욕	러시안욕	핀란드욕
개요	• 건열기욕 • 세 개의 서로 다른 온도의 열기실로 구성	• 공기와 증기가 혼합된 습기욕의 일종	• 건열기욕
적용 방법	• 첫 번째 건조 공기실 : 130~140°F • 두 번째 건조 공기실 : 160~180°F • 세 번째 건조 공기실 : 180~220°F • 낮은 온도에서 높은 온도로 이동, 세 번째 방은 들어가지 않기도 함 • 시간 각 치료실 10~15분 • 목욕 종료 시 : 마사지 + 강우압주나 침분무 (94 → 70°F)	• 강한 한냉 실시 위한 예열 온도 • 시간 : 115°F(110~120°F), 5~10분 • 발한 목적 수온 : 110~120°F, 5~10분 • 증기실에서의 시간 : 15~30분 • 맥박을 매 5분 간격으로 측정 • 맥박이 80 이상 : 심장에 얼음주머니, 필요 시 음료수 • 치료 종료 : 가벼운 분무욕	• 열기실 온도 : 160~190°F (이상적), 145~280°F 혹은 그 이상 • 상대 습도 : 10~30% (습도 조절을 위해 달궈진 돌에 물을 끼얹는다) • 습기가 많은 조건의 사우나 목적 : 110~120°F • 시간 : 10~60분, 90분 경우도 있음 • 땀내고 식히는 과정 : 3~4회 반복 • 발한이 시작된 후 2~10분 열기 속에 계속 • 치료 종료 : 냉수나 미온수의 사출욕
효과	• 발한의 증가 • 내장기관의 울혈 감소	• 강장, 한냉 실시의 예열 • 발한 • 온열요법 • 체온 상승 • 말초혈관 확장 • 혈압, 맥박, 신진대사 상승	• 노폐물의 제거 • 발한에 의한 청결 유지 • 피로의 경감, 체온 상승 • 순환의 증가, 수면 촉진 • 맥박과 호흡수 증가
적응증	• 몸의 청결 • 류마티스 • 체중을 감량 • 통풍 • 신체 노폐물의 제거	• 류마티스 관절염 • 통풍 • 비만증 • 알코올리즘	• 물 세척, 활력 공급, 경직 이완 • 말초 순환장애 • 피로 회복 • 체온 상승 • 순환 증가 • 진정 • 맥박, 호흡수 증가
금기증	• 심장이 약한 환자 • 동맥경화증 • 안구돌출증	• 고혈압 • 당뇨병 • 심장장애	• 간질이나 정신 질환, 신경 쇠약 • 진행성 폐결핵, 감염병 • 눈이나 코의 심한 염증 • 콩팥 질환

8 파라팽고 버터글리아 (parafango battaglia)

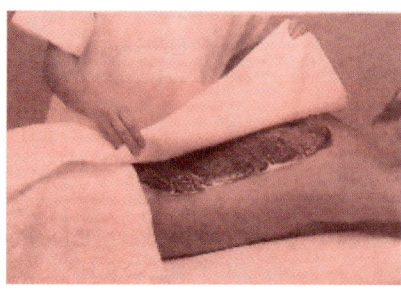
【 허리 부위에 대한 파라팽고의 적용 】

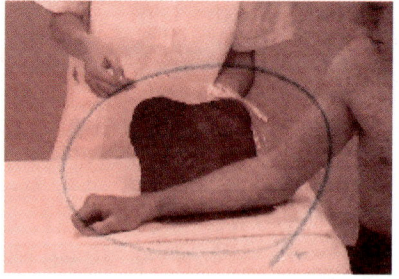
【 아래팔에 대한 파라팽고의 적용 】

(1) 진흙과 파라핀 왁스 → 다양한 미네랄 화합물
(2) 탄산, 철, 석회, 황 등과 같은 다양한 미네랄 화합물들이 풍부하게 함유
(3) 사용 방법
　① 팽고 가열기와 팽고 혼합기 → 140°F까지 가열 가능
　② 단위 포장 : 1kg
(4) 적응증 및 금기증 : 파라핀욕과 거의 비슷

9 진흙욕

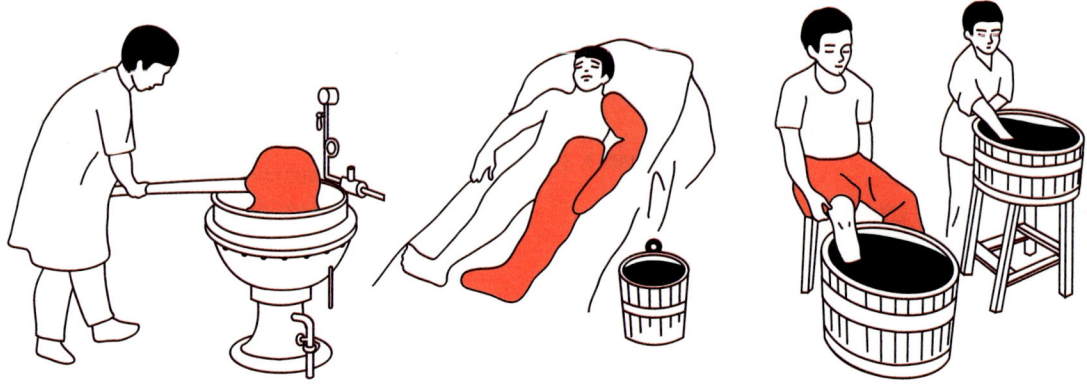

(1) 진흙의 높은 비열과 낮은 열전도성
(2) 광물 진흙, 광물 바다 진흙, 유기토탄 사용
(3) 끓여 식힌 물에 진흙을 섞어 42~45°C로 사용
(4) 천이나 약천에 싸서 국소 치료
(5) 열방산 막기 위해 국소 부위를 고무포나 모포로 덮음.

(6) 말초신경의 만성 염증성 질병, 관절, 근육 및 인대의 염증성 질병, 외상 후유증, 각종 침윤, 민무늬근육 경련에 적용
(7) 금기증 : 활동성 결핵, 출혈성 질병, 악성 종양

10 젖은 천 찜질

(1) 환자를 젖은 시트로 둘러싸는 방법으로 이것이 밖에서 마르지 않도록 증발 조절을 위해 담요로 덮고 온도를 조절

(2) 효과
    ① 증발을 해주는 담요의 수와 시간에 따라 다름.
    ② 치료 효과의 3단계
        a. 냉이나 증발 (cooling or evaporation) : 피부의 수분을 증발시킴으로써 차가운 상태가 되게 함.
        b. 중온 (neutral) : 미지근한 상태가 되게 함.
        c. 땀과 열 (heating and sweating) : 열을 내고 땀을 내는 방법

(3) 적응증
    ① 냉단계 (cooling stage) : 해열제 (antipyretic in fevers)
    ② 중간 단계 (neutral stage) : 불면증, 조병 (mania), 섬망 (delirium), 불안 (restlessness)
    ③ 열과 땀 단계 : 알코올 중독자, 니코틴 중독자, 만성 심장병, 중풍, 아이나 유아기의 일시적인 열, 기관지염, 일반적인 감기의 인플루엔자

(4) 주의점
    ① Wet sheet pack의 효과는 온도 조절과 증발 조절에 의해 얻어진다.
    ② Wet sheet pack의 모든 부위의 피부와 가깝게 접촉되어야 한다.
    ③ 몸과 어깨에 마른 담요를 해주어 공기가 들어가 한기가 생기는 것을 방지한다.

단원정리문제

01 다음 중 온습포의 적용 방법으로 맞는 것은?

① 화상의 위험이 거의 없다.
② 팩의 재가열은 5분 정도면 충분하다.
③ 치료 부위의 압박이 거의 없다.
④ 환자에게 10분 이상 적용하면 안 된다.
⑤ 팩이 인체에 접촉하는 온도는 약 40°C이다.

02 온습포에 대한 설명으로 맞는 것은?

① 심부근육까지 가열된다.
② 감각장애 환자에게 안전한 치료법이다.
③ 허리통증 치료 시 바로 누워 허리에 댄다.
④ 규산겔이 흡수한 습열을 인체에 적용한다.
⑤ 전도열로 54°C 정도 적용한다.

03 온습포 팩에서 규산겔은 어떤 작용을 하는가?

① 자극　　　② 열보존
③ 진정　　　④ 통증 이완
⑤ 강장

단원정리문제 해설

▶ 팩의 재가열은 약 15분 정도, 팩의 적용시간은 5~30분, 장기간 사용 시 치료 부위를 압박할 수 있고, 관찰이 어려움

▶ 온습포
- 규산겔이 들어있는 팩을 가열하여 규산겔이 흡수한 습열을 신체에 적용한다.
- 표면근육만 가열된다.
- 말초혈관 질환, 말초신경장애는 금기증이다.
- 열전달 방식은 전도열이며, 40°C 정도 적용한다.

▶ 온습포
- 규산겔이 들어있는 팩을 가열하여 규산겔이 흡수한 습열을 신체에 적용한다.

정답 : 1_⑤　2_④　3_②

04 다음 중 온습포 적용에 적합한 환자로 맞는 것은?

① 말초혈관장애 ② 말초신경 손상
③ 감각장애 ④ 아급성 힘줄염
⑤ 정맥부전증

- **온습포 적응증**
  - 외상, 근육섬유염, 신경-근육 질환, 아급성 힘줄염, 점액낭염, 관절염, 근경련, 염증성 질환, 통증

05 다음 중 온습포 적용 시 주의해야 할 환자로 맞는 것은?

① 말초혈관장애 ② 염증성 질환
③ 통증 ④ 신경-근육 질환
⑤ 외상

- **온습포 금기증**
  - 말초혈관 질환, 말초신경 손상, 감각장애

06 다음 중 온습포의 주된 효과로 틀린 것은?

① 근육 경직 이완 ② 피부 충혈
③ 통증 완화 ④ 혈류량 증가
⑤ 혈관 축소

- **온습포 효과**
  - 혈관 확장(혈류량 증가), 피부 충혈, 통증, 근육 경직 이완

07 다음 중 경직성 환자에게 고온습포를 적용하는 이유로 맞는 것은?

① 표피조직의 울혈 감소와 순환이 증진된다.
② 삼출액의 흡수가 감소시킨다.
③ 혈관 운동이 용이하다.
④ 근육의 경직을 감소시킨다.
⑤ 화상의 위험성이 없다.

- **고온습포 효과**
  - 심부조직의 울혈 감소와 순환의 증진, 통증의 경감과 발한의 자극, 삼출액의 흡수 증가
  - 근육의 경직과 긴장의 감소, 2차적인 효과로써 진정작용

정답 : 4_④ 5_① 6_⑤ 7_④

Chapter 09 간단한 온열 적용 기구 | 113

08 다음 중 냉습포의 효과로 맞는 것은?

① 국소 순환 증진 ② 수면 촉진
③ 화농 형성의 촉진 ④ 항염증 효과
⑤ 혈류 체적 감소

09 다음 중 고온습포와 비슷한 것으로 소아마비 환자에게 많이 사용되는 치료법과 관계 없는 것은?

① 통증 이완 효과가 있다.
② 근육 경련에 사용한다.
③ 온습포보다 가벼워 유아에게 많이 사용된다.
④ 체온보다 높은 온도를 유지하는 시간은 5분 정도이다.
⑤ 근육 경축에 사용한다.

10 다음 중 습포의 구성 비율과 습포 구성물질 중 울을 사용하는 이유로 맞는 것은?

① 50% Wool + 50% Cotton, 열보존
② 50% Wool + 50% Cotton, 수분 유지
③ 30% Wool + 70% Cotton, 열보존
④ 30% Wool + 70% Cotton, 수분 유지
⑤ 40% Wool + 60% Cotton, 열보존

11 다음 중 냉습포의 적응증으로 맞는 것은?

① 무력증 ② 순환장애
③ 히스테리성 구토 ④ 순환부전
⑤ 빈혈

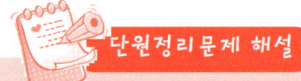
단원정리 문제 해설

▶ 냉습포 효과
- 항염증, 충혈 효과, 적용 부위의 온도 하강, 통증 경감, 부종 예방, 심부조직의 울혈 감소

▶ Kenny Packs
- 고온습포와 비슷한 것으로 소아마비 환자에게 많이 사용, 통증의 이완과 근육 경련의 감소, 적용하였을 때 체온의 상승과 함께 pack은 급격히 식음. 체온보다 높은 온도를 유지하는 시간은 불과 4~5분 정도에 지나지 않음.
- 적용 온도 : 110~120°F(물과 증기 제거 시 : 140~145°F)

▶ 습포
- 모(wool) 50% → 열보존, 면(cotton) 50% → 수분 유지

▶ 냉습포 적응증
- 염좌, 좌상 응급 처치, 울혈성 두통, 히스테리성 구토, 콩팥, 자궁 출혈(허리부위에 적용), 열치료 시 이마의 냉찜질, 척수염증, 빈맥, 기능성 심장 부정맥, 대상부전

▶ 냉습포 금기증
- 순환장애, 한냉 과민, 무력증, 고령자

정답 : 8_④ 9_⑤ 10_① 11_③

12 다음 중 파라핀욕에 대한 설명으로 맞는 것은?

① 초와 미네랄 오일의 비율은 9 : 1이다.
② 초는 다른 물질에 비해 융점이 낮고, 열전도율이 높다.
③ 다른 국소열 치료에 비해 열지속 시간이 짧다.
④ 80~90°F로 주기적으로 소독한다.
⑤ 전도열의 일종이다.

13 다음 중 파라핀욕을 실시할 때 초에 미네랄 오일을 섞는 가장 주된 이유로 맞는 것은?

① 초의 융점을 높이기 위해
② 초의 융점을 낮추기 위해
③ 피부의 화상을 예방하기 위해
④ 초의 전도율을 높이기 위해
⑤ 피부를 매끄럽게 하기 위해

14 다음 중 파라핀욕 치료를 할 수 있는 것으로 맞는 것은?

① 피부 감염이 있을 때　② 온도 감각장애가 있을 때
③ 노약자나 쇠약자　　 ④ 국소의 팽윤
⑤ 개방된 상처

15 다음 중 손의 만성 류마티스 관절염 치료 시 가장 많이 사용되는 국소 온열요법은?

① 파라핀욕　　② 거품욕
③ 온습포　　　④ 겨자욕
⑤ Kenny pack

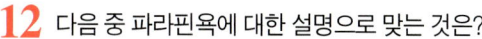

▶ 파라핀욕
- 초는 다른 물질에 비해 융점이 높고, 열전도율이 낮아 융점을 낮추기 위해 미네랄 오일을 혼합하여 사용한다.
- 초와 미네랄 오일의 혼합 비율은 7:1이며, 따뜻한 느낌과 피부 충혈은 약 30분 이상 지속되어 다른 국소 열치료에 비하여 지속시간이 길다.
- 파라핀의 소독온도는 180~200°F, 섭씨로 변환하면 약 80~90°C 이다.

▶ 초는 다른 물질에 비해 융점이 높고 열전도율이 낮아 융점을 낮추기 위해 미네랄 오일을 혼합하여 사용

▶ 파라핀욕 적응증
- 경직, 오래된 염좌, 통증이 심한 족부, 관절염, 점액낭염, 좌상, 류마티스성 비후, 국소의 팽윤, 동상, 건초염, 섬유조직염, 타박상

▶ 파라핀욕 적응증
- 경직, 오래된 염좌, 통증이 심한 족부, 관절염, 점액낭염, 좌상, 류마티스성 비후, 국소의 팽윤, 동상, 건초염, 섬유조직염, 타박상

정답 : 12_⑤　13_②　14_④　15_①

Chapter 09 간단한 온열 적용 기구 | **115**

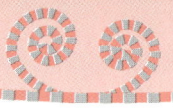
단원정리 문제 해설

16 다음 중 파라핀욕 치료 시 금기증으로 맞는 것은?

> 가. 관절 강직 나. 최근 박막반흔
> 다. 통증 심한 족부 라. 말초혈관 질환

① 가, 나, 다 ② 가, 다 ③ 나, 라
④ 라 ⑤ 가, 나, 다, 라

▶ 파라핀욕 금기증
- 피부 감염, 온도 감각장애, 노약자, 쇠약자, 최근 박막반흔, 말초혈관 질환, 개방된 상처, 급성 화농성 질환

17 다음 중 증기욕의 금기증으로 맞는 것은?

> 가. 당뇨병 나. 호흡기 질환
> 다. 고혈압 라. 이완성 마비

① 가, 나, 다 ② 가, 다 ③ 나, 라
④ 라 ⑤ 가, 나, 다, 라

▶ 증기욕의 금기증
- 노인이나 쇠약자, 당뇨병, 심한 심장 질환, 호흡기 질환, 안구돌출증, 동맥경화증, 고혈압

18 다음 중 증기욕의 효과로 맞는 것은?

> 가. 맥박수와 호흡수가 증가한다.
> 나. 땀의 증발로 인해 체온이 급격히 상승한다.
> 다. 기름 분비가 촉진되어 피부가 부드러워진다.
> 라. 혈류 체적이 증가한다.

① 가, 나, 다 ② 가, 다 ③ 나, 라
④ 라 ⑤ 가, 나, 다, 라

▶ 증기욕의 효과
- 체온의 급속한 상승 (땀의 증발이 정지되어 일어남), 심한 발한 시 독소의 피부 배출, 기름 분비 촉진 (피부가 부드러워짐), 근육의 이완이 다른 열치료보다 많이 일어남. 맥박수, 호흡수 증가, 혈압 상승, 통증 경감, 혈류 체적 증가

정답 : 16_③ 17_① 18_⑤

19 다음 중 증기욕의 적용 온도로 맞는 것은?

① 90~100°F   ② 100~110°F
③ 110~120°F ④ 120~130°F
⑤ 130°F 이상

▶ 증기욕의 적용 방법
- 온도 : 120°F, 적용 끝낼 무렵 130°F까지 올리기도 함.
- 시간 : 5~30분 (보통), 시간 30분~3시간
- 빈도 : 3회/1주일
- 증기욕 상자는 치료 전 가열, 상자 속 들어가기 전에 끔.

▶ 냉찜질 적용
- 4분 간격 교체
- 맥박, 호흡수 : 3분 간격으로 재고, 맥박 수 100 이상, 현기증 시 치료 중단

20 다음 중 증기욕의 적응증으로 맞는 것은?

| 가. 류마티스성 관절염 | 나. 통풍 |
| 다. 저체온증 | 라. 건조한 피부 |

① 가, 나, 다   ② 가, 다   ③ 나, 라
④ 라   ⑤ 가, 나, 다, 라

▶ 증기욕의 적응증
- 류마티스성 관절염, 윤활주머니염, 건조한 피부, 통풍, 허리통증통, 궁둥신경통, 정신병, 정신신경증, 저체온증, 강장 목적을 위한 한냉 적용의 준비, 회백수염, 급·만성 허리좌상, 골절, 염좌, 모세혈관 상의 반사적 확장을 유도하기 위해 말초혈관 질환에 이용

21 다음 중 러시안욕의 효과로 맞는 것은?

| 가. 허약자 혈관 확장 |
| 나. 온열요법 |
| 다. 강장, 한냉 실시의 예열 |
| 라. 혈압, 맥박, 신진대사 증가 |

① 가, 나, 다   ② 가, 다   ③ 나, 라
④ 라   ⑤ 가, 나, 다, 라

▶ 러시안욕 효과
- 강장·한냉 실시의 예열, 발한, 온열요법, 체온 상승, 말초금기증, 고혈압, 심근 약증, 출혈 소인, 유아 및 노인, 허약자 혈관 확장, 혈압·맥박·신진대사 상승

정답 : 19 ④ 20 ⑤ 21 ⑤

22 다음 중 러시안욕의 금기증으로 맞는 것은?

① 당뇨병　　② 통풍
③ 비만증　　④ 류마티스성 관절염
⑤ 알코올리즘

▶ 러시안욕 적응증
- 류마티스성 관절염, 통풍, 비만증, 알코올리즘
▶ 러시안욕 금기증
- 고혈압, 당뇨병, 심장병

23 다음 중 핀란드욕에 대한 설명 중 틀린 것은?

① 노폐물 제거를 위해 적용한다.
② 말초순환장애의 치료를 위해 권고되어 진다.
③ 눈이나 코의 심한 염증 시 적용되어 진다.
④ 치료를 종료할 때 냉수나 미온수의 사출욕을 한다.
⑤ 건선이나 만성 습진 환자를 위해 적용한다.

▶ 눈이나 코의 심한 염증은 핀란드욕의 금기증이다.

24 다음 중 터키안욕의 효과로 맞는 것은?

① 울혈 증가　　② 발한의 감소
③ 체온 상승　　④ 내장기관의 울혈 감소
⑤ 호흡수 증가

▶ 터키안욕의 효과
- 발한의 증가, 내장기관의 울혈 감소
- ③은 러시안욕 효과
- ⑤는 증기욕의 효과

25 힘줄의 열기욕으로 3개의 서로 다른 온도의 열기실로 구성된 것은?

① 터키욕　　② 온천욕
③ 열기욕　　④ 러시안욕
⑤ 가스욕

▶ 터키욕
- 힘줄 열기욕(건조 공기실), 세 개의 서로 다른 온도 열기실
- 각 치료실 : 10~15분
- 첫 번째 : 130~140°F
- 두 번째 : 160~180°F(발한)
- 세 번째 : 180~200°F(땀 많음)

정답 : 22_① 23_③ 24_④ 25_①

Chapter 10
수화학적 이용

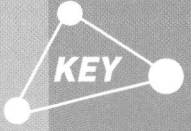

- 화학적 반자극 효과를 일으킬 목적으로 수치료에서 이용되고 있는 물질에는 많은 종류가 있으나 이들의 특성에 따라 분류할 수 있습니다.

- 1) 가스욕 (gas baths) : 포말욕 (foam bath), 산소욕 (oxygen bath), 이산화탄소욕 (carbondioxide bath)

 2) 식물 혹은 화학적 반자극체 첨가욕 : 송진욕 (pine needle bath), 염수욕 (brine bath), 겨자욕 (mustard bath), 밀기울욕 (wheat bran bath), 아마씨욕 (flaxseed bath)

꼭! 알아두기

1. 나우하임욕 또는 이산화탄소욕의 적용방법, 효과, 적응증, 금기증, 주의사항
2. 밀기울욕의 특징, 적용방법, 효과, 적응증
3. 송진욕의 특징, 적용방법, 효과, 적응증

CHAPTER 10 수화학적 이용

1 가스욕 (gas bath)

1 나우하임욕 또는 이산화탄소욕

(1) 개요
  ① 거품욕의 일종이며, 자연욕과 인공욕이 있음.
  ② 천연 이산화탄소욕 (natural) : 치료적 가치 = 샘물의 경도
  ③ 인공 이산화탄소욕 (artificial)
     a. 거품 염수욕
     b. 약품을 이용한 이산화탄소욕
     c. 이산화탄소를 호스를 통하여 직접 바닥으로 보내는 방법

(2) 적용 방법
  ① 적용 온도 : 93~98°F, 두세 번째 실시 때마다 1°F씩 낮춤.
  ② 신경성 혹은 기능적 심장 질환 환자 : 93°F에서 5분 → 온도를 점차 낮추어 최저 85°F
  ③ 심장의 대사능력 강한 자 : 90°F에서 10분 → 호흡이 정상으로 돌아가면 86°F
  ④ 적용시간 : 6~8분 → 점차 증가시켜 12~30분
  ⑤ 적용시기 : 아침식사 후 2시간
  ⑥ 처음 입욕
     a. 95°F 정도의 염수반신욕 : 5~8분
     b. 거품욕 아닌 다른 목욕 : 8~10분
  ⑦ 빈도 결정 : 3일 연속 - 1일 쉼, 총 20~30회
  ⑧ 열전연 효과 : 이산화탄소의 거품 (가스총)
  ⑨ 다른 욕조보다 더 낮은 온도 적용 가능 : 이산화탄소의 거품이 열수용기를 자극

(3) 효과
  ① 피부에 대한 직접적인 이산화탄소의 화학적 효과
  ② 감각신경 종말의 자극
  ③ 히스타민, 아세틸콜린의 유리
  ④ 호흡중추의 자극 등에 의하여 일어남.
  ⑤ 강한 충혈, 말초혈관 확장, 혈액의 유도
  ⑥ 말초 저항의 감소

⑦ 맥박 감소 (10~40회 저하), 관상동맥의 순환 증가
⑧ 가슴우리 (흉곽) 압력 감소
⑨ 신경계와 영양 중추 자극
⑩ 심장 출력 증가, 요배출 증가
⑪ 신경종말 : 온도, 통증, 촉각 감수기에 대한 자극 효과
⑫ 혈압 낮으면 상승, 높으면 하강
⑬ 삼출물의 재흡수, 영양 중추 자극
⑭ 호흡성 이산화탄소 증가 → 호흡 깊어짐

(4) 적응증
① 무월경
② 월경곤란증
③ 비만증
④ 단순 고혈압증
⑤ 난관염
⑥ 신경쇠약이나 신경 흥분
⑦ 레이노병(폐쇄성 동맥내막염)
⑧ 만성 심장 질환 (승모판 부전증, 승모판 협착증, 대동맥판 협착증, 심근변성증) : 느린 저항운동을 서서히 실시
⑨ 동맥경화증
⑩ 불면증
⑪ 류마티스
⑫ 통풍

(5) 금기증
① 심한 동맥경화증
② 열성 심내막염
③ 야행성 호흡곤란증
④ 월경기
⑤ 심한 심장기능 대상부전
⑥ 진행된 매독성 심장 질환

(6) 주의
① 고혈압 : 95°F 이하는 안 됨.
② 대동맥 협착증, 승모판 협착증 : 90°F 이하는 안 됨.

2 산소욕 (Oxygen bath)

(1) 개요
- 산소가스를 혼합 적용하는 것에 의해 물의 효과를 증대시킨 침수욕의 일종

(2) 적용 방법
　① 물의 온도 : 91~98°F
　② 침수시간 : 10~20분

(3) 효과
　① 조홍, 따뜻한 느낌 없음, 따끔거리는 감각 있음.
　② 산소는 피부를 통해 흡수되지 않음 (이산화탄소는 피부 흡수됨).
　③ 진정작용, 최면작용
　④ 산소로 인하여 정수압이 낮아짐 → 심장 질환 환자나 쇠약 환자에게 사용이 가능

(4) 적응증
　① 고혈압
　② 신경 흥분
　③ 불면증
　④ 나우하임욕을 견디기 어려운 심장신경증과 진행된 심장 질환

3 거품욕 (Foam bath, 포말욕)

(1) 개요
　① 욕조 속에 다량의 기포와 물의 혼합
　② 기포와 물의 구성 비율 9 : 1 (공기 90%, 물 10%)
　③ 절연된 공기는 열의 불량도체, 열전달 : 기포의 지속적인 충돌
　④ 적용 : 국소 혹은 전신욕

(2) 적용 방법
　① 온도 : 100~110°F, 기포 때문에 물보다 포말온도가 약간 낮음.
　② 치료시간 : 15~20분
　③ 화학적 포말욕은 1 : 10,000의 사포닌 수용액을 통하여 가스나 공기를 통과시켜 실시

(3) 효과
　① 모세순환 증가
　② 감각신경종말자극
　③ 전신 발한
　④ 진정작용 : 100°F
　⑤ 정수압이 낮아지므로 심장 질환이나 쇠약한 환자에게 적용

(4) 적응증
　① 통풍
　② 비만증
　③ 고혈압
　④ 발한 촉진
　⑤ 궁둥신경통

⑥ 신경통 류마티스
⑦ 기후성 문제
⑧ 피부 활성이 필요한 사람 : 심장 질환이나 쇠약환자는 약하게

2 약욕 (Medicated baths)

1 염수욕 (Brine or Salt bath)

(1) 개요
- 염의 자극 효과에 의해 피부 탈환의 확장과 충혈, 침수욕의 일종

(2) 욕조 혼합 (bath mixtures)
① 인공염수나 해수
② 염수욕

(3) 적용 방법
① 나무로 만든 욕조 준비 (염분은 자기 금속 부식물이므로)
② 목욕 전 맥박, 호흡수 측정 5~10분마다 관찰
③ 필요할 경우 냉찜질이나 얼음목걸이

(4) 효과
① 많은 발한, 약간의 내부 체온 상승
② 적용 즉시 약간의 강장 효과
③ 2차적 효과 → 진정, 이완, 최면

(5) 적응증
① 류마티스성 질환 (통풍, 섬유조직염, 관절염 포함)
② 정신병 (노인성, 조울, 조발치매)
③ 골수염
④ 탈구
⑤ 근염
⑥ 골절
⑦ 만성 궁둥신경통
⑧ 비만증

(6) 금기증
① 심장장애
② 고혈압
③ 동맥경화증
④ 피부의 염증

2 밀기울 욕 (Bland or Bran bath)

(1) 개요
　① 피부 질환의 완화를 위하여 사용하는 전신 침수욕
　② 무자극욕
　　a. 밀기울
　　b. 전분
　　c. 붕산 (방부 작용)
　　d. 중탄산나트륨 (청결, 약간의 방부작용)

(2) 적용
　① 적용온도 : 95~98°F
　② 적용시간 : 20~30분

(3) 효과
　① 피부 흥분의 진정, 피부의 연화작용
　② 신경과 피부의 긴장성 높이고 몸의 활기를 증가
　③ 피부의 소양을 완화시키거나 멈추게 함.
　④ 피부 표면 청결로 인설 (scales – 벗겨짐)의 발산, 죽은 피부세포를 제거
　⑤ 전분을 혼합하면 가려움증과 피부의 흥분성을 가라앉힘.
　⑥ 냉각 효과 (→ 송악 중독 (옻나무 중독), 땀띠, 습진) : 여름 피부 질환

(4) 적응증
　① 전신소양증이나 피부병과 같은 피부 질환 신경성 질환
　② 해수욕 후 끈적끈적한 느낌의 제거

3 송진욕 (Pine bath)

(1) 개요
　– 소·전나무의 수지를 이용, 송진유 (테레빈유) 많이 사용, 부분 침수욕

(2) 적용 방법
　① 적용온도 : 92~102°F
　② 치료시간 : 10~20분
　③ 적용빈도 : 2~3회/1주일
　④ 92°F의 물 3gal에 1~4ounces의 송진유 혼합

(3) 효과
　① 피부의 가벼운 충혈과 적혈구 및 백혈구의 수가 증가
　② 호흡을 깊게, 콩팥 기능 증진
　③ 발한 자극 효과

(4) 적응증
① 빈혈
② 심한 운동에 따른 독성 물질의 신속한 제거
③ 피부 미용의 증진, 피부의 모공에 축적된 콜레스테롤에 작용
④ 기관지염이나 천식 등으로 고생하는 환자의 어려운 호흡 이완
⑤ 신경계의 과도한 흥분

4 겨자욕 (Mustard bath)

(1) 효과
- 만성 류마티스, 근경련, 통증, 유도 효과 (← 피부와 신경종말의 현저한 자극)

(2) 적용 방법
① 온도 : 92~106°F
② 치료시간 : 10~20분, 10분 이후 발한

(3) 금기증
① 불면증
② 민감한 피부
③ 다른 피부병

(4) 주의
- 찢어지거나 째진 피부 → 반드시 방수 밴드와 같은 물질로 잘 보호 후 실시

5 유황욕 (Sulphur bath)

(1) 개요
① 신체의 치유 촉진, 천연유황수 → 내·외적 사용
② 입자가 미세 → 효과적

(2) 적용 방법
① 온도 : 92~102°F
② 30~40gal, 황산 칼륨 4~10ounce 용해
③ 적용시간 : 10~20분

(3) 효과
① 가벼운 방부작용
② 구충작용
③ 황화수소는 피부 통해 흡수

(4) 적응증
① 모든 피부 질환　② 관절염
③ 신경염　④ 만성 통풍
⑤ 통증 완화

단원정리문제

01 나우하임욕에 대한 설명 중 틀린 것은?

① 감각신경 종말의 자극과 호흡중추의 자극 효과가 있다.
② 피부에 대한 직접적인 이산화탄소의 화학적 효과가 있다.
③ 가슴과 배의 울혈된 심부기관으로부터 혈액의 유도 효과가 있다.
④ 심확장의 증가로 관상동맥의 순환이 감소된다.
⑤ 호흡중추의 자극 효과가 있다.

단원정리 문제 해설

▶ 심확장의 증가로 인하여 관상동맥의 순환이 증가된다.

02 산소욕의 효과에 대한 설명 중 틀린 것은?

① 따뜻한 느낌은 없고, 따끔거리는 감각이 있다.
② 산소는 피부를 통하여 잘 흡수된다.
③ 산소로 인하여 정수압이 낮아진다.
④ 진정과 최면작용이 있다.
⑤ 이산화탄소욕에서와 같이 조홍이 없다.

▶ 산소는 이산화탄소처럼 피부를 통하여 흡수되지는 않음.

03 거품욕 시 기포와 물의 구성 비율은?

① 기포 5 : 물 1 ② 기포 5 : 물 3
③ 기포 9 : 물 1 ④ 기포 9 : 물 3
⑤ 기포 9 : 물 7

▶ 거품욕
- 절연된 공기는 열의 불량 도체이지만 기포의 지속적인 충돌에 의해 열이 전달, 기포와 물 혼합 구성 비율 = 9 : 1(공기 90%, 물 10%), 100~110℉/ 15~20분

정답 : 1_④ 2_② 3_③

04 염수욕에 대한 설명 중 맞는 것은?

> 가. 염수욕의 자극 효과에 의해 피부혈관의 확장과 충혈을 가져온다.
> 나. 해수강도에 따라 염화나트륨 1~2lbs를 융해시킨다.
> 다. 통풍, 섬유조직염, 관절염에 많이 사용된다.
> 라. 치료 전 맥박과 호흡수를 재고, 치료 중 30분마다 관찰을 계속한다.

① 가, 나, 다　　② 가, 다　　③ 나, 라
④ 라　　　　　　⑤ 가, 나, 다, 라

05 소나무나 전나무의 수지를 이용한 치료 방법의 적응증으로 맞는 것은?

> 가. 심한 운동에 따른 독성물질의 신속한 제거
> 나. 신경계의 과도한 흥분
> 다. 피부의 모공에 축적된 콜레스테롤에 작용
> 라. 빈혈

① 가, 나, 다　　② 가, 다　　③ 나, 라
④ 라　　　　　　⑤ 가, 나, 다, 라

단원정리문제 해설

▶ **염수욕**
- 염의 자극 효과에 의해 피부혈관의 확장과 충혈, 침수욕의 일종, 목욕 전 맥박, 호흡수를 재고 5~10분마다 관찰, 필요할 경우 냉찜질이나 얼음목걸이를 적용한다.
- 적응증 : 류마티스성 질환 (통풍, 섬유조직염, 관절염 포함), 정신병(노인성, 조울, 조발치매), 골수염, 탈구, 근염, 골절, 만성 궁둥신경통, 비만증
- 금기증 : 심장장애, 고혈압, 동맥경화증, 피부의 염증

▶ **송진욕**
- 소나무와 전나무의 수지를 이용, 송진유를 많이 사용, 부분 침수욕
- 효과 : 피부의 가벼운 충혈과 적혈구 및 백혈구의 수가 증가, 호흡을 깊게, 콩팥 기능 증진, 발한의 자극 효과
- 적응증 : 빈혈, 심한 운동에 따른 독성물질의 신속한 제거, 피부 미용의 증진, 피부의 모공에 축적된 콜레스테롤에 작용, 기관지염이나 천식 등으로 고생하는 환자의 어려운 호흡 이완, 신경계의 과도한 흥분

정답 : 4_② 5_⑤

06 여름철에 땀이나 습진 등의 피부 질환에 적용하는 것은?

가. 밀기울욕	나. 송진욕
다. 유황욕	라. 겨자욕

① 가, 나, 다 ② 가, 다 ③ 나, 라
④ 라 ⑤ 가, 나, 다, 라

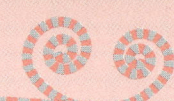 단원정리문제 해설

▶ 밀기울욕
- 전신소양증이나 피부병과 같은 피부 질환, 신경성 질환들, 해수욕 후 끈적끈적한 느낌의 제거

▶ 유황욕
- 신체의 치유 촉진을 위하여 사용, 피부 질환이나 관절염, 신경염, 만성 통증과 같은 질환으로 인한 통증의 완화

07 겨자욕에 대한 효과로 맞는 것은?

가. 만성 류마티스에 적용
나. 근육경련이나 통증 완화
다. 피부와 신경종말의 현저한 자극
라. 신경계의 과도한 흥분

① 가, 나, 다 ② 가, 다 ③ 나, 라
④ 라 ⑤ 가, 나, 다, 라

▶ 겨자욕
- 만성 류마티스, 근육 경련이나 통증에 적용, 피부와 신경종말의 현저한 자극으로 유도 효과

08 유황욕에 대한 설명 중 틀린 것은?

① 유황의 입자가 미세할수록 좀 더 효과적인 적용이 가능하다.
② 가벼운 방부작용과 구충작용이 있다.
③ 적용온도는 92~102°F이다.
④ 물 30~40gal에 황산 칼륨 4~10ounce를 용해시킨다.
⑤ 황화수소는 피부를 통하여 흡수되지 않는다.

▶ 유황욕
- 황화수소는 피부를 통하여 흡수되며, 유황욕은 어떤 피부 질환이나 관절염, 신경염, 만성 통풍과 같은 질환으로 인한 통증의 완화, 피부를 통하여 흡수가 가능

정답 : 6_② 7_① 8_⑤

Chapter 11
특수한 수치료법의 실시 및 검사법

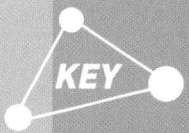

- 냉각치료 (Refrigeration therapy, Hypothermia, Cryotherapy)는 치료적 목적을 위해 한냉을 장시간 동안 적용하는 것으로 오래 전부터 사용되어 왔으며, 조직을 한냉 시킵니다.
- 그러나 실제로 조직이 냉동되지는 않으며, 완전마취 (complete anesthesia)를 일으키기 위해 사용되는 이 방법은 인체에 독성 약품을 투여하지 않는다는 장점이 있습니다.

1. 증기냉각제 분무기의 특징
2. 온천요법의 적응증
3. Gibbons-Landis검사
4. 한냉 승압검사 (Cold pressor test)
5. 한냉에 대한 과민성 검사

CHAPTER 11 특수한 수치료법의 실시 및 검사법

1 국소 혹은 전신냉각 치료 (Refrigeration therapy, Hypothermia or Cryotherapy)

(1) 개요
  ① 조직의 마취를 목적으로 함.
  ② 독성물질을 투여하지 않는다는 장점
  ③ 한냉을 장시간 동안 적용, 조직을 한냉, 실제 냉동되지 않음.

(2) 적용 방법
  ① 치료실 온도 : 50°F
  ② 30분 이상 → 혈액 유출 상승 (동맥경화성 괴저를 제외)
  ③ 얼음조각에 의한 팔다리의 온도 : 33~37°F로 낮아짐.
  ④ 고무지혈대는 혈압을 측정할 때 정도의 강도로 치료할 부위의 바로 적용하여 냉각을 시키는 동안 손과 발이 하얗게 유지되도록 함.
  ⑤ 지혈대를 적용하자마자 얼음찜질을 실시
  ⑥ 다리냉각을 위해 조각얼음이 필요(Allen) : 100lbs
  ⑦ 냉각 마취 : 1~3시간 (← 신경의 냉각)
  ⑧ 지혈대 : 30~60분마다 풀어줌 → 몇 분 동안의 혈액 흐름, 다시 적용 시 위치 변경
  ⑨ 장시간의 적용 시 지혈대는 치료 부위에 혈액이 유입되지 못하도록 하며, 상처의 폐쇄가 일어나기 전에 제거

(3) 효과
  ① 한냉의 적용으로 일차적인 물리적 효과에 의해 조직 온도 떨어짐.
  ② 혈관의 수축과 마취, 박테리아 활동의 방지
  ③ 독성 생성물 흡수의 억제
  ④ 삼출물과 충격의 조절
  ⑤ 근육 활동과 산소 소비량의 감소
  ⑥ 한냉을 장시간 적용 시 병적, 그리고 파괴적 효과가 생성

(4) 적응증
  ① 국소 진통
  ② 마취
  ③ 괴저
  ④ 팔다리 절단
  ⑤ 정신병 환자의 진정

⑥ 악성 종양
⑦ 염좌
⑧ 타박상
⑨ 피부 이식
⑩ 동창
⑪ 첨족병
⑫ 괴저로부터의 보호

(5) 주의점
① 폐렴의 발생에 주의
② 1시간 이상 계속해서 냉 적용 시 동상의 위험
③ 냉젤팩은 직접 피부에 5~10분 적용 시는 주의를 기울인다.
④ 냉젤팩은 압박붕대 밑에 적용 시 동상의 위험
⑤ 냉젤팩은 적용 후 통증을 일으키는 운동 시 추가 부상이 뒤따름.
⑥ 냉팩을 탄력붕대로 덮을 때 마른 사람이나 신경이 표면에 위치한 팔꿈관절과 무릎관절 같은 곳은 붕대를 꽉 묶어서는 안 됨.

(6) 크리오커프

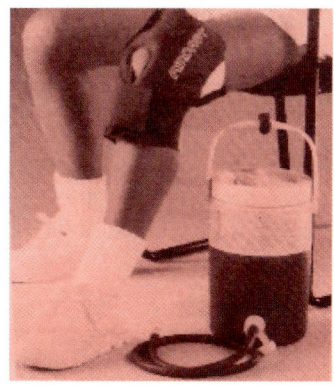
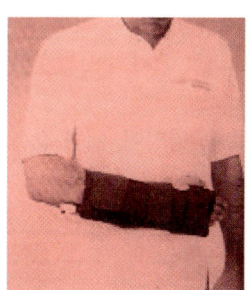

① 병에 얼음을 채워서 물이 커프로 흘러들게 만든 것
② 병을 높이 올리면 압력 증가

(7) 증기냉각제 분무기 (염화에틸렌 스프레이)

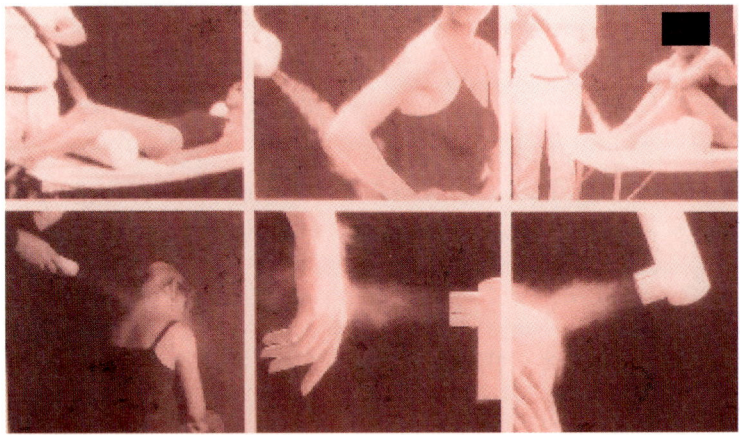

① 액화 에틸 염화합물과 플로메탄을 신체에 적용하여 증발 과정에서 교감신경의 활성화에 의한 근육 방추 활동 억제로 피부로부터 열을 제거하여 통증을 경감
② 통증과 근육경련에 사용하여 피부로부터 30cm 거리에서 비스듬한 각도로 분사
③ 초당 10cm 속도로 겹쳐지게 리듬감 있게 움직임.
④ 피부가 얼지 않도록 주의
⑤ ROM 증가와 통증 제거에 효과적인 한냉 스트레칭 기법
⑥ 치료 부위의 피부가 하얗게 되면 치료 중단

(8) 얼음마시지
- 냉 스트레칭과 담그기가 쉽지 않은 무릎, 엉덩이, 어깨 같은 관절 부위의 근육마비를 시키는데 가장 효과적인 수단

2 온천요법 (Spa therapy)

(1) 개요
- 운동이나 식이요법, 휴양, 국소 감염의 치료적으로 사용

(2) 광천수 (Mineral water)의 종류

분류	특별한 성분	물의 온도
열수	없음	높은 온도 → 식혀 사용
염수	황화물, 염화물	낮은 온도
가스수	황화수소, 이산화탄소 등의 천연가스	

(3) 적용 방법
　① 최대 효과 : 평균 3~4주, 혹은 21회
　② 효과를 결정하는 중요한 요수 : 광천수 적용 방법

(4) 생리적 양상
　① 신체의 세포 신진대사, 화학적 영향
　② 광천수의 외적 적용 시 목욕을 통한 광물원소의 흡수는 치료적으로 그리 중요하지 않으며, 효과는 열적, 기계적, 화학적 작용에 의함.
　③ 어떤 이온 → 자극작용으로 소혈관의 반사적 확장

(5) 적응증
　① 콩팥·방광 질환
　② 금기증이 아닌 심혈관 질환
　③ 류마티스
　④ 관절염
　⑤ 신경쇠약
　⑥ 만성 골수염
　⑦ 통풍과 섬유조직염의 형태와 같은 대사성 질환
　⑧ 건강의 회복 및 각종 만성병

3 한냉 승압검사 (Cold pressor test)

(1) 개요
　① 한냉의 자극에 대한 반응으로 동맥 혈압이 상승된다는 기초
　② 혈관운동 기전의 불안정성을 검사
　③ 한냉에 대한 반응
　　a. 정상-반응기 : 한냉의 자극에 대한 반응
　　　- 확장기 혈압에 대한 수은주 : 15mm 정도의 상승
　　　- 수축기 혈압에 대해 수은주 : 20mm 정도의 상승
　　b. 저-반응기 : 정상 – 반응기에서 나타난 상승률보다 낮은 값, 동맥경축을 약간 갖고 있는 경향
　　c. 고-반응기 : 정상 – 반응기에서 나타난 값보다 더 큰 값, 동맥경축이 심하고, 고혈압일 가능성이 많다.

(2) 적용 방법
　① 검사 전 환자를 조용한 방에서 15~60분 정도 누워서 안정을 취함.
　② 한쪽 상박의 혈압 측정 → 다른 손 손목관절 위 부분을 40~59°F의 한냉수에 5분 침수, 매 1분마다 혈압을 측정 5분 동안 계속
　③ 손을 물속에서 꺼낸 후 매 2분마다 혈압을 측정하여 처음 측정 기초 혈압치로 돌아올 때까지 계속해 결과 기록
　④ 반응의 결정 : 기초 혈압과 최대 혈압 사이의 차이
　⑤ 이 검사는 반사성 혈관 수축검사로 혈압의 변화가 신속하고 반사적으로 일어남.

4 한냉에 대한 과민성 검사 (Test for hypersensitivity to cold)

(1) 한냉에 대한 알레르기성 반응의 증상
   ① 히스타민 중독 시 나타나는 증상과 흡사
   ② 노출 → 과도한 히스타민 생성 → 담마진, 두통, 입술과 손의 팽윤, 실신
   ③ 심하면 실신하는 것과 같은 계통적 반응이 나타남.

(2) 검사 방법
   ① 환자의 손을 47~50°F의 물에 5~6분 침수
   ② 검사 전 맥박과 혈압 측정하고, 침수시킨 후 20분 동안 매 1분 간격으로 맥박과 호흡을 측정 기록
   ③ 잠복기 : 3~6분
   ④ 계통적 반응(systemic reaction) : 잠복기 후 얼굴이 붉어지거나 맥박이 상승되며, 심하면 실신
   ⑤ 원인 : 한냉 노출 시 전신 순환계의 히스타민 같은 물질 유리

(3) 또 다른 검사 방법
   - 한냉수에 수건을 집어넣었다가 꺼내어 물기를 적당히 짜낸 후 환자의 아래팔을 가볍게 감싸준 후 15초 후에 제거 → 이 때 환자가 한냉에 대한 반응이 좋지 않으면 한냉을 적용한 완전 부위가 분홍색으로 변하지 않음.

5 알코올 마찰

(1) 개요
   ① 순수한 에틸알코올 95%에 물을 혼합시킴 → 70% 용액
   ② 물과 알코올의 비율 : 물 → 1/3, 알코올 → 1/3

(2) 적용 방법
   ① 혼합된 용액을 목욕수건이나 탈지면 등에 적당히 적셔서 흐르지 않을 정도로 몸을 닦아줌.
   ② 경우에 따라서는 손으로 약간씩 끼얹어주는 경우도 있다.

(3) 효과
   ① 해열 효과 (전신이나 국소의 열적용 후)
   ② 고열환자의 체온 하강
   ③ 피부에 대한 수렴 효과에 의한 압박 부위의 보호
   ④ 청결 효과 (목욕을 할 수 없는 환자에게 적용 시)

(4) 주의 : 잘 건조시켜야 할 부위
   ① 목 부분이나 겨드랑
   ② 가슴 아래
   ③ 배꼽
   ④ 샅굴 부위 (서혜부 ; groin)
   ⑤ 볼기열 (둔부열 ; gluteal cleft)

6 The GIBBONS - LANDIS의 실시

(1) 개요
　① 팔다리에 반사적 혈관 확장을 유도하기 위한 고온수 사용하는 방법
　② 하나 혹은 그 이상의 팔다리를 침수시키는 것
　③ 말초혈관 질환의 진단에 응용
　④ 공감성 효과, 원격 효과
　⑤ 고온수를 사용하여 팔다리 중 한쪽 팔다리만 침수시켜 온도가 상승되면 뇌중추를 자극하여 나머지 3개의 팔다리에서 반사적 혈관 확장이 일어남.

(2) 적용 방법
　① 팔다리 하나를 113°F의 물에 담금
　② 발의 검사 → 손을 침수, 손의 검사 → 발을 침수
　③ 아래팔을 팔꿈관절 윗부분까지 침수 → 손가락 끝은 최초·최고의 온도 상승
　④ 다리 침수시킬 경우 : 발관절과 무릎관절 사이의 중간 부분까지 침수
　⑤ GIBBONS - LANDIS의 실시에 따른 반응 → 일반적 : 15~20분, 30~45분 걸리기도 함.
　⑥ 신체의 광범위한 한 부분 가열 → 다른 세 팔다리의 혈관 확장
　⑦ 만일 신체의 어느 국소만을 침수 시 다른 신체에서 항상 완전하게 혈관 확장이 일어나는 것은 아님.
　⑧ 두 팔다리를 동시 가열 → 신체의 다른 부분에서 완전한 혈관의 확장
　⑨ 순환이 정상 → 침수된 부분의 온도가 상승
　⑩ 순환의 체적은 정맥 교합 용적기법을 사용하여 측정

(3) 이용
　- 말초순환의 임상적 검사나 말초혈관 질환의 치료

단원정리문제

01 다음 중 전신 냉각치료의 적응증이 아닌 것은?

① 악성 종양　　　　② 염좌
③ 피부 이식　　　　④ 만성 골수염
⑤ 정신병자의 진정

02 다음 중 단시간 한냉 적용으로 혈관 확장을 유도하는 수치료 방법으로 맞는 것은?

① 파라핀욕　　　　② 수건욕
③ 나우하임욕　　　④ 증기욕
⑤ 염수욕

03 다음 중 온천요법의 적응증으로 맞는 것은?

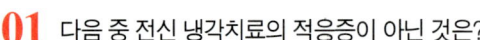

가. 류마티스	나. 신경쇠약
다. 방광 질환	라. 통풍

① 가, 나, 다　　② 가, 다　　③ 나, 라
④ 라　　　　　⑤ 가, 나, 다, 라

단원정리문제 해설

▶ - ④는 온천요법의 적응증

▶ 수건욕
- 단시간 동안 한냉을 적용하는 최상의 방법 중의 하나
- 혈관운동계에 대한 가벼운 자극으로 혈관 확장을 유도한다.
- 처음 혈관 수축 → (반응) 혈관 이완

▶ 온천요법의 적응증
- 콩팥·방광 질환, 금기증이 아닌 심혈관 질환, 류마티스, 관절염, 신경쇠약, 만성 골수염, 통풍과 섬유조직염의 형태와 같은 대사성 질환, 건강의 회복 및 각종 만성병

정답 : 1.④ 2.② 3.⑤

04 다음 중 반사적인 혈관 확장의 유도를 위한 치료 방법은?

① Alcohol rub
② Cold pressor test
③ Spa therapy
④ Gibbons - Landis
⑤ Medicated baths

05 다음 중 혈관운동 기전의 불안정성을 검사하는 방법으로 맞는 것은?

① Gibbons - Landis 방법
② 한냉 과민성 검사
③ 한냉 승압검사
④ 경축성 검사
⑤ 피부 온도 측정검사

06 다음 중 알코올 마찰 후 잘 건조시켜 주지 않아도 되는 부위는?

① 겨드랑
② 배꼽
③ 허리 부위
④ 샅굴 부위
⑤ 볼기열

단원정리문제 해설

▶ 알코올 마찰
- 피부에 대한 수렴 효과에 의한 압박 부위 보호
▶ 한냉 승압검사
- 혈관운동 기전의 불안정성 검사
▶ 온천요법
- 운동이나 식이요법, 휴양, 국소 감염의 치료적으로 사용
▶ Gibbons-Landis
- 팔다리에 반사적 혈관 확장을 유도하기 위한 고온수 사용하는 방법, 말초혈관 질환의 진단에 응용
▶ 약욕
- 염수욕, 밀기울욕, 송진욕, 겨자욕, 유황욕

▶ 한냉 승압검사
- 혈관운동의 기전의 불안정성을 검사
- 반응의 결정 : 기초 혈압과 최대 혈압 사이의 차이
▶ 반사성 혈관 수축검사
- 혈압 변화 신속, 반사적

▶ 알코올 마찰 후 잘 건조시켜야 할 부위
- 목 부분이나 겨드랑(액와), 가슴 아래, 배꼽, 샅굴 부위(서혜부), 볼기열(둔부열)

정답 : 4_④ 5_③ 6_③

MEMO

Chapter 12
수중치료

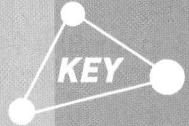

- 앞서 공부한 물의 특성들을 이용하여 수중치료를 활용합니다.

꼭! 알아두기

1. 할리웍 기법
2. 수동적 기법 ; 와츠기법은 수동 관절운동 시기에 유용한 방법
3. 바드라가즈-링(Bad Ragaz ring method, BRRM) 기법

CHAPTER 12 수중치료

1 물의 물리학

(1) 부력 (Buoyancy)
- 물체에 작용하는 중력의 반대 방향으로 힘이 작용, 늘어난 물의 양에 비례하며, 물의 깊이에 비례

(2) 굴절 (Refraction)
- 빛의 일부분은 경계선에서 반사되고, 새로운 매개체를 통과한 빛은 주행 방향이 변함.

(3) 표면장력 (Surface tension)
- 액체의 표면은 장력을 가진 막과 같은 역할을 함.

(4) 흐름 (Flow motion)
① 관속을 부드럽게 동일한 속도로 움직이는 것은 층류 (laminar) 또는 유선형(streamline) 흐름이라고 함.
② 일반적으로 물이 빠르게 움직일 때 약간의 진동을 유발하면서 평행한 흐름을 방해하기 때문에 층류 흐름률이 느림 → 이런 진동으로 인한 비평행적 흐름 형태를 난류 (turbulent) 흐름이라 함.
③ 물의 움직임을 결정하는 주된 인자는 점도, 층류, 속력 등

(5) 항력작용 (Drag contribution)
- 한 물체가 액체 내에서 움직일 때 액체가 저항 작용을 하는 것

(6) 저항 효과 (Resistance effects)
- 물은 액체 중에서 점도가 중간 정도이지만 움직임을 제한하는 저항으로 작용, 저항성은 속도에 비례하여 증가, 물체의 모양과 크기에 따라 달라지기도 함.

2 침수의 생리적 영향 (안정 시)

(1) 침수가 심혈관계에 미치는 영향
① 잠수반사 : 서맥, 말초혈관 수축, 주요 부위로 혈액 이동을 보존
② 혈압 유지를 위한 조절작용
③ 악영향을 최소화하기 위한 제한 : 한번에 입수하지 말고, 천천히 물에 들어감, 얼굴과 손을 물에 적심, 너무 차가운 물은 들어가지 않음.

(2) 침수가 콩팥에 미치는 영향
① 이뇨 (diuresis) : 소변 배출량 증가
② 나트륨뇨 배설 과다 (natriuresis) : 나트륨 배출량 증가
③ 칼륨뇨 배설 과다 (kaliuresis) : 칼륨 배출량 증가

④ 침수이뇨의 기전
  a. 부력 : 침수 동안 부력에 의한 신체 중심부로 혈역학적 이동은 소변 배출을 증가
  b. 음압 호흡 : 이뇨를 증가
  c. 온도 : 온도가 낮을수록 이뇨가 증가
  d. 시간 : 이뇨는 밤보다 낮에 증가
  e. 유체 농도 : 담수에 비해 고농도 염수는 부력과 이뇨 반응을 증가
  f. 수화 : 탈수는 이뇨를 감소
  g. 연령 : 노년층은 청년층에 비해 신체 중심부로 동일한 혈액량 이동에도 불구하고 이뇨 반응이 증가하고 빨리 나타남.
  h. 정서 : 익숙하지 못한 환경으로 인한 정서적 스트레스가 이뇨를 증가
  i. 운동 : 운동을 하면 이뇨를 감소
⑤ 신경호르몬 요인
  a. 항이뇨 호르몬 : 침수는 항이뇨 호르몬의 분비를 억제하고 이뇨를 증가
  b. 심방 나트륨 이뇨성 인자 : 침수는 혈액을 신체 중심부로 이동시키고, 심방을 팽창시켜 심방 나트륨 이뇨성 인자 (ANF)의 유리를 자극하여 이뇨를 증가
  c. 레닌-안지오텐신-알도스테론 시스템 : 심방 나트륨 이뇨성 인자 → 항이뇨 호르몬의 균형을 유지, 침수 동안 활동이 억제되어 이뇨를 증가

3 수중 치료의 효과

(1) 신체적 효과
  - 진통, 근육경직 감소, 관절 압박 증가, ROM 증가, 근력과 근육 지구력 증가, 심장과 허파기능 발달, 균형 및 협응 능력 회복

(2) 심리적 효과
  - 그룹 치료로 사회성 회복

(3) 사회적 효과

4 수중치료의 적응증과 금기증

(1) 적응증
  ① 높은 통증 수준
  ② 이상보행
  ③ 가동성의 감소
  ④ 약증
  ⑤ 협응력 강화
  ⑥ 체중부하의 제한이나 부분적 부하
  ⑦ 근력 등급이 poor 이상일 때
  ⑧ 감소된 심혈관계 지구력
  ⑨ 관절 구축

⑩ 유연성의 감소
⑪ 자세 부전
⑫ 고유수용성 감각의 poor 상태
⑬ 독립된 운동 프로그램에 관한 인식 부족
⑭ 제한된 환경에서 운동 기술이 필요한 경우
⑮ 건강기관에서 반응이 낮은 환자, 흥미 저하와 사회성 부족

(2) 금기증
① 열
② 개방창
③ 감염성 질환
④ 심각환 심혈관 질환
⑤ 조절되지 않은 간질의 병력
⑥ 장 또는 방광의 실금
⑦ 장문합술 후에 사용되는 주머니 또는 카테터의 사용
⑧ 내적 장치를 하지 않은 생리 기간
⑨ 수중으로 안전하게 들어가거나 혹은 옮겨 질 수 없는 인식장애
⑩ 기관절제술
⑪ 비위 (nasogastric)와 위루설치술 튜브 (gastrostomy tubes)
⑫ 입안-인면의 조절 저하
⑬ 불안정성을 가질 수 있는 급성 정형외과 질환
⑭ 압박성 궤양, 욕창성 궤양
⑮ 심한 저혈압, 고혈압, 심한 지구력 저하

5 수중치료의 통합운동 개념

(1) 수동적 기법
- 와츠기법은 수동 관절운동 시기에 유용한 방법이 될 수 있음.

(2) 능동보조, 능동 그리고 저항기법
① 지레팔의 길이가 길어지면 물의 보조와 저항이 증가
② 저항량을 변화시키는 기법
  a. 운동의 방향을 변화시킴.
  b. 운동의 속도를 변화시킴.
  c. 지레팔의 길이를 증가시킴.
  d. 가동범위를 증가시킴.
  e. 물의 움직임을 증가시킴.

(3) 등척성
- 정상운동 시 널리 이용, 관절 안정화, 관절에 무리를 주지 않고 근력을 강화

(4) 등장성
- 관절의 움직임이 동반된 운동은 환자의 특성에 따라 가동범위와 속도를 통해 수정, 환자 개인에게 적용되는 저항을 스스로 조절

(5) 자세안정 또는 동시 수축
① 자세의 안정은 몸통의 굽힘 (굴곡), 폄 (신전), 또는 중립 자세와 관계없이 통증이 없는 자세에서 이루어져야 함.
② 허리 앞굽음없이 몸통을 폄(굴곡)하면 가슴우리 (흉곽)가 골반보다 앞으로 나오고, 뒤골반 경사와 79°에서 넙다리뒤근의 길이, 보상작용 등이 통증이 있는 관절돌기의 체중부하를 감소시키기 위해 작용
③ 치료 목표
   a. 자세를 변화시키는 속도를 최소화
   b. 증상의 재발을 방지하기 위해 관절 가동범위의 유지 및 증진
   c. 자세 조절을 위한 근력 증가
   d. 불규칙적인 지면의 안전보행을 위해 균형과 체중이동 능력을 향상

(6) 원심성 및 구심성 수축
- 수중에서 지면운동의 전환은 구심성과 원심성 수축의 병행이 필요

(7) 폐쇄성 연쇄운동과 개방성 연쇄운동
① 개방성 연쇄운동 : 원위지절이 체중을 지지하지 못할 때, 관절 가동 범위, 지구력, 근력을 증가시키기 위해 중요, 치료의 기능적인 면을 보장
② 폐쇄성 연쇄운동 : 불안정하게 이완된 관절 주변 구조물을 동시에 수축시키는 효과가 있어 관절의 안정을 향상시킴.

6 수영 (Pool therapy)

(1) 개요
① 전신 건강에 큰 효과를 주는 연속적이고 율동적인 운동
② 근육의 수축과 이완을 율동적으로 반복하여 정맥환류를 촉진

(2) 효과
- 진정작용, 이완의 촉진, 혈액 순환 증가, 관절 가동범위 증가, 근력의 증가, 이동 및 협조운동의 향상, 운동으로 인한 골절 방지, 부종 감소, 통증 감소, 경련 감소
① 신체적인 면
   a. 피부의 저항력을 증진시키고 호흡기의 발육을 촉진
   b. 림프조직과 면역기능을 강화
   c. 신체의 조화있고 균형있는 발달을 조장
   d. 심장을 강하게 하며, 식욕을 촉진
② 정신적인 면
   a. 상쾌하고 강하게 하며, 성격을 길러 줌.
   b. 인내심을 길러 줌.

(3) 단점 : 피로

(4) 주의 및 금기증
   ① 주의사항 : 몸에 물을 적신 후 들어갈 것, 수심을 미리 알고 들어갈 것, 식사 직후나 공복 시는 금할 것
   ② 금기증 : 귀에 병이 있거나 이상 있는 자, 뇌빈혈이 자주 일어나는 자, 근육경련이 자주 일어나는 자, 신체허약자, 콩팥 질환, 대변실금, 비뇨기관의 간염, 백선, 발바닥 티눈, 호흡 문제, 심한 간질, 불안정한 혈압, 개방성 상처, 자살 가능성이 있는 환자, 무좀, 감기, 심한피로, 급성 소아마비, 감염성 피부 질환

(5) 물의 온도 (33~36°C), 습도 (50~60%), 실내 온도 (19~20°C), 물의 pH (7.2~7.8, 약 산성)

(6) 운동 프로그램
   - 호기의 운동치료 (속도, 반복 횟수, 지렛대의 변화로 난이도 증가, 마비환자는 피로하지 않도록)

(7) 치료시간
   - 5~30분

(8) 적응증
   - 관절염, 뇌성마비, 소아마비, 정신적 문제, 진행성 근육병

(9) 단점
   - 오염 (대장균), 정기적 청소가 어려움, 미끄러질 위험, 물속에서 안정성 떨어짐, 소독제의 피부 자극, 익사 위험

(10) 완전 침수하여 수중 자전거운동 시 심폐 기능에 미치는 영향
   - 심폐 기능 증가

7 팔다리 근골격계 환자의 수중치료

(1) 선자세에서 부력-보조 관절가동 범위운동
   ① 엉덩관절 (고관절) : 굽힘 (굴곡), 폄 (신전), 벌림 (외전) 바깥돌림 (외회전), 안쪽돌림 (내회전)
   ② 무릎관절 (슬관절) : 굽힘, 폄
   ③ 발관절 (족관절) : 등쪽굽힘, 바닥쪽굽힘
   ④ 어깨관절 (견관절) : 굽힘, 폄, 벌림
   ⑤ 팔꿉관절 (주관절) : 굽힘
   ⑥ 손목관절 : 굽힘, 폄
   ⑦ 아래팔 : 뒤침 (회의)

(2) 부력 - 지지 관절가동 범위운동
   ① 엉덩관절 : 굽힘, 폄
   ② 무릎관절 : 굽힘, 폄
   ③ 발관절 : 등쪽굽힘, 바닥쪽굽힘
   ④ 어깨관절 : 굽힘, 폄

⑤ 팔꿈관절 : 굽힘, 폄
⑥ 손목관절 : 굽힘, 폄
⑦ 엉덩관절 : 벌림, 모음 (내전), 바깥돌림, 안쪽돌림
⑧ 어깨관절 : 벌림, 모음, 바깥돌림, 안쪽돌림
⑨ 아래팔 : 뒤침

(3) 다리의 폐쇄성 연쇄운동
① 한 발 또는 두 발 스쿼트는 반복 수나 무게를 추가하여 실시
② 한 발 서기를 한 상태에서 반대쪽 다리로 엉덩관절을 약간 굽힘, 폄시키고 벌림-모음운동을 수행하여 안정화 운동과 균형운동을 실시
③ 무릎을 굽혀 넙다리네갈래근 활동을 강조하거나 발가락 균형 동작으로 저굴근의 활동을 증가시키는 등으로 목적을 쉽게 전환할 수 있음.
④ 한 발 서기운동은 또한 반대쪽 다리로 PNF 패턴을 수행하거나 저항 장비를 사용하여 변화시킬 수 있음.
⑤ 팔에서 저항운동을 실시하고, 다리는 한쪽 다리로 균형을 잡아 운동의 난이도를 증가시킬 수 있음.
⑥ 부유 기구를 이용한 팔 기능운동

(4) 팔 안정운동
① 낮은 수준의 안정운동은 양쪽 어깨를 침수시킨 후 풀의 가쪽벽에 기대어 수행
② 체간에 어깨뼈를 안정화
③ 어깨관절은 여러 범위로 굽힘시키고, 팔꿈관절과 손목관절을 폄시킨 자세에서 환자는 치료사가 적용하는 앞, 뒤의 힘에 저항
④ 중간 수준의 안정운동은 더 역동적인 안정 노력을 요구하기 위해 풀의 가장자리로부터 떨어져 수행
⑤ 향상된 안정운동은 얕거나 깊은 물에서, 또는 편측과 양측으로 수행
⑥ 환자는 한쪽이나 양쪽 어깨를 이용하여 킥보드나 공을 물에 잠기게 할 필요가 있고, 가능한 적은 동작으로 계속해서 수행
⑦ 다른 변형은 어깨와 팔꿈치의 위치, 보드의 위치, 깊은 물에서 세움 자세나 엎드린 자세 등의 변화를 포함.

(5) 돌림근띠 (회전근개) 근육훈련
- 풀에서 초기 돌림근띠 강화운동은 팔을 미끄러지게 하고, 팔꿈관절을 폄하여 수행

(6) 점진적으로 체중부하를 증가시키는 운동
- 체중부하의 진행은 일차적으로 물깊이를 감소시킴으로써 수행, 속도를 증가시켜 운동하면 얕은 물에서 체중부하를 증가시키기 위해 사용

(7) 심혈관계 훈련을 위한 운동
- 심장에 대한 정수압의 효과와 근골격계에 대한 무부하 효과는 물에서 이상적인 훈련 환경, 대부분 수중 심혈관계 훈련은 비충격 훈련의 장점을 최대한 살리기 위하여 깊은 물에서 시작하여 얕은 물로 진행시켜 부하의 증가를 조절

(8) 수중걷기와 조깅
- 깊은 물 속 걷기와 조깅훈련 시간은 지상 심혈관계 프로그램처럼 구조화

(9) 크로스-컨트리 스키
- 팔이나 다리 단독으로 분리시켜 적용할 수 있는 전신 체력운동, 깊은 물 스키 또한 안정화 운동, 자세운동 또는 배근육 강화운동, 깊은 물에서 수직 자세를 취하고, 팔과 다리는 폄과 굽힘을 반복

(10) 수직발차기
① 수직발차기는 배근육, 척추세움근, 다리근력을 총동원하는 가장 힘든 심혈관계 운동훈련 중 하나
② 훈련의 후반기에 자세 조절이 잘 안되는 환자에게 사용
③ 수직발차기가 안전하고 바르게 되기 위해 빠르고, 강하며, 작은 동작 발차기와 직립자세가 요구
④ 치료사는 수직발차기를 하기 전에 작은 동작의 발차기 기법을 교육
   a. 처음에는 무릎관절이 아닌 엉덩관절에서 낸다.
   b. 무릎관절 굽힘과 폄만 일어나야 한다.
   c. 발은 바닥쪽굽힘(족저굴곡)을 한다.

8 할리윅 (Halliwick) 기법

(1) 목적
- 수중에서 수영자 자신과 균형 조절을 교육하는 것, 수영 방법을 교육하는 것

(2) 치료 목적
① 약한 근육군의 강화 및 향상
② 관절운동 범위의 증가
③ 자세 및 균형 반응의 촉진
④ 일반적인 신체 상태의 향상
⑤ 정신 순응의 향상
⑥ 통증 감소
⑦ 경련성의 감소

(3) 4가지 교육원리
① 정신 적응 (mental adaptation), 물에 적응하기
- 수중에서 신체에 적용하는 2가지 힘, 즉 중력과 부력의 인식을 포함시켜야 하며, 이 두 가지 힘의 효과는 돌림운동을 일으킴.
② 균형 회복 (balance restorstion)
- 큰 동작의 패턴에 적용, 특히 팔 동작과 단련된 균형 유지와 회복에 중점을 둠. 이 관성 모멘트의 이용은 원시반사와 일치, 균형 조절을 유지하는 동안 신체가 다른 자세로 움직이는데 넓은 범위의 동작 이용 시 포함 - 중앙선 축 주위의 운동에 즉시 반응하는 것
③ 억제 (inhibition)
- 원하는 자세 혹은 위치를 만들거나 억제하는 능력, 억제하는 능력이 발달되면 수영하는 사람은 원치 않는 모든 동작을 억제할 수 있다. 여전히 환자가 수중에서 신체를 유지하도록 배울 때 적용함.

④ 촉진 (facilitation)
  - 부유도구 없이 어떤 수단을 통해 정신적으로 원하고 육체적으로 운동을 조절하는 능력, 올바른 정신으로 신체의 운동을 조절할 수 있는 상태, 완벽한 운동을 요구하는 것이 아니라 환자의 능력 범위 내의 운동을 의미

(4) 교육단계
  - 소뇌겉질이 모든 신체운동을 배우는 순서와 같고, 10Point 프로그램으로 알려진 구조로 구분됨. 가장 중요한 단계는 중앙선 축 주위로 360도 돌림하는 것을 배우는 것

(5) 10 point program
  ① 정신적 적응 (Mental adjustment)
  ② 자립 (Disengogement)
  ③ 수직회전 조절 (Vertical rotation control)
  ④ 측면회전 조절 (Lateral rotation control ; Balance restoration)
  ⑤ 복합회전 조절 (Combine rotation control)
  ⑥ 정신적 전환 (Mental inversion)
  ⑦ 균형 유지 (Balance in stillness ; Inhibition)
  ⑧ 난류에서 유지 (Turbulent gliding)
  ⑨ 단순진행(촉진) (Simple progression ; Facilitation)
  ⑩ 기본적 움직임 (Basic Movement)

(6) 치료기술
  ① 부력/중력 : 부력의 증가 및 감소에 따라 인체의 침수 깊이가 달라짐. 기준 깊이는 환자의 등뼈 11번 위치, 난류 균형 조절을 돕거나 방해하는데 이용, 물을 이용하여 환자를 움직이거나 수영훈련에 도움.
  ② 난류 : 균형 조절을 돕거나 방해하는데 이용, 물을 이용하여 환자를 움직이거나 수영훈련에 도움, 경사 중심 (metacentar) 물에서 부유 물체의 균형 이론과 관련이 있는 것으로 아주 강력하나 부드러운 운동 기술
  ③ 파도 (wave) : 파장 (wavelength)과 크기를 크게 또는 작게 조절할 수 있고, 부드럽고 강한 운동력을 만들 수 있다. 유체 역학의 원리에 부가적인 관련인자는 신경학적 반응이지만 치료 상태로 유도하기에는 가능성이 희박한 인자이다.
  ④ 피부 자극 (skin stimulation) : 매우 적합한 자세 조절 및 운동을 얻기 위해 자주 사용
  ⑤ 눈 돌리기 (eye deviation) : 머리 조절에 중요 (무정위 환자)
  ⑥ 이동 (transference) : 수중에서 단독으로 개발된 기법으로 신체의 한 부위에서 운동을 일으켜 다른 부위로 이동시키는 능력

(7) 환자 지도사항
  ① 1단계 : 정신적 적응 단계로서 물 밖에서 할 수 있는 동작을 물 속에서 실시(서기, 앉기, 눕기, 뛰기, 뒤집기 등)
  ② 2단계 : 환자 혼자서 자립하는 단계로써 치료사와 독립하여 행동하는 단계

③ 3단계 : 앞뒤 돌림 조절 단계로써 앉은자세에서 누운자세로, 누운자세에서 앉은자세로 동작을 실시하며, 치료사는 환자의 제 2척추 부위를 보조
④ 4단계 : 좌우 돌림 단계로 바로 누운자세 (앙와위)에서 옆누운자세 (측와위), 엎드린자세 (복와위)에서 바로 누운자세 (앙와위) 동작을 실시하며, 치료사는 환자의 양측 골반을 지지하여 돌림을 도와줌.
⑤ 5단계 : 복합 조절 단계는 환자가 물 속에서 넘어졌을 때 일어나는 동작을 지도한다.
치료사는 나선형 동작으로 신체를 비틀면서 넘어지는 동작을 지도
⑥ 6단계 : 물 속에서 전신을 침수시키고 앉고, 일어서기 동작을 통하여 부력의 크기를 인식시키는 단계
⑦ 7단계 : 균형 유지 단계로 부력이나 와류에서 균형을 유지하는 단계
⑧ 8단계 : 환자가 바로 누운자세 상태에서 치료사가 환자의 머리 위쪽에서 이동을 하면서 난류를 일으킴으로 그 물 속에서 끌려들어가는 기준으로 수면 활주시키는 단계
⑨ 9단계 : 환자가 스스로 수영할 수 있도록 체험시키는 단계로서 배형훈련부터 팔과 다리 움직임을 운동시킴.
⑩ 10단계 : 각종 수영 방법을 습득시키는 단계

9 와츠법 (WATSU)

(1) **wa**ter = shia**tsu** (지압) : 신체의 에너지 선을 따라 신장하는 것
(2) 부력을 이용한 수중 호흡운동, 지압과 마사지, 명상을 혼합한 이완법과 근육과 연부조직의 신장법
(3) 치료사가 환자를 감싸 안아서 지지하여 호흡에 맞추어 신체를 고정하거나 여러 가지 동작을 하여서 근육 긴장을 완화하는 기술
(4) 근재교육법으로 사용
(5) 물의 온도는 32~34°C로 치료사는 척추를 폄시키는 Accodion 조정, 몸통과 엉덩관절을 신장시키는 Arm Leg Rock, 감싸앉는 자세에서 다리를 떨어뜨리는 Near Leg Rotation을 실시
(6) 와츠의 동작
① 단순 동작-와츠의 복잡한 자세에 익숙하지 못한 사람에게 적용할 수 있는 운동을 구체화한 것으로 트렌지션 동작에다 신장과 지압을 추가하여 3가지로 묶어진 중급 동작이 논의됨. 와츠는 항상 운동 사이에 정지 자세가 있고, 음 (yin)과 양 (yang)이 있다.
② 트렌지션 동작-와츠에서 트렌지션, 또는 한 자세에서 다른 자세로 움직이는 수단은 자세 그 자체와 각각 실행되는 특별한 운동만큼 중요, 동작과 지속적인 감각을 도출하는 트랜지션은 신뢰를 구축하고 환자의 이완을 도움.
(7) 기본동작의 세트
① 수중 호흡운동
② 아코디언 동작
③ 아코디언 돌림운동
④ 가까운 다리의 돌림시키는 동작
(8) 효과
① 척추와 척추 주변의 근육을 긴장으로부터 해소
② 내장 기능의 움직임도 활발하게 하여 신진대사 및 내분비계를 원활히 함.

③ 정신적 안정감, 통증 감소, 관절 가동범위 증가
④ 전정기관의 자극을 통한 근육 긴장 감소 및 이완

(9) 바드라가즈-링 (Bad Ragaz ring method, BRRM) 기법
① 근재교육, 근육 강화, 척추 견인/신장, 이완, 근육 긴장 억제를 목적으로 개발
② 체간과 팔다리의 안정성을 증진시키면서 저항운동을 하는 것
③ 물의 특성을 이용함과 동시에 나선, 대각선 방향의 움직임을 동반한 PNF 기술에 기초한 복합운동 패턴으로 이루어짐.
④ Ring method라고 불리우며, 환자의 목, 골반, 발목에 튜브나 링을 끼워서 지지하여 근육 긴장 감소, 보행 전 훈련, 체간 안정, 능동운동과 저항운동으로 적용
⑤ 치료사는 이완, 긴장 억제, 몸통 폄, 척추 견인의 4가지 방법을 통하여 환자를 움직임.
⑥ 부력에 좌우되지 않도록 수심은 허리 부위 부근이 적합
⑦ 기본운동 패턴
  a. 수평 치료기법으로 환자의 목과 골반 주위, 무릎과 발목 아래에 링을 대어 뜨게 함으로 바드라가즈 기법을 개선시킴. 이 수정된 기법으로 고정이나 능동 저항운동을 사용함.
  b. 신경 생리학적인 개념을 이 개념과 병합하여 적용, 그 후 관절과 관절을 연결하는 단순 사슬운동과 같은 한 면 상의 움직임으로 발전
    예 링에 의해 바로 누운 상태로 떠 있는 경우, 치료사가 환자의 발을 잡는 동안 명령에 따라 환자는 무릎과 관절을 구부린다. 이 능동운동은 환자가 치료사 쪽으로 굽힘의 경우 한 면 상에서 움직임을 계속하게 된다. 치료사의 역할 - 물에서 안정된 지점을 확립하는 것
⑧ 환자에게 치료사가 취해야 할 3가지 기법
  a. 등속성 : 환자가 움직이는 동안 고정이 이루어지도록 하고, 환자는 물을 통해 움직임의 속도를 맞추어서 저항 결정
  b. 등장성 : 치료사는 움직이는 고정 지점으로 행동하여 저항을 증가시킴.
  c. 등척성 : 환자는 치료사가 물을 통해 미는 동안 고정된 위치 유지
  d. 적응증 : 정형외과적 증상, 관절염 증상, 신경학적 손상, 팔 및 다리, 허리통증, 반사현상, 실조현상, 유방절제 및 심장수술 환자의 팔 신장과 강화를 위해, 촉각장애와 같은 발달지연 현상 (물의 감각 충격과 압박으로 도움이 됨)
  e. 금기증 : 과도한 피로, 전정장애자, 관절가동 제한자, 급성 관절 병변, 목뼈 손상

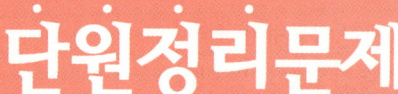

단원정리문제

단원정리 문제 해설

01 다음 중 할리윅의 기본교육 원리로 맞는 것은?

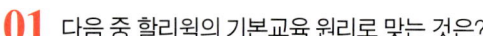

| 가. 정신 적응 | 나. 균형 회복 |
| 다. 억제 | 라. 촉진 |

① 가, 나, 다   ② 가, 다   ③ 나, 라
④ 라   ⑤ 가, 나, 다, 라

▶ 할리웍의 기본교육 원리
- 정신 적응, 물에 적응하기 : 수중에서 신체에 적응하는 2가지 힘, 즉 중력과 부력의 인식을 포함시켜야 하며, 이 두 가지 힘의 효과는 돌림 운동을 일으킴.
- 균형 회복 : 큰 동작의 패턴에 적용, 특히 팔 동작과 관련된 균형 유지와 회복에 중점을 둠. 중앙선 축 주위의 운동에 즉시 반응하는 것
- 억제 : 원하는 자세 혹은 위치를 만들거나 억제하는 능력
- 촉진 : 부유 도구 없이 어떤 수단을 통해 정신적으로 원하고 육체적으로 운동을 조절하는 능력

02 관절치환술을 한 환자에게 수중치료를 적용할 수 있는 운동 프로그램은?

① 깊은 물 (deep water)
② 중간 수준 (middle level to shallow level)
③ Bad-Ragaz 기술
④ 유산소 운동
⑤ 낮은 강도의 유산소성 운동

▶ 중간 수준은 부력을 이용한 치료이므로 관절치환술을 한 환자에게 적합

03 물의 저항을 이용한 수중운동의 근력증진 효과에 가장 관계가 깊은 것은?

① 스톡스의 정리
② 정수압
③ 연속의 원리
④ 아르키메데스의 원리
⑤ 파스칼의 원리

▶ 아르키메데스의 원리
- 유체 속에 일부 혹은 전부가 잠긴 물체는 유체 속에 잠긴 물체와 같은 부피의 유체 만큼의 부력을 받음.
▶ 스톡스의 정리
- 유체 속을 움직이는 물체가 받는 저항은 물체의 속력에 비례함.
▶ 연속의 원리
- 액체가 관을 흐를 때 관의 굵은 부분에서는 유속이 느리고, 가는 부분에서는 유속이 빨라지기 때문에 최종적으로 흐르는 양은 동일하게 됨.
▶ 파스칼의 원리
- 밀폐된 용기 안에 들어있는 액체의 어느 한 부분에 압력을 가하면 이 압력은 동일한 크기로 액체의 각 부분에 전달됨.

정답 : 1.⑤ 2.② 3.④

참고문헌

신경해부 생리학, 청구문화사, 노민희, 용준환, 김계엽, 김동환
근골격계 생체역학, 영문출판사, 권미지
새용어 사람해부학, 현문사, 한국해부생리학교수협의회
신경과학, 정담미디어, Laurie Lundy-Ekman
임상신경해부학, 현문사, 이한기, 김명훈, 김본원, 김진상, 김철용
기능해부학, 현문사, 신홍철, 정학영 외
인체해부학, 청담미디어, 노민희, 이정수 외
인체생물학, 아카데미서적, 강성구, 강신성 외
해부학, 고려의학, 대한해부학회
생리학, 라이프사이언스, STUART IRA FOX
해부생리학, 영문출판사, Valerie C. Scanlon
질환별 물리치료, 영문출판사, 오설리반 & 슈미츠
타이디 질환별 물리치료, 군자출판사, Stuart B. Porter
근골격계 질환별 물리치료, 현문사, 박지환
전기치료학, 하늘뜨락, 김순희, 김명훈, 민경옥, 박흥기, 박영한, 오경환
물리치료학 개론, 테라북스, 이인학, 고태성 외 3명
광선치료학, 대학서림, 박찬의, 박래준 외
냉,온을 이용한 물리치료학, 영문출판사, 박래준
수치료의 이론과 실제, 현문사, 박종철
보조기 의지학, 대학서림, 정진우
의지 보조기학, 탑메디오피아, 김장환
운동치료 총론, 영문출판사, 키스너 콜비
물리치료사를 위한 신경재활, 영문출판사, DarcyUmphred, Connie Carlson
고유수용성신경근촉진법, 대학서림, 구봉오, 권미지, 김경태, 김경환, 김명섭
신경물리치료학, 대학서림, 구봉오, 김수민, 권미지, 김상수
휴먼 퍼포먼스와 운동생리학, 대경북스, 정일규, 윤진환
근육검진, 영문출판사, 강세윤
물리치료 진단학, 영문출판사, 이현옥 외
정형도수치료 진단학, 현문사, DAVID J. MAGEE
임상 운동학, 영문출판사, 이현옥 외
근골격계의 기능해부 및 운동학, 정담미디어, 뉴만
재활의학, 한미의학, 박창일, 문재호
공중보건학, 고문사(KMS), 구성회 외 18명
의료기사법, 국가 법령 정보 센터, 법제처
의료법, 국가 법령 정보 센터, 법제처
지역보건법, 국가 법령 정보 센터, 법제처
감염병의 예방 및 관리에 관한 법률, 국가 법령 정보 센터, 법제처

Index

- 보장구 -

가변성 마찰장치 … 154
개방성 절단 … 196
겨드랑 루프 … 134
경성경첩 … 136
경직성 척추보조기 … 105
골반대 … 105
골반밴드 … 75
골반절반 절단형소켓 … 164
구두 … 50
굽 … 51
기립 … 178
기립보조기 … 84
나선형 무릎보조기 … 77
넙다리 위관절융기 소켓 … 150
넙다리의지 … 153
니스타비라이저 … 80
다리보조기 … 146
다리보조기 … 61
다이알럭 … 71
다축 무릎관절 … 154
다축 발목관절 … 147
다축관절 … 71
단일스트랩슬링 … 23
단축 무릎관절 … 154
단축 발목관절 … 146
단하지 보조기 … 62
대다리 … 51
덧신 바닥보조기 … 74
데니스브라운 보조기 … 84
돌림 유니트 … 152
동적 어깨관절 벌림보조기 … 21
동적보조기 … 20
뒤지주 … 105
등교차끈 … 134
등자 … 63
레비타입 인레이 … 55

링럭 … 70
맞섬(대립)보조기 … 30
매뉴얼 럭 … 154
매달기 장치 … 149
모듈라 시스템 … 152
모듈라 팔의지 … 137
모바일 암 서포트 … 26
목보조기 … 112
몰톤증후 … 58
무릎관절 보조기 … 77
무릎관절 이단 … 202
무릎관절 이단의지 … 163
무릎관절 자물쇠 … 70
무릎패드 … 72
무릎폄 케이지 … 78
무좀 … 60
뮌스턴 소켓 … 129
밀워키 보조기 … 115
발바닥 근막염 … 60
발허리뼈 통증 … 57
벌림 슬링 … 25
보이드 절단 … 201
보조기 … 14
복대 … 106
본로센 스플린트 … 81
분리형 소켓 … 129
사변형 소켓 … 156
삼점압의 원리 … 15
샌드위치 … 53
선천성 엉덩관절 탈구 … 81
소켓 … 128
손가락 IP 보조기 … 36
손가락IP 굽힘보조기 … 36
손목 유니트 … 135
손목관절 … 30
손목굽힘 제어보조기 … 32

Index

손허리손가락관절 굽힘보조기 … 34
손허리손가락관절 폄보조 … 35
수직형슬링 … 24
슈브레이크 … 51
스웨디쉬 니케이지 … 79
스코트랜드 전례보조기 … 83
스텝업 경첩 … 136
스트레처 … 186
스프레더 바 … 73
슬링 … 23
신경혈관성 티눈 … 60
실레지안 밴드 … 159
실리콘 흡인 매달기 장치 … 151
싸임 절단 … 201
싸임의지 … 162
아일펠드 스플린트 … 82
앞쪽지지끈 … 134
양다리 절단자 … 160
어깨관절 벌림 안정보조기 … 21
어깨관절 유니트 … 137
언덜암보조기 … 116
엄지 CMC 안정보조기 … 37
엄지발가락 경직 … 59
엉덩관절 이단의지 … 164
에너지 저장의족 … 148
오버레이 … 53
옵셋 무릎관절 … 71
요족 … 58
유연성 경첩 … 136
유연성 척추보조기 … 103
의수 … 138
의족 … 146
의지 … 14
의지무릎관절 … 153
이동을 위한 보조기 … 185
이중조절발목관절 … 66
익스텐션 레바 … 155
익스텐션 에이드 … 155

인서트 … 53
자유무릎관절 … 69
장하지 보조기 … 69
절단 … 196
정적보조기 … 20
제한발목관절 … 64
종아리의지 … 146
지지대 … 67, 69
척추보조기 … 102
척추옆굽음증 … 114
체중부하장치 … 74
캘리퍼 … 63
캠럭 … 71
크러치 … 180
클렌작관절 … 65
킥 스트랩 … 155
테니스엘보스트랩 … 30
토론토 보조기 … 82
토우스프링 … 51
트위스터 … 73
틸트 테이블 … 178
파라렐 바 … 179
파라포디움 … 85
파브릭 멜빵 … 81
팔꿉 유니트 … 136
팔꿉관절 … 37
팔꿉관절 이단 … 198
팔보조기 … 20
팔의지 … 128
폐쇄성 절단 … 196
포우프 손목관절 … 33
프론 보드 … 178
플레트홈 크러치 … 181
필라델피아 칼라 … 112
필로고프 절단 … 201
핑거 플랫폼 보조기 … 35
하반신 절단의지 … 165
핸드 … 139

Index

행군골절 … 58
허리엉치 코르셋 … 104
후크 … 138
휠러 … 51
휠체어 … 185
흡인매달기 장치 … 158
A프레임 보조기 … 85
AFO … 15, 62
CARS-UBC knee orthosis … 79
Collar … 112
Custom molded appliance … 113
Extension lateral control orthosis … 108
Flexion extension control orthosis … 107
Gluteal extension … 76
Halo brace … 114
HKAFO … 15, 62
LSO … 103
Posterior static elbow orthosis … 29
PTB소켓 … 149
SACH의족 … 146
SIO … 103
Swathe arm sling … 26
TLSO … 103

- 수치료 -

가스욕 … 120
가열습포 … 105
가열습포 … 105
감각수용기 … 35
거품욕 … 122
겨자욕 … 125
고온습포 … 103
고체온증 … 41
골지건기관 … 35
관주 … 90
교대욕 … 73
교질분산액 … 24
굴절 … 140
기화열 … 20
나우하임욕 … 120
난류 … 147
뇌부종 … 62
돌림욕 … 82
등온선 … 37
마찰세척 … 92
멜라닌 … 33
물의 물리학 … 140
미온욕 … 69
밀기울 욕 … 124
바드라가즈-링기법 … 149
반신욕 … 73
발한중추 … 34
백색증 … 34
복사 … 19
부력 … 140
부력 … 27
분무욕 … 89
비등 … 20
비등점 … 20
사고성 저체온증 … 41
사구 … 36

상지욕 … 70
생리적 효과 … 59
송진욕 … 124
수건욕 … 92
수소결합 … 24
수영 … 143
수중압주 … 88
수치료 … 59
수치료의 발전 … 14
수화 … 25
순응현상 … 36
스코치식 압주욕 … 87
스토오크스정리 … 26
습포 … 104
시트 욕 … 93
알코올 마찰 … 134
압주욕 … 86
약욕 … 123
얼음마사지 … 132
열경련 … 42
열류성 열교환 … 38
열사병 … 41
열상실 … 37
열손실 … 37
열쇠약 … 42
열적 불감점 … 59
열증 … 42
열허탈증 … 41
열현상 … 18
염마찰 … 90
온도의 분류 … 59
온습포 … 102
온천요법 … 132
와츠법 … 148
완전침수욕 … 68
욕조혼합 … 123

Index

용해도 … 25
유도습포 … 105
유황욕 … 125
이상체온 … 41
임계공기온도 … 37
저체온증 … 41
저항효과 … 140
절대온도 … 19
정수압 … 25
젖은 천 찜질 … 111
좌욕 … 72
증기욕 … 107
지속탕욕 … 69
진피 … 33
진흙욕 … 110
찜질 … 104
체온 … 36
초욕 … 59
측척수시상로 … 36
침수욕 … 68
카로텐 … 34
크리오커프 … 131
터어키욕 … 109
통증수용기 … 35
틴들효과 … 24
파라핀 욕 … 105
파스칼원리 … 26
표면장력 … 140
표피 … 33
피부의 순환계 … 36
하버드탱크 … 84
한기 … 61
한냉 승압검사 … 133
할리웍 기법 … 146
현탁액 … 24
흐름 … 140
Dr. Simon Baruch … 14
Kenny Packs … 104

Van't Hoff Law … 39, 50
Vincent Priessnitz … 14

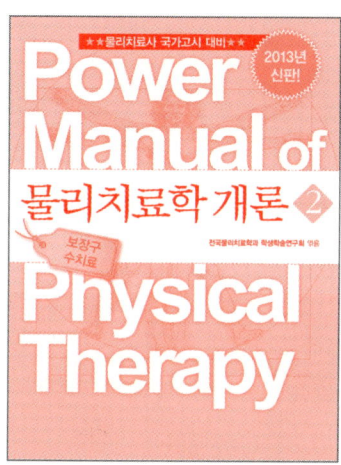

이 책은
yedangbook.co.kr 로도
구매할 수 있습니다.

편 저	전국물리치료학과 학생학술연구회 엮음
발행일	2013년 2월
펴낸이	최경락
펴낸곳	예당북스
신고번호	제 25100-2000-8호
주 소	서울시 강동구 동남로 67길 43, 2층(명일동)
	Tel : 02)489-2413, 3427-2410 / Fax : 02)2275-0585
ISBN	978-89-6814-006-8
	978-89-6814-001-3 (세트)

· 잘못된 책은 본사와 서점에서 바꾸어 드립니다.
· 본사의 허락없이 임의로 내용의 일부를 인용하거나 전재, 복사는 행위를 금합니다.
· 책값은 뒤 표지에 있습니다.